妇产科疾病临床诊治与护理

主编 庞辉 等

U0335802

吉林科学技术出版社

图书在版编目（CIP）数据

妇产科疾病临床诊治与护理 / 庞辉等主编. -- 长春：
吉林科学技术出版社，2023.3
ISBN 978-7-5744-0156-3

Ⅰ. ①妇… Ⅱ. ①庞… Ⅲ. ①妇产科病－诊疗②妇产
科病－护理 Ⅳ. ①R71②R473.71

中国国家版本馆 CIP 数据核字(2023)第 054203 号

妇产科疾病临床诊治与护理

作　　者	庞　辉 等
出 版 人	宛　霞
责任编辑	练闽琼
幅面尺寸	185 mm×260mm
开　　本	16
字　　数	509 千字
印　　张	22.25
版　　次	2023 年 3 月第 1 版
印　　次	2023 年 3 月第 1 次印刷

出　　版	吉林科学技术出版社
发　　行	吉林科学技术出版社
地　　址	长春市净月区福祉大路 5788 号
邮　　编	130118

发行部电话/传真　0431-81629529　81629530　81629531
　　　　　　　　　81629532　81629533　81629534

储运部电话　0431-86059116

编辑部电话　0431-81629518

印　　刷　北京四海锦诚印刷技术有限公司

书　　号	ISBN 978-7-5744-0156-3
定　　价	168.00 元

版权所有 翻印必究 举报电话：0431-81629508

编委会

主　编

庞　辉（天津市宝坻区人民医院）
　　　　（天津医科大学宝坻临床学院）
徐　群（济南护理职业学院）
石小凤（湖北省黄冈市红安县人民医院）
李玉枝（济宁市任城区妇幼保健院）
贵海峰（沧州医学高等专科学校）
王丽华（山东省宁阳县妇幼保健院）

副主编

卢　颖（天津医科大学宝坻临床学院）
杨　洁（石家庄市中医院）
王艳丽（吉林大学第一医院）

前　言

　　妇产科是临床医学四大主要学科之一，主要研究女性生殖器官疾病的病因、病理、诊断及防治，妊娠、分娩的生理和病理变化，高危妊娠及难产的预防和诊治，女性生殖内分泌，计划生育及妇女保健，等等。现代分子生物学、肿瘤学、遗传学、生殖内分泌学及免疫学等医学基础理论的深入研究和临床医学诊疗检测技术的进步，拓宽和深化了妇产科学的发展，为保障妇女身体和生殖健康及防治各种妇产科疾病起着重要的作用。妇产科学不仅与外科、内科、儿科等临床学科有密切联系，需要现代诊疗技术（内镜技术、影像学、放射介入等）、临床药理学、病理学胚胎学、解剖学、流行病学等多学科的基础知识，而且是一门具有自己特点并需要有综合临床、基础知识的学科。

　　本书从女性生殖系统解剖与生理介绍入手，针对女性生殖系统炎症、妇科肿瘤、妇科内分泌疾病进行了分析研究；另外对正常分娩、正常产褥、异常分娩、分娩并发症、产科并发疾病、常见妊娠合并疾病做了一定的介绍；还对妇产科常用护理技术、妇科护理、产科护理做了研究。全书力求内容的科学新颖，重点突出，临床实用，便于掌握。本书适合医学院校在校学生使用，还可作为住院医师规范化培训与基层卫生服务专业技术人员学习的参考用书。

　　全书共十一章。具体编写分工如下：第二章和第三章由庞辉编写，共计九万字；第七章和第八章由徐群编写，共计八万字；第五章由石小凤编写，共计六万字；第十章由李玉枝编写，共计五万字；第十一章由贵海峰编写，共计五万字；第九章由王丽华编写，共计五万字；第六章由卢颖编写，共计四万字；第一章由杨洁编写，共计三万字；第四章由王艳丽编写，共计五万字。全书由庞辉负责审校、统稿。

　　由于时间较为仓促，也限于撰写水平，在内容和文字上难免存在一些问题，恳请广大读者多提宝贵意见和建议，以使教材得到进一步完善。最后对在本书撰写过程中付出辛勤汗水的编审人员表示衷心的感谢！

目录

第一章 女性生殖系统解剖与生理

第一节 女性生殖系统解剖

一、外生殖器

（一）阴阜

阴阜为耻骨联合前面的皮肤隆起，皮下脂肪组织丰富。青春期该部开始生长阴毛，分布呈倒三角形。阴毛为女性第二性征之一。

（二）大阴唇

大阴唇为两股内侧一对纵行隆起的皮肤皱襞，起于阴阜，止于会阴。大阴唇外侧面为皮肤，有色素沉着和阴毛，皮层内有皮脂腺和汗腺；大阴唇内侧面湿润似黏膜。皮下为疏松结缔组织和脂肪组织，内含丰富的血管、淋巴管和神经。外伤出血时易形成大阴唇血肿。未产妇女两侧大阴唇自然合拢，遮盖尿道口和阴道口；经产妇大阴唇向两侧分开；绝经后大阴唇可萎缩。

（三）小阴唇

小阴唇系位于两侧大阴唇内侧的一对薄皮肤皱襞。表面湿润、色褐、无毛，富含神经末梢。两侧小阴唇前端融合，并分为前后两叶，前叶形成阴蒂包皮，后叶形成阴唇系带。大小阴唇后端会合，在正中线形成一条横皱襞，称为阴唇系带。

（四）阴蒂

阴蒂位于两侧小阴唇之间顶端的联合处，它与男性阴茎海绵体的组织相似，有勃起性；分为阴蒂头、阴蒂体和阴蒂脚三部分，阴蒂头暴露于外阴，富含神经末梢，为性反应器官，极为敏感；阴蒂体和阴蒂脚附着于两侧耻骨支上。

（五）阴道前庭

阴道前庭为两侧小阴唇之间的菱形区。其前为阴蒂，后为阴唇系带。

二、内生殖器

（一）卵巢

1. 卵巢的位置和形态

卵巢是成对的实质性器官，位于子宫两侧、盆腔侧壁的卵巢窝内（相当于髂内、外动脉的夹角处）。卵巢呈扁椭圆形，略呈灰红色，分内、外侧面，前、后缘和上、下端。外侧面贴于盆腔侧壁，内侧面朝向子宫。上端钝圆，与输卵管末端相接触，借卵巢悬韧带与盆腔侧壁相连，称输卵管端。下端较细，借卵巢固有韧带连于子宫角，称子宫端。后缘游离，称独立缘。前缘借系膜连于阔韧带，称卵巢系膜缘。卵巢前缘的中部有血管、神经等出入，称卵巢门。

2. 卵巢的结构

卵巢表面为单层扁平或立方的表面上皮，上皮下方为薄层致密结缔组织构成的白膜。卵巢的实质分为外周的皮质和中央的髓质。皮质较厚，内含不同发育阶段的卵泡、黄体和白体、闭锁卵泡等，卵泡间的结缔组织内含网状纤维和低分化的梭形基质细胞。髓质为疏松结缔组织，与皮质无明显分界，含有许多血管、神经和淋巴管等。近卵巢门处的结缔组织内有少量平滑肌和门细胞。

（二）输卵管

1. 输卵管的形态

输卵管是输送卵子的肌性管道，左右各一，细长而弯曲，长 8 ~ 14 cm，位于子宫底的两侧，包裹在子宫阔韧带的上缘内。内侧端开口于子宫腔，称输卵管子宫口。外侧端游离，开口于腹膜腔，称输卵管腹腔口，故女性腹膜腔经输卵管、子宫和阴道与外界相通。临床上把卵巢和输卵管统称为子宫附件。

2. 输卵管的分部

输卵管由内侧向外侧分为四部分。

（1）间质部

子宫部位于子宫壁内，长约 1 cm，直径最细，约 1 mm，以输卵管子宫口通子宫腔。

（2）输卵管峡部

峡部短而狭窄，壁较厚，长 2 ~ 3 cm，直径约 2 cm，血管较少，水平向外移行为壶腹部。输卵管结扎术常在此处进行。

（3）输卵管壶腹部

壶腹部壁薄，管腔较大，直径约 6 mm，血供较丰富，长 5 ~ 8 cm，占输卵管全长的 2/3，行程弯曲。输卵管壶腹部是卵子受精的部位。若受精卵未能移入子宫而在输卵管内发育，即为宫外孕。

（4）输卵管漏斗部或伞部

漏斗部是末端呈漏斗状膨大的部分，长约 1.5 cm，向后下弯曲覆盖在卵巢的后缘和内侧面。漏斗末端中央有输卵管腹腔口，与腹膜腔相通，卵巢排出的卵细胞即由此进入输卵管。漏斗的边缘形成许多细长的指状凸起，称输卵管伞，手术时常以此作为识别输卵管的标志。

3. 输卵管壁的结构

输卵管壁由内向外分为黏膜、肌层和外膜。

（1）黏膜

黏膜形成许多纵行而分支的皱襞，壶腹部最发达，高且多分支，故管腔不规则。黏膜由上皮和固有层组成。①上皮为单层柱状，由纤毛细胞和分泌细胞组成。纤毛细胞在漏斗部和壶腹部最多，至峡部和间质部逐渐减少。纤毛向子宫方向摆动，有助于卵细胞移向子宫并阻止微生物进入腹膜腔。分泌细胞表面有微绒毛，胞质顶部有分泌颗粒，其分泌物构成输卵管液，可营养卵并辅助卵的运行。上皮的结构变化与月经周期有关。在子宫内膜增生晚期（排卵前），纤毛细胞变为高柱状，纤毛增多，分泌细胞顶部充满分泌颗粒，分泌功能旺盛；至分泌晚期，两种细胞均变矮，纤毛细胞的纤毛减少，分泌细胞的分泌颗粒排空。在月经期和妊娠期，上皮细胞矮小。②固有层为薄层结缔组织，含有丰富的毛细血管和散在的平滑肌纤维。

（2）肌层

肌层以峡部最厚，由内环和外纵两层平滑肌构成。

（3）外膜

外膜为浆膜，由间皮和富含血管的疏松结缔组织构成。

（三）子宫

子宫是壁厚腔小的肌性器官，是产生月经和孕育胎儿的器官，其形态、位置和结构随年龄、月经周期和妊娠而改变。

1. 子宫的形态

成年未孕子宫呈前后略扁的倒置梨形，长 7 ~ 8cm，宽 4 ~ 5 cm，厚 2 ~ 3 cm。子宫分为底、体、颈三部分：子宫底是两侧输卵管子宫口以上宽而圆凸的部分；子宫颈是下端狭细呈圆柱状的部分，为肿瘤的好发部位；子宫体是底与颈之间的部分。成人子宫颈长 2.5 ~ 3.0cm，分为两部：其下端伸入阴道内，称子宫颈阴道部；在阴道以上，称子宫颈阴道上部。子宫颈与子宫体的连接部，稍狭细，称子宫峡。在非妊娠期，此部不明显，长约 1 cm；在妊娠期，子宫峡逐渐伸展变长，形成子宫下段；在妊娠末期可延长至 7 ~ 11 cm，峡壁逐渐变薄，产科常在此处进行剖腹取胎术，可避免进入腹膜腔，减少感染机会。子宫与输卵管相接处，称子宫角。

2. 子宫的位置

子宫位于盆腔中央，在膀胱和直肠之间，下端接阴道，两侧有输卵管和卵巢。子宫底位于小骨盆上口平面以下，子宫颈的下端在坐骨棘平面的稍上方。成年女性子宫的正常姿势是前倾前屈位。前倾即整个子宫向前倾斜，子宫长轴与阴道长轴之间形成一个向前开放的夹角，约为 90°；前屈是子宫体与子宫颈之间形成一个向前开放的钝角，约为 170°。子宫的活动性较大，膀胱和直肠的充盈程度可影响子宫的位置。当膀胱充盈而直肠空虚时，子宫底向上使子宫伸直；若两者都充盈，则可使子宫上移。

子宫与腹膜的关系：膀胱上面的腹膜向后折转覆盖子宫前面，形成膀胱子宫陷凹，转折处约在子宫峡水平。子宫后面的腹膜从子宫体向下移行于子宫颈和阴道后穹的上面，再反折至直肠的前面，形成较深的直肠子宫陷凹。立位时，它是女性腹膜腔的最低点，与阴道后穹相邻。当腹膜腔积液时，可经阴道后穹做穿刺或引流。

3. 子宫的固定装置

子宫的正常位置主要依靠以下四对韧带维持。

（1）子宫阔韧带

子宫前、后面的腹膜自子宫侧缘向两侧延伸，形成双层腹膜皱襞，称子宫阔韧带，延伸至盆腔侧壁和盆底，移行为盆腔腹膜壁层。子宫阔韧带的上缘游离，包裹输卵管，其上缘外侧端移行为卵巢悬韧带。子宫阔韧带的前层覆盖子宫圆韧带，后层覆盖卵巢和卵巢固有韧带，前、后两层之间的疏松结缔组织内有血管、神经、淋巴管等。它可限制子宫向两侧移动。

（2）子宫圆韧带

由平滑肌和结缔组织构成的圆索，起自子宫与输卵管接合处的前下方，在子宫阔韧带前层的覆盖下，向前外侧弯行，达盆腔侧壁，然后经腹股沟管，止于阴阜和大阴唇的皮下。它是维持子宫前倾的主要结构。

（3）子宫主韧带

由平滑肌和结缔组织构成，位于子宫阔韧带的下部两层之间，连于子宫颈两侧和盆腔侧壁之间，较强韧。它的主要作用是固定子宫颈，防止子宫向下脱垂。

（4）子宫骶韧带

由平滑肌和结缔组织构成，起自子宫颈后面，向后弯行绕过直肠两侧，止于骶骨前面。其表面有腹膜覆盖，形成弧形的直肠子宫壁。它向后上牵引子宫颈，与子宫圆韧带协同，维持子宫的前倾前屈位。

4. 子宫的年龄变化

新生儿子宫高出小骨盆上口，输卵管和卵巢位于髂窝内，子宫颈较子宫体长而粗。性成熟前期，子宫迅速发育，壁增厚。性成熟期，子宫颈和子宫体的比例为 1：2。经产妇的子宫，除各径和内腔都增大外，重量可增加一倍。绝经期后，子宫萎缩变小，壁也变薄。

5. 子宫壁的结构

（1）子宫壁的一般结构

子宫壁（底、体部）由内向外分为内膜、肌层和外膜。

①内膜：内膜由单层柱状上皮和固有层组成。

子宫动脉的分支经外膜穿入肌层，在肌层的中间层内形成弓形动脉，从弓形动脉发出许多放射状分支，垂直穿入内膜。在内膜与肌层交界处，每条小动脉发出一个小而直的分支，称基底动脉，分布于内膜基底层，它不受卵巢激素的影响。小动脉主干则从内膜基底层一直延伸至功能层浅部，呈螺旋状走行，称螺旋动脉，它对卵巢激素极为敏感。螺旋动脉在内膜浅层形成毛细血管网，然后汇成小静脉，穿越肌层，汇成子宫静脉。

②肌层：肌层很厚，由成束或成片的平滑肌组成，肌束间以结缔组织分隔。由内向外可分为黏膜下层、中间层和浆膜下层。黏膜下层和浆膜下层主要为纵行平滑肌；中间层较厚，分内环行肌和外纵行肌，富含血管。成年女性的子宫平滑肌纤维长约 $50\mu m$。在妊娠期平滑肌纤维增生肥大，可长达 $500\mu m$；结缔组织内未分化的间充质细胞也可分化为平滑肌纤维，使肌层显著增厚。分娩后，平滑肌纤维恢复正常大小，部分肌纤维凋亡，子宫恢复原状。子宫平滑肌的收缩受激素调节，其活动有助于将精子向输卵管运送、经血排出和胎儿娩出。

③外膜：外膜于底、体部为浆膜，其余为纤维膜。

（2）子宫内膜的周期性变化

自青春期起，在卵巢分泌的雌、孕激素作用下，子宫底、体部的内膜功能层发生周期性变化，即每隔 28 天左右发生一次内膜剥脱、出血、修复和增生，称月经周期。每个月经周期起自月经第 1 天，止于下次月经来潮前 1 天。子宫内膜的周期性变化可分为月经期、增生期和分泌期。

①月经期：月经期为周期的第 1 ~ 4 天。由于排卵未受精，卵巢内月经黄体退化，雌、孕激素含量骤降，引起内膜功能层的螺旋动脉发生持续性收缩，内膜缺血，组织坏死。继而螺旋动脉又突然短暂扩张，导致功能层毛细血管破裂，血液涌入功能层，与剥脱的内膜一起，从阴道排出，即月经。因内膜含有激活剂，可使经血中的纤维溶解酶原转变为纤维溶解酶、溶解纤维蛋白，所以经血是不凝固的。在月经期末，功能层全部脱落，基底层的子宫腺上皮迅速分裂增生，并铺展在脱落的内膜表面，修复内膜上皮，进入增生期。

②增生期：增生期为周期的第 5 ~ 14 天，又称卵泡期。在生长卵泡分泌的雌激素作用下，剥脱的子宫内膜由基底层增生修补，并逐渐增厚达 2 ~ 4 mm。基质细胞不断分裂增殖，合成纤维和基质。增生早期，子宫腺少，细而短；增生晚期，子宫腺增多、增长且更弯曲，腺腔扩大，腺上皮细胞呈柱状，胞质内出现糖原，螺旋动脉也增长、弯曲。至第 14 天时，卵巢内的成熟卵泡排卵，子宫内膜进入分泌期。

③分泌期：分泌期为周期的第 15 ~ 28 天，又称黄体期。排卵后，卵巢内出现黄体，在黄体分泌的雌、孕激素作用下，子宫内膜继续增厚至 5 ~ 7 mm。子宫腺进一步增长、弯曲，腺腔扩大，糖原由腺细胞的核下区转移到细胞顶部的核上区，并以顶浆分泌的方式排入腺腔，腺腔内充满含有糖原等营养物质的嗜酸性分泌物。固有层内组织液增多呈水肿状态。螺旋动脉继续增长，更加弯曲，并伸入内膜浅层。基质细胞继续分裂增殖，胞质内充满糖原和脂滴，称前蜕膜细胞。若受精，该细胞继续发育为蜕膜细胞，而内膜继续增厚，发育为蜕膜。若未受精，卵巢内月经黄体退化，雌、孕激素水平骤降，内膜功能层剥脱，进入月经期。

（3）子宫颈

子宫颈壁由内向外分为黏膜、肌层和外膜。

①黏膜：黏膜表面有许多高而分支的皱襞，相邻皱襞间形成腺样隐窝。黏膜由上皮和固有层组成。

宫颈黏膜不发生周期性脱落，但上皮细胞的活动受卵巢激素的调节。排卵时，雌激素可使宫颈上皮的分泌细胞分泌增多，分泌物稀薄，有利于精子通过。黄体形成时，孕激素可抑制细胞分泌，分泌物黏稠呈凝胶状，使精子和微生物难以通过，起屏障作用。

②肌层：肌层平滑肌较少且分散，结缔组织较多，内含大量弹性纤维。

③外膜：外膜是纤维膜。

6. 卵巢和子宫内膜周期性变化的神经内分泌调节

下丘脑－垂体－性腺轴可调节子宫内膜的周期性变化。下丘脑弓状核内的神经内分泌细胞可分泌促性腺激素释放激素（GnRH），使腺垂体远侧部分泌 FSH 和 LH。FSH 可促进卵泡的发育和成熟，并分泌大量雌激素（主要是雌二醇），雌激素可使子宫内膜由月经期转入增生期。约在排卵前两天，血液内雌激素含量达到高峰，高水平的雌激素和 GnRH 可促使垂体分泌大量 LH，出现排卵前 LH 释放高峰；与此同时，血液内 FSH 也增高，但峰值比 LH 低。雌激素可增强促性腺激素细胞对 GnRH 的反应性，并促使其合成的激素大量释放，排卵常发生在 LH 高峰后 24 h 左右。排卵后，卵泡壁在 LH 的作用下形成黄体，分泌大量孕激素（主要是孕酮）和少量雌激素，子宫内膜进入分泌期。当血中的孕激素增加到一定浓度时，又反馈作用于下丘脑和垂体，抑制 LH 的释放。当黄体缺乏 LH 的支持作用时，即逐渐退化，雌、孕激素水平下降，子宫内膜进入月经期。由于血中雌、孕激素的减少，又反馈性地促使下丘脑和垂体释放 FSH，卵泡又开始生长发育。上述变化周而复始。

（四）阴道

1. 阴道的形态

阴道经常处于前、后壁相接触的塌陷状态，其前壁长约 7 ~ 9 cm，后壁长约 10 ~ 12 cm。阴道的上端宽阔，包绕子宫颈阴道部，在二者之间形成环形凹陷，称阴道穹，可分为前、后及两侧穹。阴道穹后部最深，并与直肠子宫陷凹相邻，二者间仅隔以阴道壁和一层腹膜，可经阴道后穹穿刺引流腹膜腔内积液。阴道的下端较窄，以阴道口开口于阴道前庭。处女的阴道口周围有处女膜附着，处女膜是薄层的黏膜皱襞，可呈环形、半月形、伞状或筛状。处女膜破裂后，阴道口周围留有处女膜痕。

2. 阴道的位置

阴道的前方有膀胱和尿道，后方邻直肠。临床上可隔直肠前壁触诊直肠子宫陷凹、子宫颈和子宫口的情况。阴道下部穿经尿生殖膈，膈内的尿道阴道括约肌和肛提肌均对阴道有括约作用。

3. 阴道壁的结构

阴道壁由内向外分为黏膜、肌层和外膜。

（1）黏膜

黏膜形成许多横形皱襞，由上皮和固有层构成。①上皮为非角化的复层扁平上皮。一般情况下，虽然表层细胞内含透明角质颗粒，但不出现角化。在雌激素的作用下，上皮细胞内聚集大量糖原，浅层细胞脱落后，糖原被阴道乳酸杆菌分解为乳酸，使阴道液呈酸性，具有一定的抗菌作用。绝经后，阴道黏膜萎缩上皮变薄，脱落细胞减少，阴道液 pH 值上升，细菌易繁殖而导致阴道炎。阴道上皮的脱落与更新受卵巢激素的影响。增生期，阴道上皮变厚，角化细胞增多；分泌期，阴道上皮变薄，脱落细胞增多。②固有层由富含弹性纤维和血管的结缔组织构成。

（2）肌层

肌层为平滑肌，较薄，肌束呈螺旋状交错排列，其间的结缔组织内富含弹性纤维，该结构特点使阴道壁易于扩张。

（3）外膜

外膜由富含弹性纤维的致密结缔组织构成。

（五）前庭大腺

前庭大腺位于阴道口的两侧，前庭球后端的深面，相当于男性的尿道球腺。左右各一，形如豌豆，以细小的导管开口于小阴唇与阴道口之间的沟内，相当于小阴唇中、后 1/3 交界处，分泌物可润滑阴道口。若因炎症阻塞导管，可形成前庭大腺囊肿。

三、内生殖器与邻近器官的解剖关系

（一）尿道

女性尿道长 2 ~ 4 cm，以膀胱三角尖端开始，于阴道前方、耻骨联合后面向前下走行，穿过泌尿生殖膈至阴蒂下方，形成尿道外口，由随意肌构成外括约肌，尿道内口括约肌由不随意肌构成。

（二）膀胱

为一壁薄的空腔器官，成人正常容量 350 ~ 500 mL，位于小骨盆内，耻骨宫颈韧带的上部，它的大小及形状随本身盈虚及邻近器官的状况而不同。分为膀胱顶、膀胱底两部。膀胱底部形成三角区，称为膀胱三角。尖端及尿道内口，三角底的两后上角为输尿管口，在膀胱内，两侧输尿管口相距约 2.5 cm。膀胱顶部被腹膜覆盖，向后移行至子宫前壁，形成膀胱腹膜反折。

（三）输尿管

始于肾盂止于膀胱，为一对肌性的圆索状长管，长约 30 cm，分为腰段、骨盆段及膀胱壁段，其上段在腹膜后，沿腰大肌前侧下降，在骶髂关节处，从髂外动脉前跨过，进入盆腔，下行达阔韧带底部，再向前内走行，于近宫颈约 2 cm 处，在子宫动脉后方与之交叉，经阴道侧穹隆绕向前，穿过膀胱宫颈韧带前后叶，最后进入膀胱壁。

（四）直肠

位于小骨盆内，全长 15 ~ 20 cm，前面与子宫及阴道后壁相邻。后面为骶骨，上接乙状结肠，下连肛管。

（五）阑尾

位于右髂窝内，长短粗细不一，平均长 7 ~ 9 cm。过长者能降至小骨盆腔，且仅达右侧输卵管及卵巢。

四、骨盆及骨盆底组织

（一）骨盆

1. 骨盆的组成

（1）骨盆的骨骼

骨盆由骶骨、尾骨及左右髋骨组成。骶骨一般由 5 ~ 6 块骶椎合成；尾骨由 4 ~ 5 块尾椎合成；髋骨由髂骨、坐骨及耻骨组成，成年后三者融合在一起，界限不明显。

（2）骨盆的关节及韧带

骶骨与髂骨相接处为骶髂关节；骶骨与尾骨连接处为骶尾关节；两侧耻骨中间为耻骨联合。在骶、尾骨与坐骨结节之间有骶结节韧带，骶、尾骨与坐骨棘之间有骶棘韧带，骶棘韧带即坐骨切迹宽度，是判断中骨盆是否狭窄的重要指标。妊娠期受激素影响，韧带较松弛，各关节的活动性亦稍有增加，骶尾关节妊娠期活动度较大，尾骨可向后活动约 2cm，使骨盆出口前后径增大。此关节如不活动，尾骨又向内弯曲，则影响胎儿娩出。

2. 骨盆的分界

以耻骨联合上缘、髂耻缘及骶岬上缘为界将骨盆分为假骨盆和真骨盆。假骨盆在分娩过程中虽无实际意义，但其径线与真骨盆的相应径线大小有一定比例关系。真骨盆与分娩关系密切，上部为骨盆入口，下部为骨盆出口，两者之间为骨盆腔，其前壁为耻骨联合及其两侧耻骨降支，后壁为骶骨和尾骨。耻骨联合全长约 4.2 cm，骶骨全长平均为 11.8 cm，高平均为 9.8 cm，故骨盆腔呈前短后长的弯圆柱形。

3. 骨盆的类型

（1）女型骨盆

最常见，骨盆入口为圆形或横椭圆形，横径较前后径略长，骨盆腔宽阔；坐骨棘间径达到 10 cm，耻骨弓较宽，骨盆出口不狭窄。为女性正常骨盆，占52%～58.9%，最适宜分娩。

（2）男型骨盆

入口略呈三角形，骶骨前表面较直，两侧壁内聚，坐骨棘突出，坐骨切迹窄。出口后矢状径亦缩短，耻骨弓呈锐角。整个盆腔呈漏斗形，亦称漏斗状骨盆，占1%～3.7%。此种类型骨盆阴道分娩会遇到困难，一般不宜试产。

（3）扁平型骨盆

占23.2%～29%。入口前后径短，横径相对较长，呈横扁椭圆形。坐骨切迹较窄，骶骨变直后翘，骶骨短而骨盆浅。胎头常呈不均倾式嵌入骨盆入口，易发生前或后不均倾位。

（4）类人猿型骨盆

占14.29%～18%。骨盆入口呈卵圆形，各平面前后径长，横径短。骶坐切迹较宽，两侧壁内聚，坐骨棘突出，耻骨弓较窄，骶骨向后倾斜，故骨盆前部较窄而后部较宽。骶骨常有6节且较直，故骨盆腔较深，因前后径长而横径短，易发生胎头高直位或持续性枕后位。

（二）骨盆底

1. 外层

由会阴浅筋膜及其深面的三对肌肉和一对括约肌组成，包括球海绵体肌、坐骨海绵体肌、会阴浅横肌和肛门外括约肌。这层肌肉的肌腱会合于阴道外口和肛门之间，形成中心腱。

2. 中层

即泌尿生殖膈，由两层筋膜和其间的一对会阴深横肌及尿道括约肌组成。

3. 内层

即盆膈，由肛提肌及其内、外筋膜所组成，其间有尿道、阴道及直肠贯穿，每侧肛提肌由内至外由三部分组成。

（1）耻骨尾骨肌

位于最内侧，是肛提肌的主要组成部分，肌纤维从耻骨降支内面及覆盖闭孔内肌膜构成的腱弓前部分开始，沿阴道、直肠向后终止于骶骨下部及尾骨，其中有小部分肌纤维止于阴道和直肠周围，分娩时容易裂伤，导致膀胱及直肠膨出。

（2）髂尾肌

在中间，形成肛提肌大部分，从闭孔内肌上的白线后部起，向中间及向后走行，与对侧肌纤维会合于直肠，部分肌束跨过耻尾肌而加强阴道直肠膈。

（3）坐尾肌

在外侧后方，自两侧坐骨棘开始止于尾骨与骶骨。

广义的会阴是指封闭骨盆出口的所有软组织，狭义的会阴是指阴道口与肛门之间的软组织，由外向内逐渐变狭窄，呈楔形，为盆底承受压力最大的部分。表面为皮肤及皮下脂肪，内层为会阴中心腱，又称会阴体。会阴体长 3 ~ 4 cm，如在第二产程伸展超过 6 cm，则为会阴体过长，可影响胎儿头娩出，是会阴切开指征。

五、生殖系统的血管、淋巴和神经

（一）血管系统

女性内外生殖器的血液，主要来自卵巢动脉、子宫动脉、阴道动脉及阴部内动脉。

1. 卵巢动脉

卵巢动脉是由腹主动脉分出（左侧可来自左肾动脉），向下行至骨盆腔，并跨越输尿管，经骨盆漏斗韧带，向内再经卵巢系膜入卵巢门而达卵巢。卵巢动脉在输卵管系膜内分出若干分支供应输卵管，其末梢则在子宫角附近与子宫动脉上行支相吻合。

2. 子宫动脉

子宫动脉系髂内动脉的分支，下行不远即伸入阔韧带边缘内，再经子宫旁组织到达子宫外侧，在离子宫颈约 2 cm 处跨越输尿管。在达阴道上子宫颈部即分成两支，较小者下行为子宫颈—阴道支，以供给子宫颈、阴道上部及膀胱的一部分血液；较大者上行为子宫体支，沿子宫侧缘上行，当上行至子宫角时，又分为三支：一支与卵巢动脉末梢吻合，称为卵巢支；一支分布于子宫底部，称为子宫底支；另一支则分布于输卵管，称为输卵管支。

3. 阴道动脉

阴道动脉系髂内动脉前干分支，它与子宫动脉的阴道支不同，但亦有许多小分支分布在膀胱顶部、颈部及阴道。

4. 阴部内动脉

阴部内动脉为髂内动脉前干终支。它从坐骨大孔穿出骨盆腔，绕过坐骨棘，再经坐骨小孔而进入会阴肛门部，并达到坐骨直肠窝的筋膜。它分出痔下动脉，供给直肠下段及肛门部：在尿生殖膈处，又分出阴唇动脉，分布在阴唇以及会阴动脉，分布在会阴浅部。它的总支成为阴蒂动脉，供给阴蒂及前庭球以血液。盆腔内的静脉部与它们的同名动脉伴行，并在各器官周围形成静脉丛，这些静脉丛均互相吻合。

（二）淋巴系统

1. 外生殖器淋巴组

分为深浅两部，均输入髂外淋巴结组。

（1）腹股沟浅淋巴结

居腹股沟韧带之下方，收容阴道下部、阴唇、会阴、肛门部及下肢的淋巴，输出管归入腹股沟深淋巴结。

（2）腹股沟深淋巴结

位于股静脉内侧，阴蒂部淋巴管、股静脉区的淋巴管及腹股沟浅淋巴结之输出管汇入此组淋巴结。

2. 内生殖器淋巴组

（1）髂总、髂外及髂内淋巴结

收集阴道上部、子宫颈、子宫及膀胱的淋巴。

（2）腰淋巴结

收集卵巢、输卵管、子宫底及自髂淋巴结而来的淋巴。

（3）骶淋巴结

收集直肠、阴道及子宫颈等的淋巴。

（三）神经系统

内生殖器官主要由交感神经与副交感神经所控制。交感神经在腹主动脉前面，形成含有神经结的腹主动脉丛。由腹主动脉丛再分出卵巢丛，经卵巢门而入卵巢，并将其分支分布到输卵管。腹主动脉丛的主要部分形成骶前神经丛，或称上腹下神经丛。此丛在骶骨岬前方下行而进入骨盆，在直肠壶腹后面，又分为左右两束下腹下神经丛，它除了少量纤维分布于子宫体，主要形成骨盆神经丛。骨盆神经丛除由交感神经纤维组成外，还含有来自第Ⅰ、Ⅱ、Ⅳ骶神经的副交感神经纤维。骨盆神经丛分出的神经支配着子宫体、子宫颈、阴道及膀胱上部。在这些神经中，除了有向外传导的交感神经和副交感神经外，也有向上传导的感觉神经。感觉神经的感受器将子宫内的冲动传向中枢，是引起子宫反射性收缩的重要环节，使分娩时子宫体部很好地收缩及子宫颈部顺利地扩张。外阴部的肌肉及皮肤，系由阴部神经所支配。阴部神经为体干神经（包括运动神经与感觉神经）。它是由第Ⅱ、Ⅲ、Ⅳ骶神经的分支所组成，而与阴部内动脉取同一途径，在坐骨结节内侧下方分成三支，即痔下支、阴唇后神经及会阴神经。

第二节 女性生殖系统生理

一、女性一生各阶段的生理特点

（一）胎儿期

精子、卵子结合时性染色体 X 与 Y 已决定了胎儿的遗传性别，即 XX 合子发育为女性，XY 合子发育为男性。胚胎 6 周后原始性腺开始分化。若胚胎细胞不含 Y 染色体即无 H-Y 抗原时，性腺分化缓慢，至胚胎 8 ～ 10 周性腺组织才出现卵巢的结构。原始生殖细胞分化为初级卵母细胞，性索皮质的扁平细胞围绕卵母细胞构成原始卵泡。女性胎儿体内无睾酮及副中肾管抑制因子，中肾管于第 10 周退化，两条副中肾管发育成为女性生殖道。

（二）新生儿期

胎儿娩出至 4 周内为新生儿期。女性胎儿在母体内由于受卵巢、胎盘所产生的女性激素的影响，子宫、卵巢及乳房均有一定程度的发育，出生后新生儿血液中的女性激素水平迅速下降。可出现乳房略增大或少量乳汁分泌、少量阴道流血，均属生理现象，数日内自然消退。

（三）儿童期

从出生 4 周后到 12 岁左右为儿童期。在 8 岁以前，儿童身体持续发育，下丘脑 - 垂体 - 卵巢轴的功能处于抑制状态，卵泡无雌激素分泌，生殖器仍为幼稚型。阴道上皮薄，细胞内缺乏糖原，阴道酸度低，抗感染能力弱，容易发生炎症。8 岁以后下丘脑促性腺激素释放激素抑制状态解除，垂体开始分泌促性腺激素，卵巢内的卵泡受促性腺激素的影响，有一定发育并分泌性激素，女性特征开始出现，皮下脂肪在胸、髋、肩部及耻骨前面堆积，子宫、输卵管及卵巢逐渐向骨盆腔内下降，乳房开始发育，逐渐向青春期过渡。

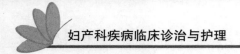

（四）青春期

从月经初潮至生殖器官逐渐发育成熟的过渡时期称青春期，世界卫生组织（WHO）规定青春期为 10～19 岁。这一时期的生理特点有以下几点：

1. 第一性征发育

第一性征发育即生殖器官的发育。阴阜隆起，大、小阴唇变肥厚并有色素沉着；阴道长度及宽度增加，阴道黏膜变厚并出现皱襞；子宫增大，尤其宫体明显增大，使宫体占子宫全长的 2/3；输卵管变粗；卵巢增大，卵巢皮质内有不同发育阶段的卵泡。生殖器官从幼稚型变为成年型。此时虽已初步具有生育能力，但整个生殖系统的功能尚未完善。

2. 第二性征出现

第二性征出现包括音调变高，乳房发育，出现阴毛及腋毛，骨盆横径发育大于前后径，胸、肩、髋部皮下脂肪增多，形成女性特有体态。其中乳房发育是女性第二性征的最初特征，为女性青春期发育的标志。

3. 生长加速

青春期少女体格加速生长，月经初潮后增长速度减缓。

4. 月经来潮

第一次月经来潮，称为月经初潮，为青春期的重要标志。此时由于中枢系统对雌激素的正反馈机制尚未成熟，有时即使卵泡发育成熟也不能排卵，发生无排卵性功能失调性子宫出血，此时月经周期常不规则。

（五）性成熟期

性成熟期又称生育期，一般自 18 岁左右开始持续约 30 年，是卵巢生殖功能与内分泌功能最旺盛的时期。该期卵巢有周期性排卵和分泌性激素，月经规则，乳房和生殖器官在卵巢分泌的性激素作用下发生周期性的变化。

（六）绝经过渡期

绝经过渡期指卵巢功能开始衰退直至最后一次月经的时期。一般始于 40 岁以后，历时短则 1～2 年，长至 10 余年。由于卵巢功能逐渐衰退，卵泡不能成熟及排卵，因而常出现无排卵性"月经"。此期雌激素水平降低，出现血管舒缩障碍和神经精神症状，表现为潮热、出汗，情绪不稳定、不安，抑郁或烦躁，失眠，等等，称为绝经期综合征。妇女一生中最后一次月经称为绝经。世界卫生组织（WHO）将卵巢功能开始衰退直至绝经后 1

年内的时期称为围绝经期。

（七）绝经后期

绝经后期指绝经后的生命时期。绝经后期初期卵巢内卵泡耗竭，分泌雌激素功能停止，卵巢间质有分泌雄激素功能，雄激素在外周组织转化为雌酮，成为绝经后期血液循环中的主要雌激素。妇女 60 岁以后称为老年期。此期卵巢间质的内分泌功能逐渐衰退，体内雌激素明显下降，整个机体发生衰老改变，生殖器官进一步萎缩，易发生萎缩性阴道炎；骨代谢失常引起骨质疏松，易发生骨折。

二、月经及月经期的临床表现

（一）月经

月经是指伴随卵巢周期性排卵，卵巢分泌雌、孕激素的周期性变化所引起的子宫内膜周期性脱落及出血。

（二）月经初潮

第一次月经来潮称月经初潮。初潮年龄可受多种因素的影响，如环境、气候及健康状况等，一般在 13 ~ 15 岁，也有早到 10 ~ 12 岁或迟到 17 ~ 18 岁的。

（三）正常月经的临床表现

从来潮的第 1 日算起，到下次月经来潮的第 1 日，其间隔称为月经周期，一般 24 ~ 35 日，平均 28 日；每次月经持续出血的时间称经期，多数为 2 ~ 6 日；经血量通常以用多少纸垫及浸透程度来做粗略的估计，月经开始的第 1 日一般月经量少，第 2 ~ 3 日出血量最多，第 3 日后经量迅速减少；一般认为正常月经量为 30 ~ 50 mL，总失血量超过 80mL 者为病理状态。经期一般无特殊症状，由于体内激素变化，有些女性可有全身不适、困乏、乳房胀痛、手足发胀、下腹及背部酸胀下坠等症状，还可有便秘、腹泻及纳差、个别人有头痛、失眠、心悸、精神抑郁或易激动等，多在月经后自然消失。

（四）经血特点

经血是由子宫内膜动静脉血、子宫内膜组织碎片、前列腺素及子宫内膜的大量纤维蛋白溶解酶组成。当雌激素和孕激素减少时，子宫内膜基底层血管收缩、痉挛，子宫内膜塌陷脱落，内膜基底层血管残端暴露，此时出血量最多。随着内膜血管残端血栓形成及内膜修复，出血迅速减少并停止。由于纤维蛋白酶的溶解作用，经血是不凝的，偶有小凝血块，当出血量较多时出现较大血块。

三、子宫内膜及生殖器其他部分的周期性变化

（一）子宫内膜的周期性变化

子宫内膜的周期性变化可从组织学与生物化学两方面来观察。

1. 子宫内膜的组织学变化

子宫内膜在结构上分为基底层和功能层，基底层为内膜的下 1/3，直接与子宫肌层相连，此层不受月经周期中激素变化的影响，在月经期不发生脱落；功能层靠近宫腔，为内膜表面的 2/3，它受卵巢雌、孕激素的序贯作用呈周期性变化，若未受精此层坏死脱落，临床表现为月经来潮。正常一个月经周期以 28 天为例，其组织形态的周期性改变可分为 3 期。

（1）增生期

在卵巢周期的卵泡期雌激素作用下，子宫内膜上皮、腺体和腺上皮、间质及血管均处在生长增生状态，称增生期，与卵巢卵泡期相对应，子宫内膜的增生期一般持续 2 周，生理情况下可有 10 ～ 20 天波动。增生期又分早、中、晚 3 期。①增生期早期：在月经周期第 5 ～ 7 天。内膜的增生与修复在月经期即已开始；此期内膜较薄，仅 1 ～ 2mm，腺上皮细胞呈立方形或低柱状，间质疏松，细胞呈星形，间质中的螺旋小动脉较直，其壁薄。②增生期中期：在月经周期第 8 ～ 10 天。此期特征是间质水肿明显，腺体数增多、增长，呈弯曲形；腺上皮细胞表现增生活跃，细胞呈柱状，且有分裂相，螺旋小动脉逐渐发育，管壁变厚。③增生期晚期：在月经周期第 11 ～ 14 天。此期内膜增厚至 3 ～ 5 mm，表面高低不平，略呈波浪形。上皮细胞呈高柱状，腺上皮仍继续生长，核分裂相增多，腺体更长，形成弯曲状。间质细胞呈星状，并相互结合成网状；组织内水肿明显，螺旋小动脉略呈弯曲状，管腔增大，并在此期末达到子宫内膜表面的上皮层之下，形成疏松的毛细血管网。

（2）分泌期

与卵巢黄体期对应，一般持续 2 周。排卵后子宫内膜受雌、孕激素的联合作用，由于孕激素有对抗雌激素的促进内膜生长的作用，使子宫内膜的总厚度限制在排卵前范围（5 ～ 6 mm）。在孕激素的作用下，一方面，上皮的增殖在排卵后 3 天停止，而内膜中其他成分继续生长，导致腺体弯曲和螺旋动脉的螺旋化；另一方面，腺体细胞出现分泌活动，故称分泌期。分泌期也分早、中、晚 3 期。①分泌期早期：在月经周期第 15 ～ 19 天。此

期内膜腺体更长，屈曲更明显，间质水肿，螺旋小动脉继续增生，腺上皮细胞的核下开始出现含糖原的小泡，称核下空泡，是排卵的标志。②分泌期中期：在月经周期第 20 ～ 23 天。内膜较前更厚并呈锯齿状，间质高度水肿，螺旋小动脉增生、卷曲，腺体进一步萎缩，腺体内的分泌上皮细胞顶端胞膜破碎，细胞内的糖原排到腺腔，称顶浆分泌，此分泌过程历经 7 天。内膜分泌活动在中期促性腺素峰后 7 天达高峰，与胚泡种植时间同步。③分泌期晚期：在月经周期第 24 ～ 28 天。此期为月经来潮前期。子宫内膜厚达 5 ～ 10 mm，并呈海绵状。内膜腺体开口面向宫腔，有糖原等分泌物溢出，间质更疏松、水肿，表面上皮细胞下的间质分化为肥大的蜕膜样细胞。此期螺旋小动脉迅速增长超出内膜厚度，也更弯曲，血管管腔也扩张。

（3）月经期

为子宫内膜功能层崩解脱落期，在月经周期第 1 ～ 4 天。在未受孕情况下，雌、孕激素水平下降，使内膜中前列腺素的合成活化。前列腺素能刺激子宫肌层收缩而引起内膜功能层的螺旋小动脉持续痉挛，内膜血流减少。受损缺血的坏死组织面积逐渐扩大。组织变性、坏死，血管壁通透性增加，使血管破裂导致内膜底部血肿形成，组织坏死剥脱、变性，坏死的内膜与血液相混而排出，形成月经血。

2. 子宫内膜的生物化学研究

（1）酸性黏多糖（AMPS）

子宫内膜在雌激素的作用下，间质细胞能产生一种和蛋白质结合的糖类，称酸性黏多糖。雌激素不但能促使 AMPS 的产生，还能使之浓缩及聚合，形成间质中的基础物质。AMPS 有一定的黏稠性，对增生期子宫内膜的成长起支持作用。排卵后，孕激素能阻止 AMPS 的合成，促使其降解，还能使之去聚合，致使间质中的基础物质失去其黏稠性，血管通透性增加，使营养物质和代谢产物在细胞和血管之间自由交换，内膜更能获得充足营养，为受精卵的着床和发育做准备。

（2）血管收缩因子

月经前 24 小时子宫内膜缺血和淤血。由于组织坏死释放的前列腺素达到最高峰，来自经前内膜脱落坏死组织释放的前列腺素及蜕膜间质细胞合成的内皮素 –1 是强有力的血管收缩因子，血小板凝集产生的血栓素 A（TXA_2）也具有血管收缩作用，导致内膜功能层迅速缺血坏死，随后崩解脱落。

（3）溶酶体酶释放

子宫内膜溶酶体中含有各种水解酶，如酸性磷酸酶、β – 葡萄糖醛酸酶等，能使蛋白、核酸和黏多糖分解。雌、孕激素对这些水解酶的合成有促进作用，孕激素有稳定溶酶体膜的作用。排卵后若未受精，伴随雌、孕激素的下降，溶酶体不能支持，水解酶释放，一方面消化细胞，促进内膜组织坏死脱落；另一方面促进血管血栓的形成，有助于止血。

（4）松弛素

子宫内膜间质细胞在孕酮的作用下分化成两种细胞：一种是前蜕膜细胞，另一种是含松弛素的内膜颗粒细胞。当雌、孕激素水平下降时，内膜颗粒细胞释放的松弛素分解内膜网状纤维，使内膜松解，崩解脱落。

（二）生殖器其他部位的周期性变化

1. 阴道黏膜的周期性变化

阴道上皮是复层鳞状上皮，分为底层、中层和上层。排卵前，在雌激素的影响下，阴道上皮增厚，形成中层和表层，并使表层细胞出现角化，促使细胞合成糖原，糖原经阴道内寄生的乳酸杆菌分解为乳酸，保持阴道一定的酸度，形成阴道的防御机制。排卵后，在孕激素的作用下，主要为表层脱落，分泌黏稠黏液，且有白细胞渗出。阴道上段的黏膜对性激素最敏感。因此，临床上可借助阴道脱落细胞的变化了解体内雌激素水平和有无排卵。如雌激素缺乏时，阴道上皮变薄，阴道脱落细胞仅见底层和中层上皮细胞。

2. 子宫颈的周期性变化

子宫颈在雌、孕激素作用下具有分泌和启闭的变化。雌激素刺激腺体的分泌功能。在雌激素作用下，宫颈管黏液腺细胞分泌黏蛋白，并随雌激素水平增加伴有宫颈血浆蛋白和氯化物的渗出，使黏液水分含量增加，至排卵期，黏液稀薄、透明、拉丝度可达 12 cm，类似蛋清样，稀薄的黏液有利于精子的穿入。若将黏液做涂片检查，干燥后可见羊齿植物样结晶。在雌激素的作用下，宫颈变得松软，宫颈管张开，清稀的宫颈黏液充盈其中并从宫颈管中流出，形成阴道后穹隆的宫颈黏液池。排卵后，受升高的孕激素水平影响，黏液分泌量减少，质地变黏稠而浑浊，拉丝度差，易断裂，宫颈口关闭，稠厚的黏液形成黏液栓阻塞宫颈口，阻止精子及微生物的进入。涂片检查时，结晶逐渐模糊，而代之以排列成圆形的椭圆体。

3. 输卵管的周期性变化

输卵管的形态和功能均受到激素的调控，在月经期受雌、孕激素的协同作用，其形态和功能发生与子宫内膜相似的变化，并保证受精卵在输卵管内正常运行。

4. 乳房的周期性变化

雌激素可刺激乳腺管的增生，而孕激素则引起乳腺小叶及腺泡的生长。在月经来潮前，许多妇女有乳房胀痛，可能是由于乳腺管的扩张、充血及乳房间质水肿引起的；当月经来潮后，雌、孕激素水平下降，这些症状就会消退。

四、下丘脑－垂体－卵巢轴的相互关系

（一）中枢生殖激素的调节

中枢生殖调节激素包括下丘脑和腺垂体分泌的与生殖调节有关的激素，主要有下丘脑释放的促性腺激素释放激素（GnRH），垂体分泌的促性腺激素和泌乳素（PRL），其中促性腺激素主要有两种：卵泡刺激素（FSH）和黄体生成素（LH）。下丘脑通过分泌GnRH控制垂体LH和FSH的释放，从而控制性腺发育和性激素的分泌。

（二）卵巢的负反馈作用

低水平的雌激素对下丘脑产生负反馈，直接抑制GnRH的分泌，减少垂体的促性腺激素分泌。在卵泡期，随着卵泡发育，雌激素水平逐渐升高，负反馈作用加强，循环中FSH水平下降。而高水平的雌激素既可产生正反馈又可产生负反馈作用。排卵前，卵泡发育成熟，形成排卵前LH、FSH峰；排卵后，血液中雌激素和孕激素水平明显升高，两者共同作用，又抑制了FSH和LH的合成和分泌。

（三）月经周期的调节机制

1. 卵泡期

在前次月经周期的黄体萎缩后，雌、孕激素水平降至最低，对下丘脑及垂体的抑制作用解除，下丘脑又开始分泌GnRH，继而垂体FSH分泌增加，促使卵泡逐渐发育，在少量LH的协同作用下，卵泡分泌雌激素；在雌激素的作用下，子宫内膜发生增生期变化，伴随着雌激素量分泌的逐渐增加，对下丘脑的负反馈作用增强，抑制下丘脑使GnRH的分泌量减少，继而使垂体FSH分泌减少。随着优势卵泡逐渐发育成熟，雌激素出现高峰，对下丘脑产生正反馈作用，促使大量LH释放，出现LH分泌高峰，同时，FSH亦形成一个较低的峰，大量的LH与一定量的FSH协同作用，促使成熟卵泡破裂排卵。

2. 黄体期

卵泡破裂后，循环中LH和FSH急剧下降，在少量LH和FSH作用下，黄体形成并逐渐发育成熟。黄体主要分泌孕激素，促使子宫内膜由增生期转变为分泌期，同时分泌雌

激素。大量孕激素和雌激素对垂体产生负反馈作用，使垂体分泌的 LH 与 FSH 相应减少，此时黄体又因缺乏促性腺激素的支持而开始退化，孕激素和雌激素的分泌水平随之下降。子宫内膜失去雌、孕激素的支持，发生坏死、脱落，从而月经来潮。孕激素、雌激素的减少解除了对下丘脑、垂体的负反馈抑制，LH 与 FSH 又开始回升，表现为性激素血含量的少量回升，卵泡开始发育，新的卵巢周期开始，周而复始。

五、卵巢的功能及其周期性变化

（一）卵巢的功能

卵巢产生卵子并排卵；合成并分泌甾体激素和多肽激素。

（二）卵巢的周期性变化

从青春期开始到绝经前，卵巢在形态和功能上发生周期性变化称卵巢周期，其主要变化如下：

1. 卵泡的发育及成熟

卵巢原始的生殖细胞来源于卵黄囊的内胚层，发育并处在减数分裂前期的生殖细胞称为卵原细胞，直到排卵前 LH 峰，完成第一次减数分裂。妊娠 20 周时，生殖细胞数达高峰 600 万 ~ 700 万个，其中 2/3 是处于减数分裂的初级卵母细胞，1/3 是卵原细胞。从妊娠中期开始，生殖细胞数目发生迅速和不可逆转的减少，到出生时耗尽约 80%，到青春期时生殖细胞进一步减少，到了 30 万 ~ 40 万个，其中仅 400 ~ 500 个卵泡将发生排卵。卵泡自胚胎期形成后的发育过程中，一部分在促性腺激素的刺激下自主发育并成熟排卵，一部分闭锁，自主发育和闭锁的机制尚不清楚。

2. 排卵

排卵是体内多种激素协同作用的结果。成熟卵泡产生的雌激素在循环中达到下丘脑起正反馈调节作用的峰值，促使下丘脑 GnRH 的大量释放，继而引起垂体释放 LH/FSH 排卵峰，在 LH 作用下排卵前卵泡黄素化，其颗粒细胞产生少量孕酮对 E_2 的中枢正反馈作用具有协同作用。

LH 排卵峰解除了卵母细胞减数分裂遏制，完成第一次减数分裂并排除第一极体；此时初级卵母细胞转变为次级卵母细胞，此过程称为卵母细胞的成熟。

卵泡壁胶原的分解是 LH、FSH 和孕酮的协同结果。孕酮可增加卵泡壁的膨胀性，排卵前卵泡液增加时并不伴有卵泡内压力改变，仅有卵泡壁的变薄和伸展；在 LH、FSH 和孕酮的联合作用下激活蛋白水解酶的活性，使卵泡壁隆起的部分胶原消化形成小孔，称排卵孔。

卵泡液中的前列腺素 E 及 F 显著增加，排卵时达高峰，促使卵巢内平滑肌收缩帮助排卵。排卵多发生在下次月经来潮前的 14 天左右。

3. 黄体形成与退化

成熟卵泡排出卵子后，残余的卵泡壁内陷，在 LH 排卵峰的作用下，卵泡壁黄素化，颗粒细胞和内膜细胞分别转化为粒黄体细胞和膜黄体细胞。在血管内皮生长因子（VEGF）、碱性成纤维细胞生长因子（bFGF）等的作用下，基底膜外的毛细血管、纤维母细胞迅速增殖，并穿入基底膜内，注入血液，此时外观呈暗红色，称为血体，其血流速度在各种腺体中居首位，因此会引起黄体期出血。至大量新生血管长入，血体转变为一个血管丰富的内分泌腺细胞团，外观呈黄色，故称为黄体。黄体细胞体积由原来的 12 ~ 14μm 增大到 35 ~ 50μm，排卵后 7 ~ 8 天（相当于月经周期第 21 天左右）黄体体积达最高峰，直径为 1 ~ 2cm，外观色黄，血管丰富。

LH 通过 cAMP 使黄体细胞分泌大量的雌、孕激素，血中雌激素和孕激素的浓度因此大幅度提高。对雌激素来说，这是第二次升高，但升高的程度稍低于第一次。在黄体期，较高水平的雌激素有增加黄体细胞上 LH 受体的作用，故有利于 LH 促进孕激素的合成，使孕激素维持在高水平。雌、孕激素浓度的增加将使下丘脑和腺垂体受体抑制，GnRH 释放减少，FSH 与 LH 在血中浓度亦下降。若卵子未受精，黄体在排卵后 9 ~ 10 天开始退化，细胞逐渐萎缩变小，周围的结缔组织及成纤维细胞侵入黄体，组织逐渐纤维化，形成白体。排卵日至月经来潮第 1 日称为黄体期。黄体衰退后月经来潮，卵巢中又出现新的卵泡发育，重复新的周期。

4. 卵泡闭锁

在性成熟期，除妊娠及哺乳期外，卵巢经常不断地重复上述周期变化，但在妇女一生中，仅有 400 个左右的原始卵泡发育到排卵，其余绝大多数卵泡均在发育过程中退化，成为闭锁卵泡。闭锁卵泡的组织学特性为卵母细胞退化坏死，被吞噬细胞清除，颗粒细胞层分解，细胞脂肪变性，卵泡塌陷最后纤维化。有关卵泡闭锁的机制迄今尚无一致看法。

（三）卵巢分泌的甾体激素

1. 雌激素

卵泡开始发育时雌激素的分泌较少，至月经第 7 日分泌量迅速增加，于排卵前达高峰；

排卵后由于卵泡液中的雌激素释放至腹腔中，循环中的雌激素水平暂时下降，排卵后 1 ~ 2 天，黄体形成并分泌雌激素，此时循环中的雌激素水平第二次达高峰，但高峰均值低于第一高峰；至黄体萎缩，雌激素水平急剧下降，在月经期达最低水平。

"双重细胞学说"：卵泡期开始时，血中雌激素与孕激素浓度均处于低水平，对垂体 FSH 与 LH 的反馈抑制作用较弱，血中 FSH 表现逐渐增高的趋势，1 ~ 2 天后 LH 也有所增加。近来发现，卵泡液中存在一种促进 FSH 分泌蛋白质，称为 FSH 释放蛋白，可能对 FSH 的增加起到一定的作用。生长发育的卵泡颗粒细胞上，除 FSH 受体增多外，还出现 IGF（胰岛素样生长因子）、EGF（表皮生长因子）及 TGF（转化生长因子）等与细胞增殖有关的因子的受体。在 FSH 与各生长因子的作用下，颗粒细胞明显发育与分化，并产生芳香化酶，可将内膜细胞产生并弥散转动至颗粒细胞内的雄激素，主要是雄烯二酮，转变为雌激素。增长的 LH 则与内膜细胞上的 LH 受体结合，通过 Camp- 蛋白激素系统，使胆固醇转变为雄激素，内膜细胞产生雄激素，而颗粒细胞将雄激素转变为雌激素，称为雌激素分泌的"双重细胞学说"。

2. 孕激素

卵泡在卵泡期不分泌孕酮，排卵前成熟卵泡的颗粒细胞在 LH 排卵峰作用下黄素化，开始分泌少量孕酮，排卵后黄体分泌孕酮逐渐增加，至排卵后 7 ~ 8 天黄体成熟时，分泌量达高峰，以后逐渐下降，至月经来潮时降到最低。

3. 雄激素

女性体内雄激素主要由肾上腺皮质分泌，少量来源于卵巢，由卵泡膜和卵巢间质合成。月经周期中排卵前循环中的雄激素升高，与女性排卵前性欲增加有关。

（四）卵巢分泌多肽激素及细胞因子

1. 抑制素、激活素、卵泡抑制素

抑制素、激活素、卵泡抑制素均为卵巢颗粒细胞产生，这些多肽一方面分泌到卵巢静脉进入血液循环，对垂体 FSH 的合成和分泌产生反馈作用；一方面在卵巢局部通过自分泌和（或）旁分泌调节卵泡膜细胞对促性腺激素的反应，从而发挥对生殖过程的调节。

2. 胰岛素样生长因子（IGF）

卵泡颗粒细胞产生，IGF-1 是介导 FSH 作用的重要因子，并且对卵巢自身产生放大促性腺激素的作用。

3. 其他生长因子

表皮生长因子（EGF）、转化生长因子（TGF）、成纤维细胞生长因子、血小板衍生生长因子（PDGF）、碱性纤维母细胞生长因子（bFGF）、血管生长因子、血管内皮生长因子（VEGF）及白细胞介素 –1 系统（IL–1）、肿瘤坏死因子 –a（TNF–a）等生长因子通过自分泌或旁分泌的形式参加卵巢生长发育分化的调节。

六、其他内分泌腺对女性生殖系统的影响

（一）肾上腺皮质

肾上腺有合成并分泌甾体激素的功能。它能分泌多种激素，可分为盐皮质激素、糖皮质激素和性激素（少量雄激素及极微量雌、孕激素）。肾上腺皮质为女性雄激素的主要来源，雄激素包括睾酮、脱氢表雄酮及雄烯二酮，其有效程度之比约为 100 ∶ 33 ∶ 10。若雄激素分泌过多，会使下丘脑分泌 GnRH 受到抑制，并对抗雌激素，使卵巢功能受到抑制而出现闭经，甚至出现男性化表现。先天肾上腺皮质增生症（CAH）患者由于 21– 羟化酶缺陷，皮质激素合成不足，导致促肾上腺皮质激素（ACTH）代偿性增加，使 17α – 羟孕酮积聚，且不断衍化为雄激素，过量雄激素使女性胚胎期外生殖器男性分化，临床上发生女婴男性化畸形（女性假两性畸形）；甚至青春期女性性征不发育，原发闭经及高雄激素血症。另外，肾上腺皮质功能亢进，皮质醇分泌过多的库欣综合征，也因过多的雄激素分泌而引起月经失调和闭经。

（二）甲状腺

甲状腺分泌甲状腺素（T_4）和三碘甲状腺原氨酸（T_3）不仅参与机体各种物质的新陈代谢，还对性腺的发育成熟、维持正常月经和生殖功能具有重要影响。青春期以前发生甲状腺功能低下则可出现性发育障碍、原发性闭经、月经初潮延迟等。性成熟后若发生甲状腺功能低下，则影响月经、排卵及受孕。随病情发展，临床表现月经过少、稀发，甚至闭经，患者多合并不孕，自然流产和畸胎的发生率增加。轻度甲状腺功能亢进时，内膜发生过度增生，临床表现月经过多、过频，甚至发生功能失调性子宫出血；当甲状腺功能亢进发展至中、重度时，甾体激素的分泌、释放及代谢等过程受抑制，临床表现为月经稀发、月经血量减少甚至闭经。即使是甲状腺素水平尚在代偿期的亚临床甲状腺功能减退，由于促甲状腺激素的升高，亦可使泌乳素升高，抑制生殖轴的功能。

（三）胰岛素

胰岛分泌的胰岛素不仅参与糖代谢，而且为女性卵巢功能正常运转的重要激素。胰岛素依赖性糖尿病（IDDM）常伴有卵巢功能低下的临床表现。胰岛素具有增强促性腺素 LH 对卵巢的作用；临床上一些胰岛素抵抗及高胰岛素血症患者，由于胰岛素促使卵巢产生过多雄激素而发生高雄激素血症，常合并有月经失调或闭经。

第二章 女性生殖系统炎症

第一节 外阴炎症与外阴溃疡

一、外阴炎症

（一）病因

1. 阴道分泌物刺激

基于种种原因阴道分泌物增多及月经垫刺激。

2. 其他刺激因素

糖尿病患者尿液直接刺激；尿瘘患者长期受尿液浸渍；粪瘘患者受粪便刺激。

3. 混合性感染

由于外阴皮肤不洁或其他原因刺激，常引起混合性感染，致病菌为葡萄球菌、链球菌、大肠埃希菌等。

（二）诊断

1. 临床表现

（1）症状

外阴皮肤瘙痒、疼痛和烧灼感，于活动、性交、排尿时加重。

（2）体征

炎症多发生于小阴唇内侧、外侧，急性期外阴肿胀、充血、糜烂，有时形成溃疡或湿疹。严重者腹股沟淋巴结肿大、压痛，体温可升高。糖尿病性外阴炎患者外阴皮肤发红、变厚、呈棕色，有抓痕，常并发白假丝酵母菌感染。慢性炎症时皮肤增厚，甚至破裂。

2. 实验室检查

检查分泌物有无特殊感染，如假丝酵母菌、滴虫、阿米巴等。必要时检查尿糖及分泌物细菌培养。

3. 鉴别诊断

（1）假丝酵母菌性外阴炎

外阴奇痒，灼热感，严重时患者坐卧不安，伴有尿频、尿痛及性交痛等；伴发假丝酵母菌性外阴炎时，阴道分泌物增多，呈白色凝乳状或豆渣样，外阴皮肤红肿，严重时发生溃疡。阴道分泌物涂片检查到假丝酵母菌，可明确诊断。

（2）滴虫性外阴炎

症状与假丝酵母菌性外阴炎相似，滴虫性外阴炎皮肤改变不明显。阴道分泌物为黄色或稀薄泡沫状，阴道分泌物涂片检查找到阴道毛滴虫可明确诊断。

（3）急性炎症的湿疹样改变

应与外阴的佩吉特病鉴别，慢性炎症应与慢性外阴营养不良鉴别。

（三）治疗

1. 注意个人卫生，勤换内裤，保持外阴清洁、干燥。

2. 积极寻找病因，若发现糖尿病应及时治疗糖尿病，若有尿瘘、粪瘘应及时行修补术。

3. 药物治疗：① 0.1% 聚维酮碘或 1∶5 000 高锰酸钾溶液坐浴，每天 2 次，每次 15 ~ 30min。也可选用其他具有抗菌消炎作用的药物外用。坐浴后涂抗生素软膏或紫草油。急性期还可选用红外线局部物理治疗。②中药：无论急、慢性期，可用清热利湿、解热止痒中药内服或熏洗。

（四）预防

注意个人卫生，穿纯棉内裤并经常更换，保持外阴清洁、干燥。

二、外阴溃疡

（一）病因病理

1. 急性外阴溃疡

可见于非特异性外阴炎、外阴脓疱病及化脓性汗腺炎的患者。由于外阴部皮肤黏膜充血水肿，加上外阴部易受大小便刺激和行动摩擦，致使局部黏膜发生糜烂和溃疡。此外，疱疹病毒感染和腹股沟淋巴结肉芽肿、梅毒等患者均可发生外阴溃疡。同时还可见于慢性节段性回肠炎并发外阴溃疡及脓窦形成者。

2. 慢性外阴溃疡

可见于外阴结核和恶性肿瘤的患者。外阴结核罕见，偶可继发于严重的肺结核、胃肠道结核、内生殖器官结核、腹膜结核和胃结核，初起为局限的小结节，溃破后可形成浅溃疡。外阴肿瘤的早期患者可在大小阴唇、阴蒂和阴唇后联合处形成结节和溃疡，经久不愈。

（二）临床表现

1. 症状与体征

（1）急性外阴溃疡

非特异性感染者，外阴灼热疼痛，排尿时症状加重，溃疡数目少且表浅，周围有明显的炎症浸润，伴有全身发热、不适等症状。疱疹病毒感染者，发病急，外阴疼痛明显，甚至剧烈，外阴黏膜充血水肿，溃疡大小不等，疮壁迅速破裂形成溃疡，伴有发热和腹股沟淋巴结肿大。性病性淋巴结肉芽肿者，一般无自觉症状，起初在阴唇系带或靠近尿道口处出现小疱疹，继之形成浅溃疡，短期内即消失，不留瘢痕。一至数周后伴有腹股沟淋巴结肿大的症状。少数患者可自愈，但多数患者形成淋巴结脓肿，破溃后形成瘘管。

（2）慢性外阴溃疡

结核性溃疡病变发展缓慢，初起常为一局限的小结节，不久即破溃成边缘软薄、不规则的浅溃疡，基底凹凸不平，表面覆盖以干酪样红苔。受尿液刺激和摩擦后，局部疼痛剧烈，溃疡经久不愈并向周围扩散。外阴癌的早期患者亦可表现外阴溃疡，病灶多位于大小阴唇、阴蒂和阴唇后联合处。可取活组织检查，以明确诊断。

2. 辅助检查

查血常规和血沉。取分泌物进行镜检或培养，查找致病菌。必要时可取活组织检查，以助诊断。

（三）诊断与鉴别诊断

1. 诊断

应根据病史及溃疡的特点进行诊断，必要时做分泌物涂片、培养，血清学检查等，以明确诊断。对急性外阴溃疡的患者，应注意检查全身皮肤、眼及口腔黏膜等处有无病变。对久治不愈的患者应取病灶组织做活检，除外结核及癌症。

2. 鉴别诊断

本病应与外阴癌、外阴结核、软下疳、性病性淋巴肉芽肿、疱疹病毒感染等相鉴别。

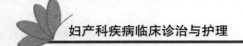

（1）软下疳

潜伏期较短，一般3~5天。多处溃疡，不硬，易出血，剧痛，有脓性分泌物，渗出液培养可发现杜克氏嗜血杆菌。

（2）性病性淋巴肉芽肿

初起多为小丘疹、小溃疡，大多可自愈。数周后可有腹股沟淋巴结肿大、疼痛。形成脓肿、溃破和瘘管，赖氏试验和补体结合试验均呈阳性结果。

（3）疱疹病毒

感染病损部位红肿刺疼。继而出现多个大小不等的水疱，破溃后形成溃疡，小溃疡可相互融合成大溃疡，愈后不留瘢痕。伴全身不适、低热、头痛等。在水疱底部做细胞刮片，直接用免疫荧光技术和常规染色法可找到病毒抗原和嗜酸性包涵体。

（4）外阴结核

病灶开始多为局限性小结节，破溃后形成浅溃疡，基面高低不平，内含黄色干酪样分泌物，局部淋巴结肿大。伴有低热盗汗、全身乏力、消瘦等症状。取溃疡渗出液进行抗酸染色可找到结核杆菌，厌氧培养和动物接种均可找到结核杆菌。

（5）外阴癌溃疡

多为菜花状或乳头状，经久不愈。病理检查可发现癌细胞。

（四）治疗

1. 保持外阴清洁

避免摩擦，注意休息和饮食。

2. 局部治疗

对非特异性外阴炎引起者，局部用抗生素软膏涂搽患处；白塞病引起者，局部应用新霉素软膏或1%硝酸银软膏。

3. 抗生素

全身应用抗生素，可选用青霉素肌内注射。对白塞病急性期患者可用皮肤类固醇激素，以缓解症状。

（五）预防与护理

保持外阴清洁，积极治疗原发病。急性期患者应卧床休息，多饮水，减少摩擦，注意隔离消毒，并及早明确诊断。

第二节 前庭大腺炎与大腺囊肿

一、前庭大腺炎

（一）病因

1. 现病史

（1）炎症多发生于一侧。初起时局部肿胀、疼痛、灼热感，行走不便，有时会致大小便困难。

（2）检查见局部皮肤红肿、发热、压痛明显。若为淋病奈瑟菌感染，挤压局部可流出稀薄、淡黄色脓汁。

（3）有脓肿形成时，可触及波动感，脓肿直径可达 5 ~ 60 mm，患者常出现发热等全身症状。当脓肿内压力增大时，表面皮肤变薄，脓肿可自行破溃。若破孔大，可自行引流，炎症较快消退而痊愈；若破孔小，引流不畅，则炎症持续不消退，并可反复急性发作。

（4）严重时同侧腹股沟淋巴结可肿大。

2. 过去史

由于前庭大腺位置特殊，一般与其他疾病无明显关系，因此，通常无慢性病史以及相关手术史。

3. 个人史

本病的发生与个人卫生有密切关系，需要了解患者是否经常换内裤、穿纯棉内裤，是否注意保持外阴清洁、干燥。

（二）体格检查

发病常为单侧性，大阴唇下 1/3 处有硬块，表面红肿，压痛明显；当脓肿形成时，肿块迅速增大，有波动感，触痛明显；当脓肿增大，表皮变薄时可自行破溃，流出脓液，同侧腹股沟淋巴结肿大；若为双侧脓肿，淋球菌感染可能性大。

（三）辅助检查

1. 脓液涂片检查白细胞内找到革兰阴性双球菌，即可诊断为淋球菌性前庭大腺炎。

2.脓液细菌培养，根据培养所得细菌及药敏试验决定下一步治疗。

（四）诊断

1. 诊断要点

（1）病史

一侧大阴唇局部有肿胀、疼痛、灼热感，行走不便，有时会因疼痛而导致大小便困难。

（2）临床表现

检查见局部皮肤红肿、发热、压痛明显，脓肿形成时有明显的波动感。前庭大腺开口处充血，可有脓性分泌物。

（3）辅助检查

本病主要依靠临床症状和体征来做出诊断。在前庭大腺开口处或破溃处取脓液进行涂片检查、细菌培养和药敏试验，可便于指导临床用药。

2. 鉴别诊断

（1）尿道旁腺炎

尿道旁腺炎位置比较高，很少位于小阴唇的下方。

（2）腹股沟疝

患者咳嗽时，会感觉到肿块冲动，挤压局部时，肿块可消失，有时候肿块可突然增大，叩之呈鼓音。

（3）外阴疖

一般在皮肤的表面且较小，质硬，无脓液形成。

（4）外阴血肿

一般有明确的创伤史，血肿在短时间内迅速形成，疼痛不如脓肿明显，也无腹股沟淋巴结的肿大。

（五）治疗

1. 一般治疗

急性炎症发作时须卧床休息。注意外阴部清洁，可用 1 ∶ 5 000 高锰酸钾坐浴，其他溶液如肤阴洁、肤阴泰、皮肤康洗剂等也可选用。

2. 药物治疗

对前庭大腺炎可以使用全身性抗生素，治疗时应根据病原体选用抗生素。常用青霉素80万单位 / 次肌内注射（皮试阴性后用），2次 / 天，连用 3 ~ 5 天。或青霉素 800 万单位 / 次、甲硝唑 1 g/ 次静脉滴注，1 次 / 天，连用 3 ~ 5 天。对青霉素过敏者，可选用林可霉素、克林霉素等其他抗生素。

3. 手术治疗

脓肿形成后，在应用抗生素同时，进行外科手术治疗。

（1）脓肿切开引流术

选择大阴唇内侧波动感明显部位，切口要够大，使脓液能全部彻底排出。为防止粘连，局部填塞碘附纱条。3 天后高锰酸钾液坐浴。

（2）囊肿剥除术

此法适用于炎症反复发作、治疗效果不好及较大年龄患者。单纯使用抗生素是无效的，此类患者须切开引流并做造瘘术。

（六）注意事项

1. 有时急性外阴炎表现为大小阴唇充血、肿胀，易与前庭大腺炎混淆。诊断时应注意病史及分泌物培养结果，根据肿块的部位、外形加以分辨。

2. 少数肛门周围疾病由于位置比较高，也可以表现为类似前庭大腺炎的症状，因此要注意检查以除外肛周疾病。

3. 术后保持外阴清洁，每日以 1∶5 000 高锰酸钾坐浴，也可用肤阴洁、肤阴泰等洗液坐浴。每周随访 1 次，共 4～6 次，每次都应用血管钳探查囊腔，以保持通畅。

4. 对于多次反复感染的病例，最好取脓液做细菌培养加药敏试验，在切开排脓的同时应用抗生素，可以选用甲硝唑口服，0.2 g/ 次，3 次 / 天，不要局部使用抗生素，以免发生耐药性。

5. 前庭大腺脓肿在形成过程中疼痛非常剧烈，患者往往难以行走，坐卧不宁，在脓肿未形成时，应以消炎治疗为主，医生应当注意告知患者疾病的情况，使其配合治疗。

二、前庭大腺囊肿

（一）病因

前庭大腺炎在炎症消失后脓液吸收，可为黏液所代替，而成为前庭大腺囊肿。前庭大腺囊肿是前庭大腺导管因非特异性炎症阻塞；也有少数病例因分娩做会阴侧切术时将腺管切断；或分娩时阴道、会阴外侧部裂伤，形成严重的瘢痕组织所致。有的前庭大腺囊肿在长时期内毫无症状，生长较慢，以后突然发现，很难了解起因。

（二）诊断要点

1. 无明显自觉症状，或仅外阴一侧略有不适感。

2. 外阴一侧或两侧可触及圆形囊性肿物，位于前庭大腺部位，单发多见，无压痛，可持续数年不变。

3. 继发性感染时，再次形成脓肿，有急性期症状。

4. 反复感染可使囊肿增大。

（三）鉴别要点

前庭大腺囊肿应注意与大阴唇腹股沟疝相鉴别。大阴唇腹股沟疝与腹股沟包块有冲动感，向下屏气肿块稍胀大，叩诊呈鼓音，一般都在过度用力后突然出现。根据这些特点，鉴别一般无困难。

（四）规范化治疗

1. 一般治疗

囊肿小，无症状者可不予处理，但应密切观察。前庭大腺囊肿可继发感染形成脓肿反复发作，遇此情况时应先行抗感染，而后手术治疗。

2. 手术治疗

囊肿较大或反复发作增大者，行前庭大腺造口术或挖除前庭大腺囊肿。该手术方法简单，损伤小，术后可保留腺体功能。近年采用激光做囊肿造口术，效果良好，术中出血少，无须缝合。

（五）预后评估

由于囊肿可继发感染，故应争取手术治疗，经过囊肿造口术后复发率低，且可保持腺体功能。

第三节 阴道炎

一、滴虫性阴道炎

（一）病因

滴虫性阴道炎是常见的阴道炎，由阴道毛滴虫所引起。滴虫呈梨形，后端尖，约为多核白细胞的 2 ~ 3 倍大小。虫体顶端有 4 根鞭毛，体部有波动膜，后端有轴柱凸出。活的滴虫透明无色，呈水滴状，诸鞭毛随波动膜的波动而摆动。滴虫的生活史简单，只有滋养体而无包囊期，滋养体生活力较强，能在 3 ~ 5℃生存两日；在 46℃时生存 20 ~ 60 分钟；在半干燥环境中约生存 10 天时间；在普通肥皂水中也能生存 45 ~ 120 分钟。在 pH 值 5 以下或 7.5 以上的环境中则不生长，滴虫性阴道炎患者的阴道 pH 值一般为 5.1 ~ 5.4。隐藏在腺体及阴道皱襞中的滴虫于月经前后，常得以繁殖，引起炎症的发作。它能消耗或吞噬阴道上皮细胞内的糖原，阻碍乳酸生成。滴虫不仅寄生于阴道，还常侵入尿道或尿道旁腺，甚至膀胱、肾盂以及男性的包皮褶、尿道或前列腺中。

（二）传染方式

有两种传染途径。一是直接传染：由性交传播。滴虫常寄生于男性生殖道，可无症状，或引起尿道炎、前列腺炎或附睾炎。多数滴虫性阴道炎患者的丈夫有生殖器的滴虫病，滴虫常见于精液内。二是间接传染：通过各种浴具如浴池、浴盆、游泳池、衣物、污染的器械等传染。

（三）临床表现

主要症状为白带增多。分泌物呈灰黄色、乳白色或黄白色稀薄液体，或为黄绿色脓性分泌物，常呈泡沫状，有腥臭。严重时，白带可混有血液。多数患者有外阴瘙痒、灼热、性交痛等。有尿道感染时，可有尿频、尿痛甚至血尿。约有半数带虫者无症状。

检查可见阴道及宫颈黏膜红肿，常有散在红色斑点或草莓状凸起。后穹隆有多量液性或脓性泡沫状分泌物。带虫而无症状者，阴道黏膜可无异常，但由于滴虫能消耗阴道内的糖原，改变阴道酸碱度，破坏防御机制而引起继发性细菌感染。妊娠期、月经期前后或产后，阴道 pH 值增高，滴虫繁殖快，炎症易发作。

（四）诊断

根据患者的病史、体征中特有的泡沫状分泌物，可以做出临床诊断。

（五）辅助检查

阴道分泌物镜下检查找到滴虫，即可确诊。常用的检查方法是悬滴法：加一小滴生理盐水于玻片上，取少许阴道后穹窿处的分泌物，混于温盐水中，即可在低倍镜下找滴虫。滴虫离体过久，或标本已冷却，则滴虫活动差或不动，将影响对滴虫的识别。或用棉签蘸取阴道分泌物置于装有 2 mL 温生理盐水的小瓶中混匀，再取一小滴涂在玻片上检验。此项检查应在双合诊前进行，检查前不做阴道灌洗或局部用药，前 24 ~ 48 h 避免性生活。临床疑有滴虫性阴道炎而多次悬滴法未发现滴虫时，可做滴虫培养。

（六）预防

加强卫生宣传，消灭传染源，开展普查普治。发现滴虫性阴道炎患者或无症状的带虫者均应积极治疗。患者的配偶也应同时治疗。

切断传播途径，严格管理制度，禁止患者及带虫者进入游泳池，应废除公共浴池，提倡淋浴，废除出租游泳裤及浴巾，改坐式便器为蹲式。医疗单位要做好器械的消毒及隔离，防止交叉感染。

（七）治疗

1. 全身用药

滴虫性阴道炎患者常伴发泌尿系统及肠道内滴虫感染，又因滴虫不仅寄存于阴道黏膜的皱褶内，还可深藏于宫颈腺体中以及泌尿道下段，单纯局部用药不易彻底消灭滴虫，应结合全身用药获得根治。甲硝唑为高效口服杀滴虫药物，口服每次 200 mg，每日 3 次，连用 7 天。治疗后查滴虫转阴时，应于下次月经后继续治疗一疗程，以巩固疗效，配偶应同时治疗。近年来，有人主张用大剂量甲硝唑，口服 2 g/ 次，与 7 日法有相同疗效，较 7 日法方便、价廉。一次大剂量治疗无效者，可改用 0.5 ~ 1 g，2 次 / 日连用 7 日。未婚妇女阴道用药困难，口服甲硝唑即可。服甲硝唑，特别是大剂量一次用药后，个别病例可发生恶心、呕吐、眩晕及头痛等。早孕期服用，有导致胎儿畸形的可能，故在妊娠 20 周以前，应以局部治疗为主，不建议口服甲硝唑。

2. 局部治疗

（1）1 ： 5 000 高锰酸钾溶液冲洗阴道或坐浴，每日 1 次。

（2）甲硝唑栓 500 mg/ 次，每晚 1 次，塞阴道深部，10 日为一疗程；或甲硝唑阴道泡腾片 200 g/ 次，每晚 1 次塞阴道深部，7 ～ 10 日为一疗程。

（八）预防与随访

1. 治疗结束后，于下次月经干净后复查，如阴性，再巩固 1 ～ 2 疗程，方法同前。经 3 次月经后复查滴虫均为阴性者方为治愈。

2. 滴虫可通过性交直接传染，故夫妇双方应同时服药，治疗期间应避免性生活或采用避孕套。

3. 注意防止厕所、盆具、浴室、衣物等交叉感染。

二、念珠菌性阴道炎

（一）病因

念珠菌性阴道炎是一种常见的阴道炎，称真菌性阴道炎，发病率仅次于滴虫性阴道炎。80% ～ 90% 是由白色念珠菌感染引起的，10% ～ 20% 为其他念珠菌及球拟酵母属感染，在治疗无效或经常复发的患者中，常可分离出这一类真菌。最适于真菌繁殖的阴道 pH 值为 5.5。在 10% ～ 20% 的正常妇女阴道中可能有少量白色念珠菌，但不引起症状，仅在机体抵抗力降低，念珠菌达到相当量时才致病。因此，机体细胞免疫力低下，如应用免疫抑制剂药物的患者易患真菌性阴道炎。阴道上皮细胞糖原增多，酸性增强时，真菌繁殖迅速引起炎症，多发于真菌性阴道炎、糖尿病及接受雌激素治疗的患者。孕妇肾脏的糖阈降低，尿糖含量增高，也使真菌加速繁殖。广谱抗生素及肾上腺皮质激素的长期应用，可使机体的菌种菌群发生紊乱，导致真菌生长。严重的传染性疾病、其他消耗性疾病以及复合维生素 B 的缺乏，均为念珠菌生长繁殖的有利条件。

念珠菌可存在于人的口腔、肠道及阴道黏膜上，这三个部位的念珠菌可互相感染，当局部环境条件适合时易发病。

（二）临床表现

主要表现为外阴炎、阴道炎。常见症状有白带增多及外阴、阴道瘙痒，可伴有外阴、阴道灼痛，排尿时尤为明显。还可有尿频、尿痛及性交痛。

典型的真菌性阴道炎，白带黏稠，呈白色豆渣样或凝乳样。有时白带稀薄，含有白色片状物或表现正常。

检查见小阴唇内侧及阴道黏膜附有白色片状薄膜，擦除后，可见整个阴道黏膜红肿，急性期还见受损的糜烂面或表浅溃疡。

（三）诊断

典型的真菌性阴道炎诊断并不困难，做阴道分泌物检查可证实诊断。一般采用悬滴法，直接取分泌物置于玻片上，加一小滴等渗氯化钠或10%氧化钾溶液，或涂片后革兰染色，显微镜下检查可找到芽孢和假菌丝。疑为真菌性阴道炎，而多次检查阴性时，可做真菌培养。对年老肥胖或顽固的病例，应查尿糖、血糖及糖耐量试验。详细询问有无应用大量雌激素或长期应用抗生素的病史，以寻找病因。

（四）治疗

1. 一般处理

（1）2% ~ 3% 碳酸氢钠溶液冲洗外阴及阴道或坐浴，每日1次。

（2）有外阴瘙痒者，可选用达克宁霜、3% 克霉唑软膏或复方康纳乐霜涂外阴。

（3）如有糖尿病应积极治疗。

2. 抗真菌治疗

可酌情选用下列方案：

（1）患者每晚临睡前用4% 苏打水洗净外阴，用一次性推注器将顺峰妇康安（克霉唑软膏）推入阴道深处（用药量5 g/ 次），连续用药7天为一疗程。

（2）制霉菌素阴道栓剂或片剂10万 U/ 栓或片，每晚1次塞入阴道深部，12次为一疗程。

（3）硝酸咪康唑栓 0.2 g/ 次，每晚1次塞阴道深部，10日为一疗程。

（4）米可啶阴道泡腾片10万 U/ 次，每晚1次塞阴道深部，10次为一疗程。

（5）0.5% ~ 1% 甲紫液涂阴道及宫颈，隔日一次，5次为一疗程。

（6）单剂量口服氟康唑片150 mg/ 次。孕妇及哺乳期慎用。

（7）口服伊曲康唑片200 mg，每日2次，一日为一疗程。重症者200 mg/ 次，口服，每日1次，7日为一疗程。孕妇及哺乳期不宜服用。

（五）预防及随访

（1）治疗结束后，于下次月经干净后复查，如阴性再巩固1 ~ 2疗程，经3次月经后查真菌均为阴性者方为治愈。

（2）真菌性阴道炎可通过性交传染，治疗期间应避免性生活或采用避孕套，夫妇双方应同时治疗。

（3）避免厕所、盆具、毛巾、浴室交叉感染。

（4）孕妇患真菌性阴道炎以局部用药为宜。

（5）长期用抗生素、皮质激素治疗者，须防真菌性阴道炎。

三、阿米巴性阴道炎

（一）病因

本病由阿米巴原虫引起。阿米巴滋养体随大便排出后直接感染外阴及阴道，当机体全身情况差、健康水平下降或生殖器有损伤时，阿米巴滋养体易侵入损伤部位，分泌溶组织酶造成黏膜组织破坏，导致生殖道溃疡。

（二）临床表现

主要表现为阴道分泌物多，呈血性浆液或黄色黏稠脓性分泌物，有腥味，常伴有外阴、阴道痒感或疼痛。检查发现，阴道黏膜充血，形成溃疡时，其周边隆起，呈虫蚀状，溃疡可散在或融合成片。基底部呈现黄色坏死碎片，触之易出血、质脆，有触痛。有的患者由于阴道和（或）宫颈结缔组织反应明显，可似肿瘤样增生，应与恶性肿瘤或结核相鉴别。

（三）辅助检查

1. 阴道分泌物涂片

查找阿米巴滋养体。

2. 活检

阴道溃疡处做活体组织病理检查，可找到阿米巴原虫。

3. 培养

取阴道分泌物做特殊培养，阳性率较前两者高。

（四）诊断

详细询问病史，如有腹泻或痢疾病史以及典型的虫蚀状的阴道浅表溃疡，常可做出诊断。确诊时须做分泌物涂片或在溃疡处刮片找到阿米巴滋养体即可确诊，必要时做分泌物培养。溃疡处应做活检与生殖道恶性肿瘤、结核等鉴别。

（五）治疗

1. 局部治疗

注意外阴清洁，防止粪便污染外阴、阴道。治疗期间禁止性生活。局部每日用质量浓度为 10g/L（1%）的乳酸或 1：5 000 的高锰酸钾冲洗阴道，每日 1 次。冲洗后上甲硝唑 0.2 g，每日 1 次，7～10 天为 1 个疗程。

2. 药物治疗

（1）甲硝唑

0.2～0.4 g/ 次，每日 3 次，10～14 天。此药对阿米巴原虫有杀伤作用，对包囊也有效，毒性小，疗效高。

（2）双碘喹啉

400～600 mg/ 次，每日 3 次，连用 2～3 周，重复治疗间隔为 2～3 周。

（3）盐酸依米丁

对阿米巴滋养体有杀灭作用，但对包囊无作用。口服胃肠反应大，多用深部肌内注射，1 mg/（kg•d），最多不超过 60 mg，连用 6 天为 1 个疗程。因此药毒性大、排泄缓慢，临床使用较少。

（4）奥硝唑（氯醇硝唑）

0.5 g/ 次，每日 4 次，连用 3 天，对肠内外阿米巴疾病均有效。孕妇禁用。

第四节　宫颈炎症

一、急性子宫颈炎

（一）病原体

最常见的病原体为淋球菌及沙眼衣原体，淋病奈瑟菌感染时 45%～60% 常合并沙眼衣原体感染，其次为一般化脓菌，如葡萄球菌、链球菌、大肠杆菌以及滴虫、念珠菌、阿米巴原虫等。淋病奈瑟菌及沙眼衣原体可累及子宫颈黏膜的腺体，沿黏膜表面扩散的浅层感染。其他病原体与淋病奈瑟菌不同，侵入宫颈较深，可通过淋巴管引起急性盆腔结缔组织炎，致病情严重。

（二）病理

急性宫颈炎的病理变化可见宫颈红肿，颈管黏膜水肿，组织学表现可见血管充血，子宫颈黏膜及黏膜下组织、腺体周围见大量嗜中性粒细胞浸润，腺腔内见脓性分泌物，这种分泌物可由子宫口流出。

（三）临床表现

淋菌性宫颈炎和沙眼衣原体性宫颈炎主要侵犯宫颈管内黏膜腺体的柱状上皮，如直接向上蔓延则可导致上生殖道黏膜感染。一般化脓菌则侵入宫颈组织较深，并可沿两侧宫颈淋巴管向上蔓延导致盆腔结缔组织炎。淋菌性或一般化脓菌性宫颈炎表现为脓性或脓血性白带增多，下腹坠痛、腰背痛、性交疼痛和尿路刺激症状，体温可轻微升高。如感染沿宫颈淋巴管向周围扩散，则可引起宫颈上皮脱落，甚至形成溃疡。本病常与阴道炎症同时发生，也可同时发生急性子宫内膜炎。

妇科检查见宫颈充血、红肿，颈管黏膜水肿，宫颈黏膜外翻，宫颈触痛，脓性分泌物从宫颈管内流出，特别是淋菌性宫颈炎时，尿道、尿道旁腺、前庭大腺亦可同时感染而有脓液排出。沙眼衣原体性宫颈炎则症状不典型或无症状，有症状者表现为宫颈分泌物增多，点滴状出血或尿路刺激症状，妇科检查宫颈口可见黏液脓性分泌物。

（四）诊断

根据病史、症状及妇科检查，诊断急性宫颈炎并不困难，关键是确定病原体。疑为淋病奈瑟菌感染时，应取宫颈管内分泌物做涂片检查（敏感性50%～70%）或细菌培养（敏感性80%～90%），对培养可疑的菌落，可采用单克隆抗体免疫荧光法检测。检测沙眼衣原体感染时，可取宫颈管分泌物涂片染色找细胞质内包涵体，但敏感性不高，培养法技术要求高，费时长，难以推广，目前推荐的方法是直接免疫荧光法（DFA）或酶免疫法（EIA），敏感性在89%～98%。注意诊断时要考虑是否合并急性子宫内膜炎和盆腔炎。

（五）治疗

以全身治疗为主，抗生素选择、给药途径、剂量和疗程则根据病原体和病情严重程度决定。目前，淋菌性宫颈炎推荐的首选药物为头孢曲松，备用药物有大观霉素、青霉素、氧氟沙星、左氧氟沙星、依诺沙星等，治疗时须同时加服多西环素（强力霉素）。沙眼衣原体性宫颈炎推荐的首选药物为阿奇霉素或多西环素，备用药物有米诺环素、氧氟沙星等。一般化脓菌感染最好根据药敏试验进行治疗。念珠菌和滴虫性宫颈炎参见阴道炎的治疗方法。急性宫颈炎的治疗应力求彻底，以免形成慢性宫颈炎。

二、慢性子宫颈炎

（一）病理

慢性子宫颈炎表现为宫颈糜烂、宫颈息肉、宫颈黏膜炎、宫颈腺囊肿以及宫颈肥大。

1. 宫颈糜烂

宫颈糜烂（cervical erosion）是慢性宫颈炎的一种形式，宫颈糜烂形成的原因有三种。

（1）先天性糜烂：指女性胎儿在生殖系统发育时受母体性激素影响，导致鳞、柱交界向外迁移，宫颈外口为柱状上皮覆盖。正常时新生儿出生后糜烂仅存在较短时间，当来自母体的雌激素水平下降后即逐渐自然消退，但亦有个别患者糜烂长期持续存在，先天性糜烂的宫颈形状往往是正常或稍大，不甚整齐，宫颈口多为裂开。

（2）后天性糜烂：指宫颈管内膜柱状上皮向阴道方向增生，超越宫颈外口所致的糜烂，仅发生于卵巢功能旺盛的妊娠期，产后可自行消退。患者虽诉白带增多，但为清澈的黏液，病理检查在柱状上皮下没有炎症细胞浸润，仅见少数淋巴细胞，后天性糜烂的宫颈往往偏大，宫颈口正常或横裂或为不整齐的破裂。糜烂面周围的境界与正常宫颈上皮的界限清楚，甚至可看到交界线呈现一道凹入的线沟，有的糜烂可见到毛细血管浮现在表面上，表现为局部慢性充血。

（3）炎症性糜烂：是慢性宫颈炎最常见的病理改变，宫颈阴道部的鳞状上皮被宫颈管柱状上皮所替代，其外表呈红色，所以不是真正的糜烂，故称假性糜烂。光镜下可见黏膜下有多核白细胞及淋巴细胞浸润，间质则有小圆形细胞和浆细胞浸润，黏膜下结缔组织的浅层为炎性细胞浸润的主要场所，宫颈的纤维组织增生。宫颈管黏膜也有增生，突出子宫颈口外形成息肉状。

根据糜烂表面可分为几种不同类型。①单纯型：此型糜烂面的表面系一片红色光滑面，糜烂较浅，有一层柱状上皮覆盖。②颗粒型：此型的糜烂面的组织增生，形成颗粒状。③乳头型：糜烂组织增生更明显，形成一团成乳头状。

根据糜烂区所占宫颈的比例可分 3 度：①轻度糜烂：系糜烂面积占整个宫颈面积的 1/3 以内。②中度糜烂：系糜烂面积占宫颈的 1/3 ~ 2/3。③重度糜烂：系糜烂面积占宫颈的 2/3 以上。

此外，在幼女及未婚妇女有时见宫颈红色，细颗粒状，形似糜烂，但无炎症，是颈管柱状上皮外移，不应称为糜烂。

宫颈糜烂在其修复的过程中，柱状上皮下的基底细胞（储备细胞）增生，最后分化为鳞状上皮，邻近的鳞状上皮也可向糜烂面的柱状上皮生长，逐渐将腺上皮推移，最后完全由鳞状上皮覆盖而痊愈。糜烂的愈合呈片状分布，新生的鳞状上皮生长于炎性糜烂组织的基础上，故表层细胞极易脱落而变薄，稍受刺激又可恢复糜烂，因此愈合和炎症的扩展交替发生，不容易彻底治愈。这种过程是受到卵巢内分泌、感染、损伤及酸碱度的影响。两种上皮细胞在争夺中不断地增生、增殖，而起到不同的变化。

基底层细胞增生：系基底层与基底旁层形成一界限清楚的厚层，其中细胞质明显嗜碱，细胞层次清楚，都是成熟的细胞。

储备细胞增生：是在宫颈部表面或腺体内的柱状上皮细胞与基底层之间有 1 ~ 2 层细胞增生，这些细胞为多角形或方形，细胞质有空泡，并稍嗜碱，胞核较大，呈圆形或椭圆形，染色质分布均匀，很少核分裂，这些细胞系储备细胞增生，如储备细胞超过 3 层，则系储备细胞增殖。

鳞状上皮化生：在宫颈部常有鳞状上皮细胞的化生，也是储备细胞的增殖，细胞核成熟，细胞分化良好，细胞间桥形成，深层细胞排列与基底层成直角，而浅层细胞的排列则与表面平行。鳞状上皮化生可能是柱状上皮部分或全部被鳞状上皮所代替，从而形成不规则大小片，层次不清的上皮层，这一过程可在宫颈部上，也可在腺腔内发生。

分化良好的正常鳞状上皮细胞：化生前阶段的上皮细胞则形成波浪式和柱状的上皮细胞团，伸入纤维组织，并可在宫颈管的腺体内看到。

2. 宫颈息肉

由于炎症的长期刺激，使宫颈管局部黏膜增生，自基底层逐渐向宫颈外口部突出，形成一个或多个宫颈息肉（cervical polyp）。息肉色红，呈舌形，质软而脆，血管丰富易出血。蒂细长，长短不一，多附着于颈管外口或颈管壁内，直径 1 cm 左右。镜下见息肉表面覆盖一层柱状上皮，中心为结缔组织，伴充血、水肿，及炎性细胞浸润，极易复发。息肉的恶变率不到 1%。

3. 宫颈黏膜炎

宫颈黏膜炎又称宫颈管炎，病变局限于子宫颈管黏膜及黏膜下组织。宫颈阴道部上皮表面光滑。宫颈口可有脓性分泌物堵塞。由于子宫颈黏膜充血增生，可使子宫颈肥大，可达正常宫颈的 2 ~ 3 倍，质硬。宫颈黏膜炎常与糜烂、腺囊肿同时发生。

4. 宫颈腺囊肿

在宫颈糜烂愈合的过程中，新生的鳞状上皮覆盖宫颈腺管口或伸入腺管，将腺管口阻塞，腺管周围的结缔组织增生或瘢痕形成，压迫腺管，使腺管变窄甚至阻塞，腺体分泌物不能引流形成子宫颈腺囊肿（naboth cyst）。检查时见宫颈表面突出多个数毫米大小白色或青白色小囊肿，内含无色黏液。

5. 宫颈肥大（cervical hypertrophy）

由于慢性炎症的长期刺激，宫颈组织充血、水肿，腺体和间质增生，还可能在腺体深部有黏液潴留形成囊肿，使宫颈呈不同程度的肥大，但表面多光滑，有时可见到潴留囊肿凸起。最后由于纤维结缔组织增生，使宫颈硬度增加。

6. 宫颈外翻

由于分娩、人工流产或其他原因发生宫颈损伤，宫颈口撕裂，未及时修补，以后颈管内膜增生并暴露于外，即形成宫颈外翻（cervical ectropion）。检查子宫颈口增宽，横裂或呈星状撕裂，可见颈管下端的红色黏膜皱褶，宫颈前、后唇肥大，但距离较远。

（二）临床表现

慢性宫颈炎主要表现为白带增多，常刺激外阴，引起外阴不适和瘙痒。由于病原体种类、炎症的范围、程度和病程不同，白带的量、颜色、性状、气味也不同，可为乳白色黏液状至黄色脓性，如伴有息肉形成，可有白带中混有血，或宫颈接触性出血。若白带增多，似白色干酪样，应考虑是否合并念珠菌性阴道炎；若白带呈稀薄泡沫状，有臭味，则应考虑滴虫性阴道炎。如有恶臭则多为厌氧菌的感染。严重感染时可有腰骶部疼痛、下腹坠胀。由于慢性宫颈炎可直接向前蔓延或通过淋巴管扩散，当波及膀胱三角区及膀胱周围结缔组织时，可出现尿路刺激症状。较多的黏稠脓性白带有碍精子上行，可导致不孕。妇科检查可见宫颈不同程度的糜烂、肥大、宫颈裂伤，有时可见宫颈息肉、宫颈腺体囊肿、宫颈外翻等，宫颈口多有分泌物，亦可有宫颈触痛和宫颈触血。

（三）诊断

宫颈糜烂在诊断上不困难，但须与宫颈上皮内瘤样病变、早期浸润癌、宫颈结核、宫颈尖锐湿疣等鉴别，还须与淋病、梅毒等鉴别，因此，应常规进行宫颈刮片细胞学检查，细胞涂片尚可查出淋菌、滴虫、真菌，能做到与一般慢性宫颈炎鉴别。目前已有电脑超薄细胞检测系统（Thin Prep Pap Test），准确率显著提高。必要时须做病理活检以明确诊断，电子阴道镜辅助活检对提高诊断准确率很有帮助。宫颈息肉、宫颈腺体囊肿及宫颈尖锐湿疣可根据病理活检确诊。

1. 阴道镜检查

在宫颈病变部涂碘后在碘不着色区用阴道镜检查，如见到厚的醋酸白色上皮及血管异形可诊断为宫颈上皮内瘤样变，在这类病变区取活体组织检查诊断早期宫颈癌准确率高。

2. 活体组织检查

活体组织检查为最准确的检查方法，可检出宫颈湿疣、癌细胞、结核、梅毒等，从而与一般慢性宫颈炎糜烂鉴别。

（四）治疗

须做宫颈涂片，先除外宫颈上皮内瘤样变及早期宫颈癌后再进行治疗。治疗方法中以局部治疗为主，使糜烂面坏死、脱落，为新生鳞状上皮覆盖，病变深者，疗程需 6 ~ 8 周。

1. 物理治疗

（1）电熨

此法较简便，适用于糜烂程度较深、糜烂面积较大的病例。采用电灼器或电熨器对整个病变区电灼或电熨，直至组织呈乳白色或微黄色为止。一般近宫口处稍深，越近边缘越浅，深度为 2 mm 并超出病变区 3 mm，深入宫颈管内 0.5 ~ 1.0 cm，治愈率 50% ~ 90% 不等。术后涂抹磺胺粉或呋喃西林粉，用醋酸冲洗阴道，每日 1 次，有助于创面愈合。

治疗后阴道流液，有时呈脓样，须避免性交至创面全部愈合为止，需时 6 周左右。术后阴道出血多时可用纱布填塞止血。

（2）冷冻治疗

冷冻治疗术是利用制冷剂，快速产生低温，使糜烂组织冻结、坏死、变性而脱落，创面经组织修复而达到治疗疾病的目的。

操作方法：选择适当的冷冻探头，利用液氮快速达到超低温（-196℃），使糜烂组织冻结、坏死、变性而脱落，创面修复。一般采用接触冷冻法，选择相应的冷冻头，覆盖全部病变区并略超过其范围 2 ~ 3 mm，根据快速冷冻，缓慢复温的原则，冷冻 1 min、复温 3 min、再冷冻 1 min。进行单次或重复冷冻，治愈率 80% 左右。

冷冻治疗后，宫颈表面很快发生水肿，冷冻后 7 ~ 10 天，宫颈表层糜烂组织形成一层膜状痂皮，逐渐分散脱落。

（3）激光治疗

采用 CO_2 激光器使糜烂部分组织炭化、结痂，痂皮脱落后，创面修复达到治疗目的。激光头距离糜烂面 3 ~ 5 cm，照射范围应超出糜烂面 2 mm，轻症的烧灼深度为 2 ~ 3

mm，重症可达 4 ~ 5 mm，治愈率 70% ~ 90%。

（4）微波治疗

微波电极接触局部病变组织时，瞬间产生高热效应（44 ~ 61℃）而达到组织凝固的目的，并可出现凝固性血栓形成而止血，治愈率在 90% 左右。

（5）波姆光治疗

采用波姆光照射糜烂面，直至变为均匀灰白色为止，照射深度 2 ~ 3 mm，治愈率可达 80%。

（6）红外线凝结法

红外线照射糜烂面，局部组织凝固，坏死，形成非炎性表浅溃疡，新生鳞状上皮覆盖溃疡面而达到治愈，治愈率在 90% 以上。

物理治疗的注意事项：①治疗时间应在月经干净后 3 ~ 7 天进行。②排除宫颈上皮内瘤样病变、早期宫颈癌、宫颈结核和急性感染期后方可进行。③术后阴道分泌物增多，甚至有大量水样排液，有时呈血性，脱痂时可引起活动性出血，如量较多先用过氧化氢溶液（过氧化氢）清洗伤口，用消毒棉球局部压迫止血，24h 后取出。④物理治疗的持续时间、次数、强度、范围应严格掌握。⑤创面愈合需要一段时间（2 ~ 8 周），在此期间禁止盆浴和性生活。⑥定期复查，随访有无宫颈管狭窄。

2. 药物治疗

适用于糜烂面积小和炎症浸润较浅的病例。

（1）硝酸银或重铬酸钾液

强腐蚀剂，方法简单，配制容易，用药量少，适宜于基层医院。

（2）免疫治疗

采用重组人干扰素 α-2α，每晚 1 枚，6 天为一疗程。近年报道用红色奴卡放射线菌细胞壁骨架 N-CWs 菌苗治疗慢性宫颈炎，该菌苗具有非特异性免疫增强及抗感染作用，促进鳞状上皮化生，修复宫颈糜烂病变达到治疗效果。将菌苗滴注在用生理盐水浸透的带尾无菌棉球上，将棉球置于宫颈糜烂的局部，24 h 后取出，每周上药 2 次，每疗程 10 次。

（3）宫颈管炎时

根据细菌培养和药敏试验结果，采用抗生素全身治疗。

3. 手术治疗

宫颈息肉可行息肉摘除术或电切术。对重度糜烂，糜烂面较深及乳头状糜烂，或用上述各种治疗方法久治不愈的患者可考虑用宫颈锥形切除术，锥形切除范围从病灶外缘 0.3 ~ 0.5 cm 开始，深入宫颈管 1 ~ 2 cm，锥形切除，压迫止血，如有动脉出血，可用肠线缝扎止血，也可加用止血粉 8 号、明胶海绵、凝血酶、巴曲酶（立止血）等止血。此法因出血及感染，现多不采用。

第五节 盆腔炎性疾病

一、概述

（一）病因

1. 病原体及其致病特点

盆腔炎性疾病的病原体有外源性及内源性两个来源，两种病原体可单独存在，但通常为混合感染，可能是衣原体或淋病奈瑟菌感染造成输卵管损伤后，容易继发需氧菌及厌氧菌感染。

2. 感染途径

（1）沿生殖道黏膜上行蔓延：病原体侵入外阴、阴道后，或阴道内的菌群；子宫黏膜、子宫内膜、输卵管黏膜，蔓延至卵巢及腹腔，是非妊娠期、非产褥期盆腔炎性疾病的主要感染途径。淋病奈瑟菌、沙眼衣原体及葡萄球菌等，常沿此途径扩散。

（2）经淋巴系统蔓延：病原体经外阴、阴道、宫颈及宫体创伤处的淋巴管侵入盆腔结缔组织及内生殖器其他部分，是产褥感染、流产后感染及放置 IUD 后感染的主要感染途径。链球菌、大肠埃希氏菌、厌氧菌多沿此途径蔓延。

（3）经血循环传播：病原体先侵入人体的其他系统，再经血循环感染生殖器，为结核分枝杆菌感染的主要途径。

（4）直接蔓延：腹腔其他脏器感染后，直接感染内生殖器，如阑尾炎可引起右侧输卵管炎。

3. 高危因素

了解高危因素利于盆腔炎性疾病的正确诊断及预防。

（1）年龄：盆腔炎性疾病的高发年龄为 15 ~ 25 岁。年轻女性容易发生盆腔炎性疾病可能与频繁性活动、宫颈柱状上皮生理性向外移位、宫颈黏液机械防御功能较差有关。

（2）性活动：盆腔炎性疾病多发生在性活跃期女性，尤其是初次性交年龄小、有多个性伴侣、性交过频以及性伴侣有性传播疾病者。

（3）下生殖道感染：下生殖道感染如淋菌性宫颈炎、衣原体性宫颈炎，以及肠细菌性阴道病与盆腔炎性疾病的发生密切相关。

（4）宫腔内手术操作后感染：如刮宫术、输卵管通液术、子宫输卵管造影术、宫腔镜检查等，由于手术所致生殖道黏膜损伤、出血、坏死，导致下生殖道内源性菌群的病原体上行感染。

（5）性卫生不良：经期性交、使用不洁月经垫等均可使病原体侵入而引起炎症。此外，不注意性卫生保健者、阴道冲洗者，盆腔炎性疾病的发生率高。

（6）邻近器官炎症直接蔓延：如阑尾炎、腹膜炎等蔓延至盆腔，病原体以大肠埃希菌为主。

（7）盆腔炎性疾病再次急性发作：盆腔炎性疾病所致的盆腔广泛粘连、输卵管损伤，输卵管防御能力下降，容易造成再次感染，导致急性发作。

（二）临床特征

1. 症状

可因炎症轻重及范围大小而有不同的临床表现。轻者无症状或症状轻微。常见症状为下腹痛、发热、阴道分泌物增多。腹痛为持续性，活动或性交后加重。若病情严重可有寒战、高热、头痛、食欲缺乏。月经期发病可出现经量增多、经期延长。若有腹膜炎，出现消化系统症状，如恶心、呕吐、腹胀、腹泻等。若有脓肿形成，可有下腹包块及局部压迫刺激症状；包块位于子宫前方可出现膀胱刺激症状，如排尿困难、尿频，若引起膀胱肌炎还可有尿痛等；包块位于子宫后方可有直肠刺激症状，若在腹膜外可致腹泻、里急后重感和排便困难。若有输卵管炎的症状及体征并同时有右上腹疼痛者，应怀疑有肝周围炎。

2. 体征

患者体征差异较大，轻者无明显异常表现，或妇科检查仅发现宫颈举痛或宫体压痛或附件区压痛。严重病例呈急性病容，体温升高，心率加快，下腹部有压痛、反跳痛及肌紧张，叩诊鼓音明显，肠鸣音减弱或消失。阴道可见脓性臭味分泌物，宫颈充血、水肿，将宫颈表面分泌物拭净，若见脓性分泌物从宫颈口流出，说明宫颈管黏膜或宫腔有急性炎症。穹窿触痛明显（须注意是否饱满），宫颈举痛，宫体稍大，有压痛，活动受限，子宫两侧压痛明显。若为单纯输卵管炎，可触及增粗的输卵管，压痛明显；若为输卵管积脓或输卵管卵巢脓肿，可触及包块且压痛明显，不活动；宫旁结缔组织炎时，可扪及宫旁一侧或两侧片状增厚，或两侧子宫韧带高度水肿、增粗，压痛明显；若有盆腔脓肿形成且位置较低时，可扪及后穹窿或侧穹窿有肿块且有波动感，三合诊常能协助进一步了解盆腔情况。

3. 盆腔炎性疾病后遗症

若盆腔炎性疾病未得到及时正确的治疗，可能会发生一系列后遗症，即盆腔炎性疾病后遗症，主要病理改变为组织破坏、广泛粘连、增生及瘢痕形成导致。

（1）输卵管阻塞、输卵管增粗。

（2）输卵管卵巢粘连形成输卵管卵巢肿块。

（3）若输卵管伞端闭锁、浆液性渗出物聚积，形成输卵管积水或输卵管积脓或输卵管卵巢脓肿的脓液吸收，被浆液性渗出物代替形成输卵管积水或输卵管卵巢囊肿。

（4）盆腔结缔组织表现为子宫主韧带及骶子宫韧带增生、变厚，若病变广泛，可使子宫固定。

二、防治

（一）治疗

主要为抗生素药物治疗，必要时手术治疗。抗生素治疗可清除病原体，改善症状及体征，减少后遗症。经恰当的抗生素积极治疗，绝大多数盆腔炎性疾病能彻底治愈。抗生素的治疗原则：经验性、广谱、及时及个体化。根据药敏试验选用抗生素较合理，但通常须在获得实验结果前即给予抗生素治疗。因此，初始治疗往往根据经验选择抗生素。由于盆腔炎性疾病的病原体多为淋病奈瑟菌、衣原体以及需氧菌、厌氧菌的混合感染，需氧菌及厌氧菌又有革兰阴性及革兰阳性之分，故抗生素的选择应涵盖以上病原体，选择广谱抗生素及联合用药。在盆腔炎性疾病诊断 48 h 内及时用药将明显降低后遗症的发生。具体选用的方案根据医院的条件、患者的接受程度、药物价格以及药物有效性等综合考虑。

1. 门诊治疗

若患者一般状况好，症状轻，能耐受口服抗生素，并有随访条件，可在门诊给予口服或肌内注射抗生素治疗。常用方案：①氧氟沙星 400 mg 口服，每日 2 次；或左氟沙星 500 mg 口服，每日 1 次，同时加服甲硝唑 400 mg，每日 2 ~ 3 次，连用 14 天。②头孢曲松钠 250 mg 单次肌内注射，或头孢西丁钠 2 g 单次肌内注射，同时口服丙磺舒 1 g，然后改为多西环素 100 mg，每日 2 次，连用 14 天，可同时口服甲硝唑 400 mg，每日 2 次，连用 14 天；或选用其他第 3 代头孢菌素与多西环素、甲硝唑合用。

2. 住院治疗

若患者一般情况差，病情严重，伴有发热、恶心、呕吐，或有盆腔腹膜炎，或输卵管卵巢脓肿，或门诊治疗无效；或不能耐受口服抗生素，或诊断不清，均应住院给予抗生素药物治疗为主的综合治疗。

（1）支持疗法：卧床休息，半卧有利于脓液积聚于直肠子宫陷凹而使炎症局限。给予高热量、高蛋白、高维生素流食或半流食，补充液体，注意纠正电解质紊乱及酸碱失衡。高热时采用物理降温。尽量避免不必要的妇科检查，以免引起炎症扩散，有腹胀应行胃肠减压。

（2）抗生素药物治疗：给药途径以静脉滴注收效快，常用的配伍方案如下。①头孢菌素：第 2 代头孢菌素或相当于第 2 代头孢菌素的药物及第 3 代头孢菌素或相当于第 3 代头孢菌素的药物。如头孢西丁钠 2 g，静脉注射，每 6 小时 1 次；或头孢替坦二钠 2 g，静脉注射，每 12 小时 1 次；加多西环素 100 mg，每 12 小时 1 次，静脉注射或口服。临床症状改善至少 24 h 后转为口服药物治疗，多西环素 100 mg，每 12 小时 1 次，连用 14 天。对不能耐受多西环素者，可用阿奇霉素替代，每次 500 mg，每日 1 次，连用 3 天。对输卵管卵巢脓肿的患者，可加用克林霉素或甲硝唑，从而更有效地对抗厌氧菌。②克林霉素与氨基糖苷类药物联合方案：克林霉素 900 mg，每 8 小时 1 次，静脉滴注；庆大霉素先给予负荷量（2 mg/kg），然后给予维持量（1.5 mg/kg），每 8 小时 1 次，静脉滴注。临床症状、体征改善后继续静脉应用 24 ~ 48 h，克林霉素改为口服，每次 450 mg，每日 4 次，连用 14 天或多西环素 100 mg，口服，每 12 小时 1 次，连服 14 天。③喹诺酮类药物与甲硝唑联合方案：氧氟沙星 400 mg 静脉滴注，每 12 小时 1 次；或左氧氟沙星 500 mg 静脉滴注，每日 1 次。甲硝唑 500 mg 静脉滴注，每 8 小时 1 次。④青霉素类与四环素类药物联合方案：氨苄西林 / 舒巴坦 3 g，静脉滴注，每 6 小时 1 次，加多西环素 100 mg，每日 2 次，连服 14 天。

3. 手术治疗

手术主要用于治疗抗生素控制不满意的 TOA 或盆腔脓肿，手术指征如下：

（1）药物治疗无效，TOA 或盆腔脓肿经药物治疗 48 ~ 72 h，体温持续不降，患者中毒症状加重或包块增大者，应及时手术，以免发生脓肿破裂。

（2）脓肿持续存在，经药物治疗病情有好转，继续控制炎症数日（2 ~ 3 周），包块仍未消失但已局限化，应手术切除，以免日后再次急性发作。

（3）脓肿破裂，突然腹痛加剧，寒战、高热、恶心、呕吐、腹胀，检查腹部拒按或有中毒性休克表现，应怀疑脓肿破裂。若脓肿破裂未及时诊治，死亡率高。因此，一旦怀疑脓肿破裂，须立即在抗生素治疗的同时行剖腹探查。手术可根据情况选择经腹手术或腹腔镜手术。手术范围应根据病变范围，患者年龄、一般状态等全面考虑。原则以切除病灶为主。年轻女性应尽量保留卵巢功能，以采用保守性手术为主；年龄大、双侧附件受累或附件脓肿屡次发作者，行全子宫及双附件切除术；对极度衰弱危重患者的手术范围须按具体情况决定。若盆腔脓肿位置低，凸向阴道穹窿时，可经阴道切开排脓，同时注入抗生素。国外近几年报道对抗生素治疗 72 h 无效的输卵管卵巢脓肿，可在超声引导下采用经皮引流技术，获得较好的治疗效果。

4. 中药治疗

主要为活血化瘀、清热解毒药物，如银翘解毒汤、安宫牛黄丸或紫血丹等。

5. 随访

对于抗生素治疗的患者，应在 72 h 内随诊，明确有无临床情况的改善。患者在治疗后的 72 h 内临床症状应改善，如体温下降，腹部压痛，反跳痛减轻，宫颈举痛、子宫压痛、附件区压痛减轻等。若此期间症状无改善，须进一步检查，重新进行评价，必要时行腹腔镜或手术探查。对沙眼衣原体以及淋病奈瑟菌感染者，可在治疗后 4 ~ 6 周复查病原体。

（二）预防

1. 注意性生活卫生，减少性传播疾病，对沙眼衣原体感染高危女性筛查和治疗可减少盆腔炎性疾病发生率，虽然细菌性阴道病与盆腔炎性疾病相关，但检测和治疗细菌性阴道病能否降低盆腔炎性疾病发生率至今尚不清楚。

2. 及时治疗下生殖道感染。

3. 加强公共卫生教育，提高公众对生殖道感染的认识及预防感染的重要性。

4. 严格掌握妇科手术指征，做好术前准备，术时注意无菌操作，预防感染。

5. 及时治疗盆腔炎性疾病，防止后遗症发生。

第六节 生殖器结核

一、概述

（一）病因

本病是由结核分枝杆菌引起的女性生殖器炎症，称为生殖器结核，又称结核性盆腔炎。

多见于 20 ～ 40 岁女性，也可见于绝经后的老年女性。近年因耐多药结核、艾滋病的增加以及对结核病控制的松懈，生殖器结核发病率有升高趋势。生殖器结核是全身结核的表现之一，常继发于身体其他部位结核如肺结核、肠结核、腹膜结核等，约 10% 肺结核患者伴有生殖器结核。生殖器结核潜伏期很长，为 1 ～ 10 年，多数患者在日后发现生殖器结核时，其原发病灶多已痊愈。生殖器结核常见的传染途径如下：

1. 血行传播

血行传播为最主要的传播途径。青春期时正值生殖器发育，血供丰富，结核分枝杆菌易借血行传播。结核分枝杆菌感染肺部后，大约一年内可感染内生殖器，由于输卵管黏膜有利于结核分枝杆菌的潜伏感染，结核分枝杆菌首先侵犯输卵管，然后依次扩散到子宫内膜、卵巢，侵犯宫颈、阴道、外阴者较少。

2. 直接蔓延

腹膜结核、肠结核可直接蔓延到内生殖器。

3. 淋巴传播

其较少见。消化道结核可通过淋巴管传播感染内生殖器。

4. 性交传播

其极罕见。男性患泌尿系结核，通过性交传播，上行感染。

（二）临床特征

依病情轻重、病程长短而异。有的患者无任何症状，有的患者则症状较重。

1. 不孕

多数生殖器结核因不孕而就诊。在原发性不孕患者中，生殖器结核为常见原因之一。由于输卵管黏膜破坏与粘连，常使管腔阻塞；或因输卵管周围粘连，有时管腔尚保持部分通畅，但黏膜纤毛被破坏，输卵管僵硬、蠕动受限，丧失运输功能；子宫内膜结核妨碍受精卵的着床与发育，也可致不孕。

2. 月经失调

早期因子宫内膜充血及溃疡，可有经量过多，晚期因子宫内膜遭不同程度破坏而表现为月经稀少或闭经。多数患者就诊时已为晚期。

3. 下腹坠痛

由于盆腔炎性疾病和粘连，可有不同程度的下腹坠痛，经期加重。

4. 全身症状

若为活动期，可有结核病的一般症状，如发热、盗汗、乏力、食欲缺乏、体重减轻等。轻者全身症状不明显，有时仅有经期发热，但症状重者可有高热等全身中毒症状。

5. 全身及妇科检查

由于病变程度与范围不同而有较大差异，较多患者因不孕行诊断性刮宫、子宫输卵管碘油造影及腹腔镜检查才发现患有盆腔结核，而无明显体征和其他自觉症状。严重盆腔结核常合并腹膜结核，检查腹部时有柔韧感或腹水征，形成包裹性积液时，可触及囊性肿块，边界不清，不活动，表面因有肠管粘连，叩诊空响。子宫一般发育较差，往往因周围有粘连使活动受限。若附件受累，在子宫两侧可触及条索状的输卵管或输卵管与卵巢等粘连形成的大小不等及形状不规则的肿块，质硬、表面不平、呈结节状凸起，或可触及钙化结节。

二、防治

（一）治疗

采用抗结核药物治疗为主，休息营养为辅的治疗原则。

1. 抗结核药物治疗

抗结核药物治疗对 90% 女性生殖器结核有效。药物治疗应遵循早期、联合、规律、适量、全程的原则。既往多采用 1.5 ~ 2 年的长疗程治疗，近年采用异烟肼、利福平、乙胺丁醇、链霉素及吡嗪酰胺等抗结核药物联合治疗，将疗程缩短为 6 ~ 9 个月，取得良好疗效。

常用的抗结核药物有：①异烟肼（INH，H）300 mg，每日顿服，或每周 2 ~ 3 次，每次 600 ~ 800 mg。②利福平（R）每日 450 ~ 600 mg（体重小于 50 kg，用 450 mg），早饭前顿服，便于吸收，间歇疗法为每周 2 ~ 3 次，每次 600 ~ 900 mg。③链霉素每日肌内注射 0.75 g（50 岁以上或肾功能减退者可用 0.5 ~ 0.75 g）。④乙胺丁醇（E）每日口服 0.75 ~ 1 g，也可开始时每日 25 mg/kg，8 周后改为 15 mg/kg。间歇疗法为每周 2 ~ 3 次，每次 1.5 ~ 2 g。⑤吡嗪酰胺每日 1.5 ~ 2 g，分 3 次口服。目前推行 2 个阶段疗程药物治疗方案，前 2 ~ 3 个月为强化期，后 4 ~ 6 个月为巩固期或继续期。

常用的治疗方案：①强化期 2 个月，每日链霉素、异烟肼、利福平、吡嗪酰胺，巩固期每周 3 次间歇应用异烟肼、利福平（2SHRZE/4H3R3）。②强化期每日链霉素、异烟肼、利福平、吡嗪酰胺 4 种药联合应用 2 个月，巩固期每日用异烟肼、利福平、乙胺丁醇连续 6 个月（2SHRZ/6HRE）或巩固期每周 3 次应用异烟肼、利福平、乙胺丁醇连续 6 个月（2SHRZ/6H3R3Z3）。第 1 个方案可用于初次治疗的患者，第 2 个方案多用于治疗失败或复发的患者。若对以上方案中的链霉素耐药，可用乙胺丁醇代替。其他可选用的方案有 2HRZ/7H3R3 或 3SHRZ/6H2R2，多用于病情较轻的患者。以上各种方案，可根据病情，酌情选用。

2. 支持疗法

急性患者至少应休息 3 个月，慢性患者可以从事部分工作和学习，但要注意劳逸结合，加强营养，适当参加体育锻炼，增强体质。

3. 手术治疗

出现以下情况应考虑手术治疗。

（1）盆腔包块经药物治疗后缩小，但不能完全消退。

（2）治疗无效或治疗后又反复发作者。

（3）盆腔结核形成较大的包块或较大的包裹性积液者。

（4）子宫内膜结核严重，内膜破坏广泛，药物治疗无效者。

为避免手术时感染扩散，提高手术后治疗效果，手术前后须应用抗结核药物治疗。手术范围根据年龄及病变范围而定，以全子宫及双侧附件切除术为宜。对年轻女性应尽量保留卵巢功能；对病变局限于输卵管，而又迫切希望生育者，可行双侧输卵管切除术，保留卵巢及子宫。由于生殖器结核所致的粘连常较广泛而紧密，术前应口服肠道消毒药物并做清洁灌肠，术时应注意解剖关系，避免损伤。虽然生殖器结核经药物治疗取得良好疗效，但治疗后的妊娠成功率极低，对部分希望怀孕者，可行辅助生育技术助孕。

（二）预防

1. 控制传染源

结核病的传染源是患结核病的患者和病牛，尤其是痰中排菌的患者，故应对这些患者积极进行治疗及适当的隔离，同时淘汰病牛，以防发生牛型菌病的流行。

2. 切断传播途径

经常保持室内通风换气，保持健康的身体、增强免疫力，禁止随地吐痰，提倡分餐制，等等，对患者吐出的痰液要正确处理和消毒，如烧毁、深埋等，以减少感染和发病的机会。

3. 保护易感人群

增强抵抗力，降低对结核的易感性，提高生活水平，加强身体锻炼，做好卡介苗（卡介苗是一种用来预防儿童结核病的预防接种疫苗）接种，积极防治肺结核、淋巴结结核和肠结核等。

第三章 妇科肿瘤

第一节 外阴肿瘤

外阴肿瘤包括良性肿瘤与恶性肿瘤。前者少见，后者多见于 60 岁以上的妇女。

一、外阴良性肿瘤

外阴良性肿瘤较少见，主要有来源于上皮性的外阴乳头瘤、汗腺腺瘤及来源于中胚叶的纤维瘤、脂肪瘤、平滑肌瘤和神经纤维瘤，而淋巴管瘤、血管瘤等罕见。

（一）乳头瘤

乳头瘤常见于围绝经期和绝经后妇女，多发生于大阴唇，呈乳头状突出皮肤表面。须与疣状乳头状瘤、外阴湿疣、外阴癌等鉴别。因 2% ~ 3% 有恶变倾向，应行局部肿瘤切除，术时行冷冻病理检查，若有恶变应及时扩大手术范围。

（二）纤维瘤

纤维瘤由成纤维细胞增生而成，多位于大阴唇，初起为皮下硬结，继而可增大，形成有蒂实质肿块，大小不一，表面可有溃疡和坏死。切面为致密、灰白色纤维结构。肿瘤恶变少见。治疗原则为沿肿瘤根部切除。

（三）汗腺腺瘤

汗腺腺瘤是一种表皮内的汗腺肿瘤，少见，常见于青春期，与激素有关，可伴有下眼睑及颧骨部位病灶。呈多发的小淡黄色丘疹样隆起，确诊须活检。治疗小的病灶可行激光治疗，大的病灶可行手术切除。

（四）脂肪瘤

脂肪瘤来自大阴唇或阴阜脂肪组织，生长缓慢，质软。位于皮下组织内，呈分叶状，大小不等，也可形成带蒂肿物。镜下见成熟的脂肪细胞间有纤维组织混杂。小脂肪瘤无须处理；肿瘤较大，引起行走不适和性生活困难，须手术切除。

（五）平滑肌瘤

平滑肌瘤来源于外阴平滑肌、毛囊立毛肌或血管平滑肌，多见于育龄妇女，常位于大阴唇、阴蒂及小阴唇。质硬，表面光滑，突出于皮肤表面。治疗原则为肌瘤切除术。

二、外阴恶性肿瘤

外阴恶性肿瘤约占女性生殖道原发恶性肿瘤 3% ~ 5%，鳞状细胞癌最常见，其他包括恶性黑色素瘤、基底细胞癌、前庭大腺癌等。

（一）外阴鳞状细胞癌

外阴鳞状细胞癌占全部外阴恶性肿瘤的 80% ~ 90%，发病年龄呈 45 ~ 50 岁、70 ~ 75 岁双峰状，年轻女性发病率有增高趋势。

1. 发病相关因素

病因目前尚不清楚，可能与以下因素相关：①人乳头瘤病毒（HPV）感染，40% ~ 60% 的外阴癌及 90% 的外阴癌前病变与 HPV 病毒感染相关，特别是年轻女性，以 HPV16、HPV33、HPV6、HPV18、HPV31 等感染较多见，其中 HPV16 型感染超过 50%；单纯疱疹病毒 II 型和巨细胞病毒感染等与外阴癌的发生可能有关。②慢性外阴非上皮内瘤病变发展为外阴癌的危险为 5% ~ 10%，二者间存在一定相关性。③淋巴肉芽肿、尖锐湿疣、淋病、梅毒等性传播疾病及性卫生不良亦可能与发病相关。

2. 病理

癌灶可为浅表溃疡或硬结节，可伴感染、坏死、出血，周围皮肤可增厚及色素改变。镜下见多数外阴鳞癌分化好，有角化珠和细胞间桥。前庭和阴蒂的病灶倾向于分化差或未分化，常有淋巴管和神经周围的侵犯，必要时可做电镜或免疫组化染色确定组织学来源。

3. 临床表现

（1）症状：最常见的症状是外阴瘙痒、局部肿块或溃疡，合并感染或较晚期癌可出现疼痛、渗液和出血。

（2）体征：癌灶以大阴唇最多见，其次为小阴唇、阴蒂、会阴、尿道口、肛门周围等。早期呈局部丘疹、结节或小溃疡；晚期见不规则肿块，伴破溃或呈乳头样肿物。若癌灶已转移至腹股沟淋巴结，可扪及增大、质硬、固定的淋巴结。

4. 转移途径

转移途径以直接浸润、淋巴转移较常见，晚期可经血行播散。

（1）直接浸润：癌灶逐渐增大，沿皮肤及邻近黏膜浸润至尿道、阴道、肛门，晚期可累及膀胱、直肠等。

（2）淋巴转移：外阴淋巴管丰富，两侧交通形成淋巴网，癌细胞通常沿淋巴管扩散，汇入腹股沟浅淋巴结，再至腹股沟深淋巴结，进入髂外、闭孔和髂内淋巴结，最终转移至腹主动脉旁淋巴结和左锁骨下淋巴结。一般肿瘤向同侧淋巴结转移，但阴蒂处癌灶常向两侧转移并可绕过腹股沟浅淋巴结直接至腹股沟深淋巴结，外阴后部及阴道下段癌可避开腹股沟浅层淋巴结而直接转移至盆腔淋巴结，若癌灶累及尿道、阴道、直肠、膀胱可直接转移至盆腔淋巴结。

（3）血行播散：晚期经血行播散至肺、骨等。

5. 诊断

（1）病史及症状：有外阴慢性单纯性苔藓、外阴硬化性苔藓等病史。最常见的症状是外阴瘙痒、局部肿块或溃疡，可伴有疼痛、出血，少部分患者无任何症状。晚期邻近部位器官受累可出现相应症状。

（2）妇科检查：早期可为外阴结节或小溃疡，晚期可累及全外阴伴溃破、出血、感染。应注意病灶部位、大小、质地、活动度、色素改变，与邻近器官关系（尿道、阴道、肛门直肠有无受累）及双侧腹股沟区是否有肿大的淋巴结，并应仔细检查阴道、宫颈以排除有无肿瘤。

（3）辅助检查及诊断

细胞学检查：可做细胞学涂片或印片，其阳性率仅 50% 左右。

病理组织学检查：是确诊外阴癌的唯一方法。对一切外阴赘生物和可疑病灶均须尽早做活体组织病理检查，对有合并坏死的病灶取材应有足够的深度，建议包含部分邻近的正常皮肤及皮下组织。可在阴道镜观察下在可疑病灶部位活检，以提高阳性率。也可用荧光诊断仪放大观察等协助取材活检。

其他：超声、CT、MRI、膀胱镜检、直肠镜检有助诊断。腹股沟区 CT 或 MRI 检查有助于判断淋巴结的状态。

6. 临床分期

外阴癌的分期是手术病理分期，腹股沟淋巴结状态与预后密切相关，为准确分期手术后的病理报告应包括：肿瘤浸润深度，组织学类型，组织学分级，脉管间隙是否受累，转移淋巴结的数量、大小，是否有囊外扩散。

7. 治疗

治疗以手术治疗为主，晚期可辅以放射治疗及化学药物综合治疗，最大限度地保留外阴的生理结构，减少患者的痛苦，减少治疗后的并发症，提高生活质量。对于早期的外阴癌患者在不影响预后的前提下，尽量缩小手术范围，手术切除范围应包括癌灶周围 1cm 的外观正常的组织；对晚期患者应重视与放疗、化疗相结合的综合治疗，但与直接手术相比并不改善预后。

（1）手术治疗

Ⅰ A 期：外阴扩大局部切除术，手术切缘距离肿瘤边缘 1 cm，深度至少 1 cm，须达皮下组织。

Ⅰ B 期：外阴根治性局部切除，手术切缘应至少超过病变边缘 1 cm，深度应达尿生殖膈下筋膜，即位于阔筋膜水平面且覆盖耻骨联合的筋膜层；如果癌灶在阴蒂部位或其附近，则应切除阴蒂，行病灶同侧或双侧腹股沟淋巴结清扫术。

Ⅱ期：外阴根治性局部切除，并切除受累的尿道、阴道、肛门皮肤及行双侧腹股沟淋巴结清扫术，必要时切除盆腔淋巴结。

Ⅲ期、Ⅳ期：外阴广泛切除 + 双侧腹股沟淋巴结切除术，必要时切除盆腔淋巴结；分别根据膀胱、尿道或直肠受累情况选做相应切除（如前盆 / 后盆或全盆腔廓清手术）。据统计，这种传统的手术方式手术死亡率近乎 10%，5 年存活率 50%，且若有固定或溃疡淋巴结，手术不可能治愈。

（2）放射治疗：鳞癌对放射治疗较敏感，但外阴皮肤对放射线耐受性极差，易发生明显放射皮肤反应（肿胀、糜烂、剧痛），难以达到放射根治剂量。外阴癌放射治疗常用于：①术前局部照射，缩小癌灶再手术；②转移淋巴结区域照射；③手术切缘阳性或接近切缘、脉管有癌栓或复发癌治疗。

（3）化学药物治疗：多用于与放疗的同步化疗及晚期癌或复发癌的综合治疗。常用药物有铂类、博来霉素、氟尿嘧啶、阿霉素等。常采用静脉注射或局部动脉灌注。

8. 预后及随访

外阴癌的预后与临床分期、有无淋巴转移等有关，其中以淋巴结转移最为密切，有淋巴结转移者 5 年生存率约 50%，而无淋巴结转移者 5 年生存率为 90%。

（二）外阴恶性黑色素瘤

外阴恶性黑色素瘤较少见，居外阴原发恶性肿瘤的第二位（2% ~ 4%），多见于

65 ~ 75 岁妇女，常见于小阴唇，其次是阴蒂周围，呈痣样、结节状生长，有色素沉着（肿瘤多为棕褐色或蓝黑色），可伴溃疡。患者常诉外阴瘙痒、出血、色素沉着范围增大。良恶性鉴别须肿物活组织病理检查。临床分期参照皮肤恶性黑色素瘤 Clark 分期、Chung 分期和 Breslow 分期系统。手术倾向于更为保守，真皮层浸润 ≤ 1mm 者手术切缘距离病变边缘至少 1 cm，不必行淋巴结切除；真皮层浸润 > 1mm 者手术切缘应距离病变边缘至少 2 ~ 3 cm，并切除腹股沟淋巴结。根治性手术后的辅助治疗应首选 α 干扰素免疫治疗。化疗一般用于晚期患者的姑息治疗，常用药物为达卡巴嗪、替莫唑胺、沙利度胺。预后与病变厚度、浸润深度及淋巴结转移相关，预后差。

（三）外阴基底细胞癌

外阴基底细胞癌罕见，发病平均年龄为 70 岁。常见于大阴唇，其次是小阴唇、阴蒂和阴唇系带，可有局部瘙痒或无症状，病灶可呈湿疹或癣样病变伴有色素沉着，亦可呈结节状肿物。因症状不典型，诊断常延误，须与慢性毛囊炎破裂、黑色素细胞病变、皮肤附属器肿物相鉴别。确诊须做活组织病理检查，要求标本足够大以除外腺样囊腺癌避免不必要的根治性手术。确诊患者应检查全身皮肤有无基底细胞癌。外阴基底细胞癌是一种局限于真皮层内、生长缓慢的肿瘤，可行病灶广泛局部切除，手术切缘应距离病变边缘至少 1cm，不须行腹股沟淋巴结清扫术，外阴基底细胞癌 5 年生存率为 80% ~ 95%，然而由于切除范围不够，可有 20% 的局部复发，可再次手术。

第二节 阴道肿瘤

阴道肿瘤少见，分良恶性。良性肿瘤较小时多无症状，而恶性肿瘤可出现阴道流血或分泌物异常。

一、阴道良性肿瘤

阴道良性肿瘤相对少见，包括阴道平滑肌瘤、纤维瘤、乳头状瘤、神经纤维瘤、血管瘤和阴道腺病等，其中以阴道平滑肌瘤较为多见。肿瘤可发生于阴道的任何部位，肿瘤较小时临床可无症状，随着肿瘤逐渐长大，出现阴道分泌物增多，下坠或异物感，发现阴道肿物，性交困难，甚至伴膀胱、直肠压迫症状，当肿瘤有溃疡、坏死时，可出现阴道异常分泌物、阴道出血。妇科检查可发现阴道壁有边界清楚的肿块，并向阴道内突出。须与阴道恶性肿瘤和膀胱、直肠膨出鉴别。治疗采用手术切除。术后组织病理学检查是确诊的依据。

二、阴道恶性肿瘤

原发性阴道恶性肿瘤少见，占女性生殖器官恶性肿瘤的 2% 左右。85% ~ 95% 为鳞癌，其次为腺癌（10%），阴道黑色素瘤及肉瘤等更为少见。

（一）发病相关因素

发病确切原因不明，可能与下列因素有关：HPV 病毒感染，长期刺激和损伤，免疫抑制治疗，吸烟，宫颈放射治疗史等。鳞癌和黑色素瘤多见于老年妇女；腺癌好发于青春期，与其母亲在妊娠期间服用雌激素有关；而内胚窦瘤和葡萄状肉瘤则好发于婴幼儿。

（二）转移途径

转移途径以直接浸润和淋巴转移为主，晚期可血行播散至骨、肺等。阴道壁淋巴丰富，相互交融形成淋巴网，并于阴道两侧会合形成淋巴干。阴道上段淋巴回流至盆腔淋巴结，下段至腹股沟淋巴结，而中段双向回流。

（三）临床表现

早期可无明显症状或仅有阴道分泌物增多或接触性阴道出血。晚期肿瘤侵犯膀胱或直肠时可出现尿频、排便困难等。妇科检查：早期可呈阴道黏膜糜烂充血、白斑或息肉状、菜花状或溃疡；晚期可累及阴道旁，甚至膀胱阴道瘘、尿道阴道瘘或直肠阴道瘘，以及腹股沟、锁骨上淋巴结肿大。

（四）诊断和鉴别诊断

根据病史、体征及阴道壁肿物活组织病理检查可确诊。若没有明显病变，可在阴道镜下行可疑病变部位活检。多数阴道恶性肿瘤是从宫颈癌、外阴癌、子宫内膜癌和绒癌等其他部位转移来的，在诊断时应仔细鉴别。

（五）治疗

解剖上的原因，阴道与膀胱、尿道、直肠间隙仅 5mm 左右，使手术及放疗均有一定困难，治疗强调个体化，根据患者的年龄、病变的分期和阴道受累部位确定治疗方案。总的原则，阴道上段癌可参照宫颈癌的治疗，阴道下段癌可参照外阴癌的治疗。

1. 手术治疗

对于 I 期患者行部分或全阴道切除及盆腔和（或）腹股沟淋巴结清扫术；对 IVA 期

及放疗后中央型复发患者，尤其是出现直肠阴道瘘或膀胱阴道瘘者，可行前盆、后盆或全盆脏器去除术，以及盆腔和（或）腹股沟淋巴结清扫术。

2. 放射治疗

放射治疗适用于Ⅰ～Ⅳ期所有的病例，是大多数阴道癌患者首选的治疗方法。可以先行盆腔外照射，然后行腔内或组织内插植放疗。如果累及阴道下 1/3 段，应将腹股沟淋巴结也包括在照射范围内或实施腹股沟淋巴结清扫术。

3. 化疗

化疗用于与放疗的同步治疗。辅助化疗的作用有待评价。

第三节 子宫肌瘤

子宫肌瘤是女性生殖器最常见的良性肿瘤，由平滑肌及结缔组织组成。常见于30～50岁妇女。据尸检统计，30岁以上妇女约20%有子宫肌瘤。因肌瘤多无或很少有症状，临床报道发病率远低于肌瘤真实发病率。

一、发病相关因素

本病确切病因尚未明了。因肌瘤好发于生育年龄，青春期前少见，绝经后萎缩或消退，提示其发生可能与雌、孕激素相关。目前认为，肌瘤的形成可能是因单平滑肌细胞的突变，如染色体 12 号和 14 号易位、7 号染色体部分缺失等，从而导致肌瘤中促生长的细胞因子增多，如 TCF-β、EGF、IGF-1、IGF-2 等；雌激素受体（ER）和孕激素受体（PR）高表达。此外，本病的发病与种族及遗传可能相关。

二、分类

（一）按肌瘤生长部位分类

按肌瘤生长部位分为子宫体肌瘤（90%）和子宫颈肌瘤（10%）。

（二）按肌瘤与子宫肌壁的关系分类

1. 肌壁间肌瘤：占 60%～70%，肌瘤位于子宫肌壁间，周围均被肌层包围。

2. 浆膜下肌瘤：约占 20%，肌瘤向子宫浆膜面生长，并突出于子宫表面，肌瘤表面仅由子宫浆膜覆盖。若瘤体继续向浆膜面生长，仅有一蒂与子宫相连，称为带蒂浆膜下肌瘤，营养由蒂部血管供应。若血供不足肌瘤可变性坏死。若蒂扭转断裂，肌瘤脱落形成游离性肌瘤。若肌瘤位于宫体侧壁向宫旁生长突出于阔韧带两叶之间，称阔韧带肌瘤。

3. 黏膜下肌瘤：占 10% ~ 15%。肌瘤向宫腔方向生长，突出于宫腔，仅为黏膜层覆盖。黏膜下肌瘤易形成蒂，在宫腔内生长犹如异物，常引起子宫收缩，肌瘤可被挤出宫颈外口而突入阴道。

三、病理

（一）巨检

肌瘤为实质性球形肿块，表面光滑，质地较子宫肌层硬，压迫周围肌壁纤维形成假包膜，肌瘤与假包膜间有一层疏松网状间隙，故易剥出。肌瘤切面呈灰白色，可见旋涡状或编织状结构。肌瘤颜色和硬度与纤维组织多少有关。

（二）镜检

肌瘤主要由梭形平滑肌细胞和纤维结缔组织构成。肌细胞大小均匀，排列成旋涡状或棚状，核为杆状。极少数情况下尚有一些特殊的组织学类型，如富细胞性、奇异型、上皮样平滑肌瘤及静脉内和播散性腹膜平滑肌瘤等，这些特殊类型平滑肌瘤的性质及恶性潜能与细胞有丝分裂象多少或组织的坏死类型密切相关。

四、肌瘤变性

肌瘤变性是肌瘤失去了原有的典型结构。常见的变性有以下几种：

（一）玻璃样变

玻璃样变又称透明变性，最常见。肌瘤剖面旋涡状结构消失为均匀透明样物质取代。镜下见病变区肌细胞消失，为均匀透明无结构区。

（二）囊性变

子宫肌瘤玻璃样变继续发展，肌细胞坏死液化即可发生囊性变，此时子宫肌瘤变软，肌瘤内出现大小不等的囊腔，腔内含清亮无色液体，也可凝固成胶冻状。镜下见囊腔为玻璃样变的肌瘤组织构成，内壁无上皮覆盖。

（三）红色样变

红色样变多见于妊娠期或产褥期，为肌瘤的一种特殊类型坏死，发生机制不清，可能与肌瘤内小血管退行性病变引起血栓及溶血，血红蛋白渗入肌瘤内有关。患者可有剧烈腹痛伴恶心呕吐、发热，白细胞计数升高，检查发现肌瘤迅速增大、压痛。肌瘤剖面为暗红色，如半熟的牛肉，有腥臭味，质软，旋涡状结构消失。镜检见组织高度水肿，假包膜内大静脉及瘤体内小静脉血栓形成，广泛出血伴溶血，肌细胞减少，细胞核常溶解消失，并有较多脂肪小球沉积。

（四）肉瘤样变

肉瘤样变少见，仅为 0.4% ~ 0.8%，常见于绝经后伴疼痛和出血的患者，瘤组织变软且脆，切面灰黄色，似生鱼肉状，与周围组织界限不清。镜下见平滑肌细胞增生，排列紊乱，旋涡状结构消失，细胞有异型性。

（五）钙化

钙化多见于蒂部细小，血供不足的浆膜下肌瘤以及绝经后妇女。

五、临床表现

（一）症状

本病多无明显症状，仅在体检时偶然发现。症状与肌瘤部位、有无变性相关，而与肌瘤大小、数目关系不大。常见症状有以下几种：

1. 经量增多及经期延长：多见于大的肌壁间肌瘤及黏膜下肌瘤，肌瘤使宫腔增大子宫内膜面积增加，并影响子宫收缩可有经量增多、经期延长等症状。黏膜下肌瘤伴坏死感染时，可有不规则阴道流血或血样脓性排液。长期经量增多可继发贫血。

2. 下腹肿块：肌瘤初起时腹部摸不到肿块，当肌瘤逐渐增大使子宫超过了三个月妊娠大小较易从腹部触及。肿块居下腹正中部位，实性、可活动、无压痛、生长缓慢。巨大的黏膜下肌瘤脱出阴道外，患者可因外阴脱出肿物来就医。

3. 白带增多：肌壁间肌瘤使宫腔面积增大，内膜腺体分泌增多，并伴有盆腔充血致使白带增多；子宫黏膜下肌瘤一旦感染可有大量脓样白带，如有溃烂、坏死、出血时可有血性或脓血性有恶臭的阴道溢液。

4. 压迫症状：子宫前壁下段肌瘤可压迫膀胱引起尿频、尿急；子宫颈肌瘤可引起排尿困难、尿潴留；子宫后壁肌瘤（峡部或后壁）可引起下腹坠胀不适、便秘等症状。阔韧带肌瘤或宫颈巨型肌瘤向侧方发展嵌入盆腔内压迫输尿管使上泌尿路受阻，形成输尿管扩张甚至发生肾盂积水。

5. 其他：常见下腹坠胀、腰酸背痛，经期加重。黏膜下和引起宫腔变形的肌壁间肌瘤可引起不孕或流产。

（二）体征

体征与肌瘤大小、位置、数目及有无变性相关。大肌瘤可在下腹部扪及实质性不规则肿块。妇科检查子宫增大，表面不规则单个或多个结节状凸起。浆膜下肌瘤可扪及单个实质性球状肿块与子宫有蒂相连。黏膜下肌瘤位于宫腔内者子宫均匀增大；黏膜下肌瘤脱出子宫颈外口，检查即可看到子宫颈口处有肿物，粉红色，表面光滑，宫颈四周边缘清楚，如伴感染时可有坏死、出血及脓性分泌物。

六、诊断及鉴别诊断

本病根据病史及体征诊断多无困难。超声是常用的辅助检查手段，能区分子宫肌瘤与其他盆腔肿块。MRI 可准确判断肌瘤大小、数目和位置。如有需要，还可选择子宫镜、腹腔镜、子宫输卵管造影等协助诊断。

（一）妊娠子宫

应注意肌瘤囊性变与妊娠子宫先兆流产鉴别。妊娠时有停经史，早孕反应，子宫随停经月份增大变软，借助尿或血 hCG 测定、超声可确诊。

（二）卵巢肿瘤

卵巢肿瘤多无月经改变，呈囊性位于子宫一侧。注意实质性卵巢肿瘤与带蒂浆膜下肌瘤鉴别，肌瘤囊性变与卵巢囊肿鉴别。注意肿块与子宫的关系，可借助超声协助诊断，必要时腹腔镜检查可明确诊断。

（三）子宫腺肌病

局限型子宫腺肌病类似子宫肌壁间肌瘤，质硬，亦可有经量增多等症状。但子宫腺肌病有继发性渐进性痛经史，子宫多呈均匀增大，超声检查可有助于诊断。有时两者可以并存。

（四）子宫恶性肿瘤

1. 子宫肉瘤：好发于围绝经期妇女，生长迅速。多有腹痛、腹部肿块及不规则阴道流血，超声及磁共振检查有助于鉴别。

2. 子宫内膜癌：以绝经后阴道流血为主要症状，好发于老年妇女，子宫呈均匀增大或正常，质软。应注意更年期妇女肌瘤可合并子宫内膜癌。诊刮有助于鉴别。

3. 宫颈癌：有不规则阴道流血及白带增多或异常阴道排液等症状。可借助超声检查、宫颈细胞学刮片检查、宫颈活组织检查及分段诊刮等鉴别。

（五）其他

盆腔炎性肿块、子宫畸形等可根据病史、体征及超声检查鉴别。

七、处理

处理应根据患者年龄、生育要求、症状及肌瘤的部位、大小综合考虑。

子宫肌瘤的处理可分为：随访观察、药物治疗及手术治疗。

（一）随访观察

无症状的肌瘤患者一般无须治疗，每 3 ~ 6 个月随访一次。若肌瘤明显增大或出现症状可考虑相应的处理。

（二）药物治疗

药物治疗主要用于减轻症状或术前缩小肌瘤体积。

1. 减轻症状的药物

雄激素：可对抗雌激素，使子宫内膜萎缩，作用于子宫平滑肌增强收缩减少出血，每月总量不超过 300mg。

2. 术前缩小肌瘤体积的药物治疗

（1）促性腺激素释放激素类似物（GnRH-a）：采用大剂量连续或长期非脉冲式给药可产生抑制 FSH 和 LH 分泌作用，降低雌二醇到绝经水平，可缓解症状并抑制肌瘤生长；但停药后又逐渐增大到原来大小，而且可产生绝经期综合征，骨质疏松等副作用，故其主要用于：①术前缩小肌瘤，降低手术难度，或使经阴道或腹腔镜手术成为可能；控制症状、有利于纠正贫血；②对近绝经妇女，提前过渡到自然绝经，避免手术。

（2）其他药物：米非司酮可作为术前用药或提前绝经使用，但不宜长期应用。此外，某些中药制剂也可以用于子宫肌瘤的药物治疗。

（三）手术治疗

手术治疗主要用于有严重症状的患者。手术方式包括肌瘤切除术和子宫切除术。手术途径可采用开腹，经阴道、宫腔镜或腹腔镜辅助下手术。

1. 肌瘤切除术：适用于希望保留生育功能的患者。多开腹或腹腔镜辅助下切除；黏膜下肌瘤，尤其是 O 型和 I 型者，多采用子宫镜辅助下切除。

2. 子宫切除术：不要求保留生育功能或疑有恶变者，可行子宫切除术，必要时可于术中行冷冻切片组织学检查。术前应行宫颈细胞学筛查，排除宫颈上皮内病变或宫颈癌。发生于围绝经期的子宫肌瘤要注意排除合并子宫内膜癌。

（四）其他治疗

1. 子宫动脉栓塞术：通过阻断子宫动脉及其分支，减少肌瘤的血供，从而延缓肌瘤的生长，缓解症状。但其可能引起卵巢功能减退并增加潜在的妊娠并发症的风险，故仅选择性地用于部分患者，一般不建议用于有生育要求的患者。

2. 磁共振引导聚焦超声：超声波能量产生的焦点热能可使肌瘤蛋白质变性和细胞坏死，从而缩小肌瘤，适用于无生育要求者。

八、子宫肌瘤合并妊娠

肌瘤合并妊娠占肌瘤患者的 0.5% ~ 1%，占妊娠的 0.3% ~ 0.5%，肌瘤小又无症状者常被忽略，故实际发病率高于报道。

（一）肌瘤对妊娠及分娩的影响

肌瘤对妊娠及分娩的影响与肌瘤大小及生长部位有关，黏膜下肌瘤可影响受精卵着床导致早期流产；肌壁间肌瘤过大因机械压迫，宫腔变形或内膜供血不足可引起流产，或胎儿娩出后因胎盘附着面大或子宫收缩不良导致产后出血。过大的子宫下段或宫颈肌瘤可导致产道梗阻等。

（二）妊娠合并子宫肌瘤的处理

妊娠期及产褥期易发生红色变性，表现为肌瘤迅速长大，剧烈腹痛，发热和白细胞计数升高，通常采用非手术治疗能缓解。妊娠合并子宫肌瘤多能自然分娩，但要预防产后出血。若肌瘤阻碍胎儿下降应行剖宫产术，术中是否同时切除肌瘤，须根据肌瘤大小、部位和患者情况决定。

第四节 子宫颈癌

子宫颈癌（简称宫颈癌）是最常见的妇科恶性肿瘤。我国每年新增宫颈癌病例约 13.5 万，占全球发病数量的 1/3。宫颈癌以鳞状细胞癌为主，高发年龄为 50 ~ 55 岁。近 40 年由于宫颈细胞学筛查的普遍应用，使宫颈癌和癌前病变得以早期发现和治疗，宫颈癌的发病率和死亡率已有明显下降。但是，近年来宫颈癌发病有年轻化的趋势。

一、组织发生和发展

宫颈转化区为宫颈癌好发部位。目前认为宫颈癌的发生、发展是由量变到质变，由渐变到突变的过程。在转化区形成过程中，宫颈上皮化生过度活跃，加上外来物质刺激（如人乳头瘤病毒感染、精液组蛋白及其他致癌物质），未成熟的化生鳞状上皮或增生的鳞状上皮细胞可出现间变或不典型的表现，即不同程度的不成熟或分化不良，核异常有丝分裂象增加，形成宫颈上皮内病变。随着宫颈上皮内病变的继续发展，突破上皮下基底膜，浸润间质，则形成宫颈浸润癌。一般从宫颈上皮内病变发展为浸润癌需 10 ~ 15 年，但约 25% 在 5 年内发展为浸润癌。

二、病理

（一）宫颈鳞状细胞癌

宫颈鳞状细胞癌占宫颈癌的 80% ~ 85%，以具有鳞状上皮分化（角化）、细胞间桥，而无腺体分化或黏液分泌为病理诊断要点。多数起源于鳞状上皮和柱状上皮交界处移行带区的非典型增生上皮或原位癌。老年妇女宫颈鳞癌可位于宫颈管内。

1. 巨检

镜下早期浸润癌及极早期宫颈浸润癌肉眼观察常类似宫颈糜烂，无明显异常。随病变发展，可有以下四种类型。

（1）外生型：最常见，癌灶向外生长呈乳头状或菜花样，组织脆，易出血。癌瘤体积较大，常累及阴道，较少浸润宫颈深层组织及宫旁组织。

（2）内生型：癌灶向宫颈深部组织浸润，宫颈表面光滑或仅有轻度糜烂，宫颈扩张、肥大变硬，呈桶状；常累及宫旁组织。

（3）溃疡型：上述两型癌组织继续发展合并感染坏死，脱落后形成溃疡或空洞，似火山口状。

（4）颈管型：指癌灶发生于宫颈管内，常侵入宫颈及子宫下段供血层或转移至盆腔淋巴结。

2. 显微镜检

（1）镜下早期浸润癌：指在原位癌基础上镜检发现小滴状、锯齿状癌细胞团突破基底膜，浸润间质，诊断标准见临床分期。

（2）宫颈浸润癌：指癌灶浸润间质范围已超出镜下早期浸润癌，多呈网状或团块状浸润间质。根据癌细胞分化程度可分为：Ⅰ级，高分化鳞癌（角化性大细胞型），大细胞，有明显角化珠形成，可见细胞间桥，瘤细胞异型性较轻，少或无不正常核分裂（2/HPF）；Ⅱ级，中分化鳞癌（非角化性大细胞型），大细胞，少或无角化珠，细胞间桥不明显，异型性明显，核分裂象较多（2～4/HPF）；Ⅲ级，低分化鳞癌即小细胞型，多为未分化小细胞，无角化珠及细胞间桥，细胞异型性明显，核分裂多见（＞4/HPF），常须做免疫组织化学检查（如细胞角蛋白等）及电镜检查确诊。

（二）宫颈腺癌

宫颈腺癌占宫颈癌的 15%～20%，近年来其发病率有上升趋势。

1. 巨检

大体形态与宫颈鳞癌相同。来自宫颈管内，浸润管壁，或自颈管内向宫颈外口突出生长，常可侵犯宫旁组织，病灶向宫颈管内生长时，宫颈外观可正常但因宫颈管向宫体膨大，宫颈管形如桶状。

2. 显微镜检

主要组织学类型有两种。

（1）黏液腺癌：最常见，来源于宫颈管柱状黏液细胞，镜下可见腺体结构，腺上皮细胞增生呈多层，异型性明显，可见核分裂象，腺癌细胞可呈乳突状突入腺腔。可分为高、中、低分化腺癌，随分化程度降低腺上皮细胞和腺管异型性增加，黏液分泌量减少，低分化腺癌中癌细胞呈实性巢、索或片状，少或无腺管结构。

（2）宫颈恶性腺瘤：又称微偏腺癌（MDC），属高分化宫颈内膜腺癌。腺上皮细胞无异型性，但癌性腺体多，大小不一形态多变，呈点状凸起伸入宫颈间质深层，常伴有淋巴结转移。

（三）宫颈腺鳞癌

宫颈腺鳞癌较少见，占宫颈癌的 3% ~ 5%。是由储备细胞同时向腺癌和鳞状上皮非典型增生鳞癌发展而形成。癌组织中含有腺癌和鳞癌两种成分。两种癌成分的比例及分化程度均可不同，低分化者预后极差。

（四）其他病理类型

少见病理类型如神经内分泌癌、未分化癌、混合性上皮（间叶）肿瘤、间叶肿瘤、黑色素瘤、淋巴瘤等。

三、转移途径

转移途径主要为直接蔓延及淋巴转移，血行转移少见。

（一）直接蔓延

直接蔓延最常见，癌组织局部浸润，向邻近器官及组织扩散。向下累及阴道壁，向上由宫颈管累及宫腔；癌灶向两侧扩散可累及主韧带及阴道旁组织直至骨盆壁；晚期可向前、后蔓延侵及膀胱或直肠，形成癌性膀胱阴道瘘或直肠阴道瘘。癌灶压迫或侵及输尿管时，可引起输尿管阻塞及肾积水。

（二）淋巴转移

癌灶局部浸润后累及淋巴管，形成瘤栓，并随淋巴液引流进入局部淋巴结经淋巴引流扩散。淋巴转移一级组包括宫旁、宫颈旁、闭孔、髂内、髂外、髂总、骶前淋巴结；二级组为腹股沟深浅、腹主动脉旁淋巴结。

（三）血行转移

血行转移极少见，晚期可转移至肺、肝或骨骼等。

四、临床表现

早期宫颈癌常无症状和明显体征，宫颈可光滑或与慢性宫颈炎无区别；宫颈管癌患者，宫颈外观正常亦易漏诊或误诊。病变发展后可出现以下症状和体征：

（一）症状

1.阴道流血：早期多为接触性出血，发生在性生活后或妇科检查后；后期则为不规则阴道流血。出血量多少根据病灶大小、侵及间质内血管情况而变化；晚期因侵蚀大血管可引起大出血。年轻患者也可表现为经期延长，经量增多；老年患者则常以绝经后出现不规则阴道流血就诊。一般外生型癌出血较早，量多；内生型癌则出血较晚。

2. 阴道排液：多数有阴道排液增多，可为白色或血性，稀薄如水样或米泔状，有腥臭。晚期因癌组织坏死伴感染，可有大量泔水样或脓性恶臭白带。

3. 晚期症状：根据癌灶累及范围，可出现不同的继发症状。邻近组织器官及神经受累时，可出现尿频尿急、便秘、下肢肿胀、疼痛等症状；癌肿压迫或累及输尿管时可引起输尿管梗阻，肾积水及尿毒症。晚期患者可有贫血，恶病质等全身衰竭症状。

（二）体征

宫颈上皮内病变和镜下早期浸润癌肉眼观局部均无明显病灶，宫颈光滑或为轻度糜烂随宫颈浸润癌生长发展可出现不同体征。外生型者宫颈可见息肉状、菜花状赘生物，常伴感染，质脆易出血；内生型表现为宫颈肥大，质硬，颈管膨大；晚期癌组织坏死脱落形成溃疡或空洞伴恶臭。阴道壁受累时可见阴道穹隆消失及赘生物生长；宫旁组织受累时，三合诊检查可扪及宫颈旁组织增厚、缩短、结节状、质硬或形成冷冻盆腔。

五、诊断

根据病史和临床表现，尤其有接触性阴道出血者，通过"三阶梯"诊断程序，或对宫颈肿物直接进行活体组织检查可以明确诊断。病理检查确诊为宫颈癌后，应由两名有经验的妇科肿瘤医生通过详细全身检查和妇科检查，确定临床分期。根据患者具体情况进行 X 线胸片检查，静脉肾盂造影，膀胱镜及直肠镜检查，超声检查和 CT、MRI、PET 等影像学检查评估病情。

（一）宫颈细胞学检查

宫颈细胞学检查是宫颈癌筛查的主要方法，应在宫颈转化区取材，行染色和镜检。临床宫颈细胞学诊断的报告方式主要为巴氏五级分类法和 the bethesda system（TBS）系统分类。TBS 系统是近年来提出的描述性细胞病理学诊断的报告方式，也是世界卫生组织和美国细胞病理学家积极提倡的规范细胞学诊断方式。巴氏Ⅲ级及以上或 TBS 分类中有上皮细胞异常时，均应重复刮片检查并行阴道镜下宫颈活组织检查。

（二）人乳头瘤病毒（HPV）检测

因 HPV 感染是导致宫颈癌的主要病因，目前国内外已经将检测 HPV 感染作为宫颈癌的一种筛查手段。其作为初筛手段可浓缩高危人群，比通常采用的细胞学检测更有效。具有高危因素和己烯雌酚暴露史或细胞学结果 ≥ ASC-US 的年轻妇女应进行 HPV-DNA 检测，同时建议 HPV-DNA 初筛检测应从 25 ~ 30 岁开始。对未明确诊断意义的不典型鳞状上皮细胞或腺上皮细胞（ASC-US），应用 HPV 检测亦可进行有效的分流。

（三）碘试验

正常宫颈阴道部鳞状上皮含丰富糖原，碘溶液涂染后呈棕色或深褐色，不染色区说明该处上皮缺乏糖原，可为炎性或有其他病变区。在碘不染色区取材行活检，可提高诊断率。

（四）阴道镜检查

宫颈细胞学检查巴氏 Ⅱ 级以上、TBS 分类上皮细胞异常，均应在阴道镜下观察宫颈表面病变状况，选择可疑癌变区行活组织检查，提高诊断准确率。

（五）宫颈和宫颈管活组织检查

宫颈和宫颈管活组织检查为宫颈癌及其癌前病变确诊的依据。宫颈无明显癌变可疑区时，可在移行区 3 点、6 点、9 点、12 点四处取材或行碘试验、阴道镜观察可疑病变区取材做病理检查；所取组织应包括一定间质及邻近正常组织。若宫颈有明显病灶，可直接在癌变区取材。宫颈细胞学阳性但宫颈光滑或宫颈活检阴性，应用小刮匙搔刮宫颈管，刮出物送病理检查。

（六）宫颈锥切术

宫颈细胞学检查多次阳性，而宫颈活检阴性；或活检为高级别宫颈上皮内病变须确诊者，均应做宫颈锥切送病理组织学检查。宫颈锥切可采用冷刀切除、环状电凝切除（LEEP）或冷凝电刀切除术；宫颈组织应做连续病理切片（24 ~ 36 张）检查。

六、鉴别诊断

本病应与有临床类似症状或体征的各种宫颈病变鉴别，主要依据是活组织病理检查。①宫颈良性病变：宫颈柱状上皮异位、息肉、宫颈内膜异位、宫颈腺上皮外翻和宫颈结核性溃疡等。②宫颈良性肿瘤：宫颈黏膜下肌瘤、宫颈管肌瘤、宫颈乳头瘤。③宫颈转移性肿瘤：子宫内膜癌宫颈转移应与原发性宫颈癌相鉴别，同时应注意原发性宫颈癌可与子宫内膜癌并存。

七、处理

本病应根据临床分期、年龄、全身情况结合医院医疗技术水平及设备条件综合考虑，制订治疗方案，选用适宜措施，重视首次治疗及个体化治疗。主要治疗方法为手术、放疗及化疗，应根据具体情况配合应用。

（一）手术治疗

手术治疗主要用于ⅠA～ⅡA的早期患者，其优点是年轻患者可保留卵巢及阴道功能。ⅠAⅠ期：对于无淋巴管脉管浸润（LVSI）者无生育要求可选用筋膜外全子宫切除术，对要求保留生育功能者可行宫颈锥形切除术（术后病理应注意检查切缘）；有淋巴管脉管浸润者无生育要求建议行改良广泛性子宫切除术和盆腔淋巴结清扫术及腹主动脉旁淋巴结取样术，有生育要求者则建议行锥切术或广泛性宫颈切除术及盆腔淋巴结清扫术、腹主动脉旁淋巴结清扫术。ⅠA2～ⅡA期：选用广泛性子宫切除术及盆腔淋巴结清扫术，必要时行腹主动脉旁淋巴清扫或取样，年轻患者卵巢正常者可予保留。近年来，对ⅠA1～IB1期，肿瘤直径＜2 cm的未生育年轻患者可选用广泛子宫颈切除术及盆腔淋巴结清扫术，保留患者的生育功能。

（二）放射治疗

放射治疗适用于ⅡB晚期、Ⅲ、Ⅳ期患者，或无法手术患者，包括近距离放疗及体外照射。近距离放疗采用后装治疗机，放射源为137（Cs），192Ir等；体外照射多用直线加速器、60Co等。近距离放疗用以控制局部原发病灶；腔外照射则以治疗宫颈旁及盆腔淋巴结转移灶。早期病例以局部近距离放疗为主，体外照射为辅；晚期则体外照射为主，近距离放疗为辅。

（三）手术及放疗

手术及放疗联合治疗对于局部病灶较大，可先做放疗待癌灶缩小后再手术。手术治疗后有盆腔淋巴结阳性，宫旁组织阳性或手术切缘阳性等高危因素者，可术后补充盆腔放疗＋顺铂同期化疗 ± 阴道近距离放疗；阴道切缘阳性者，阴道近距离放疗可以增加疗效。

（四）化疗

化疗主要用于：第一，宫颈癌灶＞4cm的手术前化疗，目的是使肿瘤缩小，便于手术切除；第二，与放疗同步化疗，现有的临床试验结果表明，以铂类为基础的同步放化疗较单纯放疗能明显改善ⅠB～ⅣA期患者的生存期，使宫颈癌复发危险度下降了40%～60%，死亡危险度下降了30%～50%；第三，不能耐受放疗的晚期或复发转移的患者姑息治疗。常用的一线抗癌药物有顺铂、卡铂、紫杉醇、吉西他滨、托泊替康。常用联合化疗方案有顺铂＋紫杉醇，卡铂＋紫杉醇，顺铂＋托泊替康和顺铂＋吉西他滨。用药途径可采用静脉或动脉灌注化疗。

八、预后

预后与临床期别、病理类型及治疗方法密切相关。ⅠB与ⅡA期手术与放疗效果相近。有淋巴结转移者预后差。宫颈腺癌放疗疗效不如鳞癌，早期易有淋巴转移，预后差。晚期死亡主要原因有尿毒症、出血、感染及全身恶病质。

九、随访

宫颈癌治疗后复发50%在1年内，75%～80%在2年内；盆腔局部复发占70%，远处为30%。随访内容应包括盆腔检查、阴道涂片细胞学检查（保留宫颈者行宫颈细胞学检查）和高危型HPV检查、胸片及血常规等。治疗后2年内每3月复查1次；3～5年内每6月复查1次；第6年开始每年复查1次。

十、预防

普及防癌知识，开展性卫生教育。注意及重视高危因素及高危人群，有异常症状者应及时就医。积极治疗性传播疾病；早期发现及诊治SIL患者，阻断浸润性宫颈癌发生。健全及发挥妇女防癌保健网的作用，开展宫颈癌普查普治，做到早期发现，早期诊断，早期治疗。30岁以上妇女初诊均应常规做宫颈刮片检查和HPV检测，异常者应进一步处理。HPV疫苗目前已用于HPV感染及癌前病变的预防，是目前世界上第一个用于肿瘤预防的疫苗，但其效果和安全性有待进一步评价确定。

第五节 子宫内膜癌

子宫内膜癌是发生于子宫内膜的一组上皮性恶性肿瘤，为女性生殖道三大恶性肿瘤之一，占女性全身恶性肿瘤的7%，占女性生殖道恶性肿瘤的20%～30%。

一、发病相关因素

本病病因不十分清楚。目前认为子宫内膜癌可能有两种发病机制。Ⅰ型为雌激素依赖型，其发生可能是在无孕激素拮抗的雌激素长期作用下，发生子宫内膜增生症（单纯型或复杂型，伴或不伴不典型增生），继而癌变。该类型占子宫内膜癌的大多数，均为内膜样腺癌，肿瘤分化较好，雌孕激素受体阳性率高，预后好。患者较年轻，常伴有肥胖、高血压、糖尿病、不孕或不育及绝经延迟。大约 20% 的内膜癌患者有家族史。大于 50% 的病例有 PTEN 基因突变或失活。

Ⅱ型为非雌激素依赖性型，发病与雌激素无明确关系，与基因突变有关，如抑癌基因 P53 突变，抑癌基因 P16 失活、E-cadherin 失活及 Her2/neu 基因过表达等。这类子宫内膜癌的病理形态属少见类型，如子宫内膜浆液性腺癌、透明细胞癌、黏液腺癌等，多见于老年体瘦妇女，在癌灶周围可以是萎缩的子宫内膜，肿瘤恶性度高，分化差，雌孕激素受体多呈阴性，预后不良。

二、病理

（一）巨检

1. 弥散型：子宫内膜大部分或全部为癌组织侵犯，并突向宫腔，常伴有出血，坏死，较少有肌层浸润。晚期癌灶可侵及深肌层或宫颈，若阻塞宫颈管可引起宫腔积脓。

2. 局灶型：多见于宫腔底部或宫角部，癌灶小，呈息肉或菜花状，易浸润肌层。

（二）镜检及病理类型

1. 内膜样腺癌：占 80%～90%，内膜腺体高度异常增生，上皮复层，并形成筛孔状结构。癌细胞异型明显，核分裂活跃，分化差的腺癌腺体少，腺结构消失，成实性癌块。按腺癌分化程度分为Ⅰ级（高分化 G1），Ⅱ级（中分化 G2），Ⅲ级（低分化 G3）。分级越高，恶性程度越高。

2. 黏液性腺癌：占 1%～9%。有大量黏液分泌，腺体密集，间质少，腺上皮复层。癌细胞异型明显，有间质浸润，大多为宫颈黏液细胞分化。

3. 浆液性腺癌：占 1%～9%。癌细胞异型性明显，多为不规则复层排列，呈乳头状或簇状生长，1/3 可伴砂粒体。恶性程度高，易有深肌层浸润和腹腔、淋巴及远处转移，预后极差。无明显肌层浸润时，也可能发生腹腔播散。

4. 透明细胞癌：多呈实性片状，腺管样或乳头状排列，癌细胞胞质丰富、透亮，核呈异型性，或靴钉状，恶性程度高，易早期转移。

5. 其他病理类型：包括神经内分泌癌、混合细胞腺癌、未分化癌等。

三、转移途径

多数子宫内膜癌生长缓慢，局限于内膜或宫腔内时间较长，部分特殊病理类型和低分化癌可发展很快，短期内出现转移。

（一）直接蔓延

癌灶初期沿子宫内膜蔓延生长，向上可沿子宫角延至输卵管，向下可累及宫颈管及阴道。若癌瘤向肌壁浸润，可穿透子宫肌壁，累及子宫浆肌层，广泛种植于盆腹膜，直肠子宫陷凹及大网膜。

（二）淋巴转移

淋巴转移为子宫内膜癌主要转移途径。转移途径与癌肿生长部位有关：宫底部癌灶常沿阔韧带上部淋巴管网，经骨盆漏斗韧带转移至卵巢，向上至腹主动脉旁淋巴结。子宫角或前壁上部病灶沿圆韧带淋巴管转移至腹股沟淋巴结。子宫下段或已累及子宫颈癌灶，其淋巴转移途径与宫颈癌相同，可累及宫旁、闭孔、髂内外及髂总淋巴结。子宫后壁癌灶可沿宫骶韧带转移至直肠淋巴结。约 10% 的子宫内膜癌经淋巴管逆行引流累及阴道前壁。

（三）血行转移

晚期患者经血行转移至全身各器官，常见部位为肺、肝、骨等。

四、临床表现

（一）症状

1. 阴道流血：主要表现为绝经后阴道流血，量一般不多。尚未绝经者可表现为月经增多、经期延长或月经紊乱。

2. 阴道排液：多为血性液体或浆液性分泌物，合并感染则有脓血性排液，恶臭。

3. 下腹疼痛及其他：若癌肿累及宫颈内口，可引起宫腔积脓，出现下腹胀痛及痉挛样疼痛。晚期浸润周围组织或压迫神经可引起下腹及腰骶部疼痛。晚期可出现贫血、消瘦及恶病质等相应症状。

（二）体征

早期子宫内膜癌妇科检查可无异常发现。晚期可有子宫明显增大，合并宫腔积脓时可有明显触痛，宫颈管内偶有癌组织脱出，触之易出血。癌灶浸润周围组织时，子宫固定或在宫旁触及不规则结节状物。

五、诊断

诊断除根据临床表现及体征外，病理组织学检查是确诊的依据。

（一）病史及临床表现

对于绝经后阴道流血、绝经过渡期月经紊乱均应排除内膜癌后再按良性疾病处理。对以下情况妇女要密切随诊：第一，有子宫内膜癌发病高危因素者如肥胖、不育、绝经延迟者；第二，多囊卵巢综合征、有长期应用雌激素、他莫昔芬或雌激素增高疾病史者；第三，有乳腺癌、子宫内膜癌家族史者。

（二）超声检查

经阴道超声检查可了解子宫大小、宫腔形状、宫腔内有无赘生物、子宫内膜厚度、肌层有无浸润及深度，为临床诊断及处理提供参考。

（三）诊断性刮宫

诊断性刮宫是最常用最有价值的诊断方法，其优点是能获得子宫内膜的组织标本进行病理诊断。

（四）其他辅助诊断方法

1. 子宫内膜活检：目前已有行子宫内膜活检的吸管或一次性刮匙，无须麻醉及扩张宫颈。但由于需要专用器械，国内尚未广泛开展。

2. 宫腔镜检查：可直接观察宫腔及宫颈管内有无癌灶存在，大小及部位，直视下取材活检，减少对早期子宫内膜癌的漏诊。但是否有可能促进癌细胞的扩散存在争议。

3. 其他：MRI、CT、PET-CT 等检查及血清 CA125 测定可协助判断病变范围，有子宫外癌肿播散者其血清 CA125 值可升高。

六、鉴别诊断

（一）绝经过渡期异常子宫出血

绝经过渡期异常子宫出血以月经紊乱，如经量增多、经期延长及不规则阴道流血为主要表现。妇科检查无异常发现，病理组织学检查是鉴别诊断的主要依据。

（二）老年性阴道炎

老年性阴道炎主要表现为血性白带，检查时可见阴道黏膜变薄、充血或有出血点、分泌物增加等表现，治疗后可好转，必要时可先做抗感染治疗后，再做诊断性刮宫排除子宫内膜癌。

（三）子宫黏膜下肌瘤或内膜息肉

子宫黏膜下肌瘤或内膜息肉有月经过多或经期延长症状，可行超声检查，宫腔镜及诊刮来确定诊断。

（四）子宫颈管癌、子宫肉瘤及输卵管癌

子宫颈管癌、子宫肉瘤及输卵管癌均可有阴道排液增多，或不规则流血。宫颈活检、诊刮及影像学检查可协助鉴别诊断。

七、治疗

治疗原则是以手术为主，辅以放疗、化疗和激素治疗等综合治疗。应根据患者年龄、全身情况、癌变累及范围及组织学类型选用和制订适宜的治疗方案。

（一）手术分期

开腹后取腹水或腹腔冲洗液进行细胞学检查并单独报告，全面探查，对可疑病变部位取样做冷冻切片检查。行筋膜外全子宫及双附件切除术，剖视宫腔，确定肿瘤生长部位、累及范围，并取癌组织带子宫肌层做冷冻切片了解浸润深度。对浆液性腺癌、透明细胞癌患者常进行大网膜活检或切除。盆腔淋巴结切除术是手术分期的一个重要步骤，但满足以下低危淋巴结转移因素的患者，可以考虑不行淋巴结切除术：第一，肌层浸润深度 < 1/2；第二，肿瘤直径 < 2 cm；第三，G_1 或 G_2。此外，有深肌层浸润、子宫内膜样腺癌 G_3、浆液性腺癌、透明细胞癌等高危因素的患者，还须行腹主动脉旁淋巴结切除术。手术切除的标本应常规进行病理学检查，癌组织还应行雌、孕激素受体检测，作为术后选用辅助治疗的依据。

（二）放疗

放疗分腔内照射及体外照射。腔内照射多用后装腔内照射，高能放射源为 60Co 或 137Cs。体外照射常用 60Co 或直线加速器。

1. 单纯放疗：仅用于有手术禁忌证或无法手术切除的晚期内膜癌患者。对Ⅰ期 G1 不

能接受手术治疗者可选用单纯腔内照射，其他各期均应采用腔内腔外照射联合治疗。

2. 术前放疗：主要是为控制、缩小癌灶创造手术机会或缩小手术范围。

3. 术后放疗：是对手术——病理分期后具有复发高危因素患者重要的辅助治疗，或作为手术范围不足的补充治疗。

（三）激素治疗

1. 孕激素治疗：仅用于晚期或复发患者。以高效、大剂量、长期应用为宜，至少应用12 周以上方可评定疗效。可延长患者的疾病无进展生存期，对生存率无影响。常用药物：口服甲羟黄体酮 200 ~ 400 mg/d；己酸黄体酮 500 mg，肌注，每周 2 次。

2. 抗雌激素制剂治疗：适应证与孕激素相同。他莫昔芬常用剂量为 20 ~ 40 mg/d，可先用他莫昔芬 2 周使孕激素受体含量上升后再用孕激素治疗，或与孕激素同时应用。

3. 近年来亦有采用芳香化酶抑制剂或选择性雌激素受体调节剂行激素治疗的报道，如雷洛昔芬。

（四）化疗

化疗为晚期或复发子宫内膜癌的综合治疗措施之一；也可用于术后有复发高危因素患者的治疗以期减少盆腔外的远处转移。常用化疗药物有顺铂、阿霉素、紫杉醇、卡铂、环磷酰胺、氟尿嘧啶等，多为联合应用。子宫内膜浆液性腺癌术后应给予化疗，方案同卵巢上皮癌。

（五）保留生育功能治疗

病例选择尚无统一标准，可按以下标准进行：年龄＜ 40 岁；渴望保留生育功能要求，同意承担治疗风险；病灶局限在内膜、高分化；孕激素受体（＋）；血清 CA125 ＜ 35kU/L。保留生育功能治疗风险大，目前仍处于探索阶段。治疗前应充分告知患者保留生育功能治疗的利弊，3 个月进行一次诊断性刮宫，判断疗效以决定后续治疗。

八、预后

影响预后的因素：第一，病理类型、组织学分级、肌层浸润深度、淋巴转移及子宫外病灶等；第二，病人全身状况；第三，治疗方案选择。

九、随访

治疗后应定期随访，75% ~ 95% 复发在术后 2 ~ 3 年内。随访内容应包括详细病史（包括新的症状）、盆腔检查（三合诊）、阴道细胞学涂片、X 线胸片、血清 CA125 检测等，必要时可做 CT 及 MRI 检查。一般术后 2 ～ 3 年内每 3 个月随访一次，3 年后每 6 个月 1 次，5 年后每年 1 次。

十、预防

预防措施：第一，重视绝经后妇女阴道流血和围绝经期妇女月经紊乱的诊治；第二，普及防癌知识，定期体检；第三，正确掌握雌激素应用指征及方法；第四，对有高危因素的人群应进行密切随访或监测。

第六节 子宫肉瘤

子宫肉瘤是一组来源于子宫平滑肌、子宫内膜间质和结缔组织的少见的女性生殖系统恶性肿瘤，占子宫恶性肿瘤的 2% ～ 6%，占生殖道恶性肿瘤的 1%。多见于 40 ～ 60 岁妇女。

一、组织发生及病理

（一）子宫平滑肌肉瘤

由具有平滑肌分化的细胞组成的子宫恶性肿瘤占子宫肉瘤的 40%。恶性程度高，易发生盆腔血管、淋巴结及肺转移。大体见肿瘤的体积较大，多为单发，切面为均匀一致的黄色或红色结构，呈鱼肉状或豆渣样，因不存在旋涡状编织样结构，有时很难与肌瘤的红色样变区别，须经病理检查才能确诊。镜下平滑肌肉瘤细胞呈梭形，排列紊乱，有核异型，核分裂象＞ 5/10HP。

（二）子宫内膜间质肉瘤

肿瘤来自子宫内膜间质细胞，占子宫肉瘤的 15%，分两类。

1.低级别子宫内膜间质肉瘤：有宫旁组织转移倾向，较少发生淋巴结及肺转移。大体见子宫球状增大，有颗粒或小团块状凸起，质如橡皮，富有弹性。切面见肿瘤呈息肉状或结节状，自子宫内膜突向宫腔或侵到肌层。瘤组织呈鱼肉状，均匀一致，呈黄色。镜下瘤细胞侵入肌层肌束间，胞质少，核分裂象少（＜ 10/10HP）。

2.高级别子宫内膜间质肉瘤：恶性度较高，预后差。大体见肿瘤多发生在子宫底部的内膜，呈息肉状向宫腔凸起，质软而碎，常伴有出血坏死。切面呈灰黄色，鱼肉状。当侵入肌层时，肌壁则呈局限性或弥漫性增厚。镜下肿瘤细胞分化程度差，核深染，异型性明显，核分裂象多（＞10/10HP）。

（三）上皮和间质混合性肿瘤

1. 癌肉瘤：又称恶性混合性苗勒氏管肿瘤，占子宫肉瘤的40%～50%。肿瘤的恶性程度很高，多见于绝经后妇女。大体见肿瘤呈息肉状生长，突向宫腔，常为多发性或分叶状。晚期可侵入肌层和周围组织。肿瘤质软，表面光滑。切面灰白色，有出血坏死。镜下见癌和肉瘤两种成分，并可见过渡形态。

2. 腺肉瘤：是含有良性或不典型增生的腺上皮成分及恶性间叶成分的肿瘤。镜下可见被间质挤压呈裂隙状的腺上皮成分，周围间叶细胞排列紧密，细胞轻度异型，核分裂象大于4个/10HP。

（四）其他肉瘤

1. 混杂的间叶细胞肿瘤：包括横纹肌肉瘤、恶性血管周的上皮细胞样肿瘤、血管肉瘤、脂肪肉瘤、骨肉瘤、软骨肉瘤等。

2. 未分化子宫肉瘤：罕见，组织起源尚不清楚，可能来源于子宫内膜或肌层。

二、临床表现

（一）症状

早期症状不明显，随着病情发展可有下列表现：

1. 阴道不规则流血：最常见，量多少不等。

2. 腹痛：肉瘤生长快，子宫迅速增大或瘤内出血、坏死、子宫肌壁破裂引起急性腹痛。

3. 腹部肿块：患者常主诉下腹部块物迅速增大。

4. 压迫症状及其他：可有膀胱或直肠受压出现尿频、尿急、尿潴留、大便困难等症状。晚期患者全身消瘦、贫血、低热或出现肺、脑转移相应症状。宫颈肉瘤或肿瘤自宫腔脱垂至阴道内常有大量恶臭分泌物。

（二）体征

子宫增大，外形不规则；宫颈口有息肉或肌瘤样肿块，呈紫红色，极易出血；继发感染后有坏死及脓性分泌物。晚期肉瘤可累及盆侧壁，子宫固定不活动，可转移至肠管及腹腔，但腹水少见。

三、诊断

因子宫肉瘤临床表现与子宫肌瘤及其他恶性肿瘤相似，术前诊断较困难。对绝经后妇女及幼女的宫颈赘生物、迅速长大伴疼痛的子宫肌瘤均应考虑有无肉瘤可能。辅助诊断可选用阴道彩色脉冲多普勒超声检查，诊断性刮宫等。确诊依据为组织病理学检查。

四、治疗

治疗原则以手术为主。Ⅰ期子宫肉瘤的标准手术方式为子宫全切术 + 双附件切除术（年轻子宫平滑肌肉瘤患者在充分知情同意情况下可考虑保留卵巢）。Ⅱ期及以上能手术者可行子宫全切术 + 双附件切除术 + 肿瘤细胞减灭术。

1.低级别子宫内膜间质肉瘤：含雌、孕激素受体，对孕激素治疗有一定效果，故Ⅰ期辅以激素治疗，Ⅱ～Ⅳ期予激素治疗 + 放疗。常用激素类药物有醋酸甲羟黄体酮、醋酸甲地黄体酮，芳香酶抑制剂、GnRH 拮抗剂。

2.子宫平滑肌肉瘤或高级别子宫内膜间质肉瘤：Ⅰ期可选择观察或化疗；Ⅱ～Ⅳ期可选择化疗和（或）放疗。化疗药物可单用或联合，推荐联合化疗方案包括吉西他滨 + 多西紫杉醇，多柔比星 + 异环磷酰胺等，单用药以多柔比星疗效较佳。

五、预后

本病复发率高，预后差，5年生存率30%～50%。预后与肉瘤类型、恶性程度、肿瘤分期、有无血管淋巴转移及治疗方法的选用有关。子宫平滑肌肉瘤及低级别子宫内膜间质肉瘤预后相对较好；高级别子宫内膜间质肉瘤及癌肉瘤预后差。

第七节 卵巢肿瘤

一、卵巢肿瘤概论

（一）临床表现

1.卵巢良性肿瘤

早期肿瘤较小，多无症状，常在妇科检查时偶然发现。肿瘤增至中等大时，感腹胀或腹部扪及肿块，边界清楚。妇科检查在子宫一侧或双侧触及球形肿块，多为囊性，表面光滑、活动与子宫无粘连。若肿瘤长大充满盆、腹腔即出现压迫症状，如尿频、便秘、气急、心悸等。腹部膨隆，肿块活动度差，叩诊呈实音，无移动性浊音。

2.卵巢恶性肿瘤

卵巢恶性肿瘤早期常无症状，可在妇科检查发现。主要症状为腹胀、腹部肿块及腹水，症状的轻重决定于：①肿瘤的大小、位置、侵犯邻近器官的程度；②肿瘤的组织学类型；③有无并发症。肿瘤若向周围组织浸润或压迫神经，可引起腹痛、腰痛或下肢疼痛；若压迫盆腔静脉，出现下肢水肿；若为功能性肿瘤，产生相应的雌激素或雄激素过多症状。晚期可表现消瘦、严重贫血等恶病质征象。三合诊检查在阴道后穹隆触及盆腔内硬结节，肿块多为双侧，实性或半实性，表面凹凸不平，不活动，常伴有腹水。有时在腹股沟、腋下或锁骨上可触及肿大淋巴结。

（二）并发症

1.蒂扭转

蒂扭转为常见的妇科急腹症，约10%卵巢肿瘤并发蒂扭转。好发于瘤蒂长、中等大、活动度良好、重心偏于一侧的肿瘤（如畸胎瘤）。常在患者突然改变体位时，或妊娠期和产褥期子宫大小、位置改变时发生蒂扭转。卵巢肿瘤扭转的蒂由骨盆漏斗韧带、卵巢固有韧带和输卵管组成。发生急性扭转后静脉回流受阻，瘤内极度充血或血管破裂瘤内出血，致使瘤体迅速增大，后因动脉血流受阻，肿瘤发生坏死变为紫黑色，可破裂和继发感染。其典型症状是突然发生一侧下腹剧痛，常伴恶心、呕吐甚至休克，系腹膜牵引绞窄引起。妇科检查扪及肿物张力大，压痛，以瘤蒂部最明显。有时不全扭转可自然复位，腹痛随之缓解。蒂扭转一经确诊，应尽快行剖腹手术，术时应在蒂根下方钳夹后再将肿瘤和扭转的瘤蒂切除，钳夹前不可将扭转回复，以防栓塞脱落。

2. 破裂

约 3% 卵巢肿瘤会发生破裂，破裂有自发性和外伤性两种。自发性破裂常因肿瘤生长过速所致，多为肿瘤浸润性生长穿破囊壁；外伤性破裂常因腹部受重击、分娩、性交、妇科检查及穿刺等引起。其症状轻重取决于破裂口大小、流入腹腔囊液的性质和数量。小囊肿或单纯浆液性囊腺瘤破裂时，患者仅感轻度腹痛；大囊肿或成熟畸胎瘤破裂后，常致剧烈腹痛、伴恶心呕吐，有时导致腹腔内出血、腹膜炎及休克。妇科检查可发现腹部压痛、腹肌紧张，可有腹水征，原有肿块摸不到或扪及缩小张力低的肿块。疑有肿瘤破裂应立即剖腹探查，术中应尽量吸净囊液，并涂片行细胞学检查，清洗腹腔及盆腔，切除标本应行仔细的肉眼观察，尤须注意破口边缘有无恶变并送病理学检查。

3. 感染

感染较少见，多因肿瘤扭转或破裂后引起，也可来自邻近器官感染灶如阑尾炎扩散。临床表现为发热、腹痛、肿块及腹部压痛、反跳痛、腹肌紧张及白细胞升高等。治疗应先应用抗生素抗感染，后行手术切除肿瘤。若短期内感染不能控制，宜急诊手术。

4. 恶变

卵巢良性肿瘤可发生恶变，恶变早期无症状，不易发现。若发现肿瘤生长迅速，尤其双侧性，应考虑恶变。近年来，子宫内膜异位囊肿恶变引起临床高度关注，因此，确诊为卵巢肿瘤者应尽早手术明确性质。

（三）诊断

病理学是诊断卵巢肿瘤的标准。临床表现和相关的辅助检查有助于诊断。卵巢肿瘤无特异性症状，常于体检时发现。根据患者的年龄、病史及局部体征等特点可初步确定是否为卵巢肿瘤，并对良、恶性进行评估。术前常用的辅助诊断方法有以下几种：

1. 影像学检查

（1）超声：能检测肿块部位、大小、形态，提示肿瘤性质，鉴别卵巢肿瘤、腹水和结核性包裹性积液，超声检查的临床诊断符合率 > 90%。通过彩色多普勒超声扫描，能测定卵巢及其新生组织血流变化，有助于诊断。

（2）胸部、腹部 X 线平片：对判断有无胸腔积液、肺转移和肠梗阻有诊断意义。卵巢畸胎瘤，腹部平片可显示牙齿及骨质，囊壁为密度增高的钙化层，囊腔呈放射透明阴影。

（3）CT 检查：可清晰显示肿块形态，良性肿瘤多呈均匀性吸收，囊壁薄，光滑；恶性肿瘤轮廓不规则，并向周围浸润或伴腹水；CT还可显示有无肝、肺结节及腹膜后淋巴结转移。

（4）磁共振成像（MRI）：MRI具有较高的软组织分辨度，在判断子宫病变的性质、评估肿瘤局部浸润的程度、周围脏器的浸润、有无淋巴转移、有无肝脾转移和确定手术方式有重要参考价值。

（5）PET-CT检查：正电子发射计算机断层显像（PET-CT）是将PET与CT完美融为一体的现代影像学检查。由PET提供病灶详尽的功能与代谢等分子信息，而CT提供病灶的精确解剖定位，一次显像可获得全身各方位的断层图像，具有灵敏、准确、特异及定位精确等特点，可一目了然地了解全身整体状况，达到早期发现病灶和诊断疾病的目的。PET-CT更有助于复发卵巢癌的定性和定位诊断。

2. 肿瘤标志物

不同类型卵巢肿瘤有相对较为特殊的标志物，可用于辅助诊断及病情监测。①CA125：80%卵巢上皮癌患者CA125水平高于正常值；90%以上的患者CA125水平的高低与病情缓解或恶化相一致，可用于病情监测，敏感性高。②人附睾蛋白4（HE4）：是一种新的卵巢癌肿瘤标志物。正常生理情况下，HE4在卵巢癌组织和患者血清中均高度表达，可用于卵巢癌的早期检测、鉴别诊断、治疗监测及预后评估。88%的卵巢癌患者都会出现HE4升高的现象。与CA125相比，HE4的敏感度更高、特异性更强，尤其是在疾病初期无症状表现的阶段。HE4与CA125两者联合应用，诊断卵巢癌的敏感性可增加到92%，并将假阴性结果减少30%，大大增加了卵巢癌诊断的准确性。③CA199和CEA等肿瘤标志物在卵巢上皮癌患者中也会升高，尤其对卵巢黏液性癌的诊断价值较高。

3. 腹腔镜检查

腹腔镜检查可直接观察肿块状况，对盆腔、腹腔及横膈部位进行窥视，并在可疑部位进行多点活检，抽吸腹腔液行细胞学检查。

4. 细胞学检查

腹水或腹腔冲洗液找癌细胞对Ⅰ期患者进一步确定分期及选择治疗方法有意义，若有胸水应做细胞学检查确定有无胸腔转移。

（四）鉴别诊断

1. 卵巢良性肿瘤的鉴别诊断

（1）卵巢瘤样病变：滤泡囊肿和黄体囊肿最常见。多为单侧，直径＜5cm，壁薄，暂行观察或口服避孕药，2～3个月内自行消失，若持续存在或长大，应考虑为卵巢肿瘤。

（2）输卵管卵巢囊肿：为炎性囊性积液，常有不孕或盆腔感染史，两侧附件区条形囊性肿块，边界较清，活动受限。

（3）子宫肌瘤：浆膜下肌瘤或肌瘤囊性变易与卵巢实体瘤或囊肿混淆。肌瘤常为多发性，与子宫相连，检查时肿瘤随宫体及宫颈移动。超声检查可协助鉴别。

（4）妊娠子宫：妊娠早期或中期时，子宫增大变软，峡部更软，三合诊时宫体与宫颈似不相连，易将宫体误认为卵巢肿瘤。但妊娠妇女有停经史，做 hCG 测定或超声检查即可鉴别。

（5）腹水：大量腹水应与巨大卵巢囊肿鉴别，腹水常有肝病、心脏病史，平卧时腹部两侧突出如蛙腹，叩诊腹部中间鼓音，两侧浊音，移动性浊音阳性；超声检查见不规则液性暗区，液平面随体位改变，其间有肠曲光团浮动，无占位性病变。巨大囊肿平卧时腹部中间隆起，叩诊浊音，腹部两侧鼓音，无移动性浊音，边界清楚；超声检查见圆球形液性暗区，边界整齐光滑，液平面不随体位移动。

2. 卵巢恶性肿瘤的鉴别诊断

（1）子宫内膜异位症：子宫内膜异位症形成的粘连性肿块及直肠子宫陷凹结节与卵巢恶性肿瘤很难鉴别。前者常有进行性痛经、月经多，经前不规则阴道流血等。超声检查、腹腔镜检查是有效的辅助诊断方法，必要时应剖腹探查确诊。

（2）结核性腹膜炎：常合并腹水，盆腹腔内形成粘连性肿块。但多发生于年轻、不孕妇女，伴月经稀少或闭经。多有肺结核史；有消瘦、乏力、低热、盗汗、食欲缺乏等全身症状。妇科检查肿块位置较高，形状不规则，界限不清，不活动。叩诊时鼓音和浊音分界不清。X 线胸片检查、结核菌素试验等可协助诊断，必要时行剖腹探查取材行活体组织检查确诊。

（3）生殖道以外的肿瘤：须与腹膜后肿瘤、直肠癌、乙状结肠癌等鉴别。腹膜后肿瘤固定不动，位置低者使子宫、直肠或输尿管移位。直肠癌和乙状结肠癌多有相应的消化道症状，超声检查、钡剂灌肠、乙状结肠镜检等有助于鉴别。

（4）转移性卵巢肿瘤：与卵巢原发恶性肿瘤不易鉴别。对于双侧性、中等大、肾形、活动的实性肿块，应疑为转移性卵巢肿瘤，有消化道癌、乳癌病史者，更要考虑转移性卵巢肿瘤诊断。若患者有消化道症状应做胃镜检查，此外要排除其他可能的原发肿瘤。如未发现原发性肿瘤病灶，应做剖腹探查。

（5）慢性盆腔炎：有流产或产褥感染病史，有发热、下腹痛，妇科检查附件区有肿块及组织增厚、压痛、片状块物达盆壁。用抗生素治疗症状缓解，块物缩小。若治疗后症状、体征无改善，或块物增大，应考虑为盆腔或卵巢恶性肿瘤可能。超声检查有助于鉴别。

（五）治疗

一经发现卵巢肿瘤，应行手术。手术的目的：第一，明确诊断；第二，切除肿瘤；第三，恶性肿瘤进行手术 – 病理分期。术中不能确定肿瘤性质者，应将切下的卵巢肿瘤进行快速冷冻组织病理学检查，明确诊断。手术可通过腹腔镜和（或）剖腹进行。术后应根据卵巢肿瘤的性质、组织学类型、手术 – 病理分期等因素来决定是否进行辅助治疗。

二、卵巢原发上皮性肿瘤

（一）发病原因及高危因素

卵巢上皮癌的发病原因一直未明。近年的研究证据表明，卵巢癌由卵巢表面生发上皮起源假说缺乏科学依据，卵巢外起源学说则引起高度重视，并提出了上皮性卵巢癌发生的二元理论。二元论将卵巢上皮癌分为两型：Ⅰ型卵巢癌包括了低级别卵巢浆液性癌及低级别卵巢子宫内膜样癌、透明细胞癌、黏液性癌和移行细胞癌；Ⅱ型卵巢癌包括了高级别卵巢浆液性癌及高级别卵巢子宫内膜样癌、未分化癌和恶性中胚叶混合性肿瘤（癌肉瘤）。Ⅰ型卵巢癌起病缓慢，常有前驱病变，多为临床早期，预后较好；Ⅱ型卵巢癌发病快，无前驱病变，侵袭性强，多为临床晚期，预后不良。两型卵巢癌的发生、发展可能有两种不同的分子途径，因而具有不同的生物学行为。高级别卵巢浆液性癌大多起源于输卵管的观点已被国际上多数学者所接受。

（二）病理

1. 组织学类型

卵巢上皮肿瘤组织学类型主要有以下几种：

（1）浆液性肿瘤

①浆液性囊腺瘤：约占卵巢良性肿瘤的 25%。多为单侧，球形，大小不等，表面光滑，囊性，壁薄，内充满淡黄色清亮液体。有单纯性及乳头状两型，前者多为单房，囊壁光滑；后者常为多房，可见乳头，向囊外生长。镜下见囊壁为纤维结缔组织，内为单层柱状上皮，乳头分支较粗，间质内见砂粒体（成层的钙化小球状物）。

②交界性浆液性囊腺瘤：中等大小，多为双侧，乳头状生长在囊内较少，多向囊外生长。镜下见乳头分支纤细而密，上皮复层不超过 3 层，细胞核轻度异型，核分裂象 < 1/HP，无间质浸润，预后好。对于存在浸润性种植患者，晚期和复发概率增加。

③浆液性囊腺：占卵巢恶性肿瘤的40%～50%。多为双侧，体积较大，半实质性。结节状或分叶状，灰白色，或有乳突状增生，切面为多房，腔内充满乳头，质脆，出血、坏死。镜下见囊壁上皮明显增生，复层排列，一般在4～5层以上。癌细胞为立方形或柱状，细胞异型明显，并向间质浸润。

（2）黏液性肿瘤：黏液性肿瘤组织学上分为肠型、宫颈型或混合型，由肠型黏膜上皮或宫颈管黏膜上皮组成。

①黏液囊腺瘤：占卵巢良性肿瘤的20%。多为单侧，圆形或卵圆形，体积较大，表面光滑，灰白色。切面常为多房，囊腔内充满胶冻样黏液，含黏蛋白和糖蛋白，囊内很少有乳头生长。镜下见囊壁为纤维结缔组织，内衬单层柱状上皮；可见杯状细胞及嗜银细胞。恶变率为5%～10%。偶可自行破裂，瘤细胞种植在腹膜上继续生长并分泌黏液，在腹膜表面形成胶冻样黏液团块，极似卵巢癌转移，称腹膜假黏液瘤。腹膜假性黏液瘤主要继发于肠型分化的肿瘤，瘤细胞呈良性，分泌旺盛，很少见细胞异型和核分裂，多限于腹膜表面生长，一般不浸润脏器实质。手术是主要治疗手段，术中应尽可能切净所有肿瘤。然而，手术很少能根治，本病复发率高，患者需要多次手术，患者常死于肠梗阻。

②交界性黏液性囊腺瘤：一般较大，少数为双侧，表面光滑，常为多房。切面见囊壁增厚，有实质区和乳头状形成，乳头细小、质软。镜下见上皮不超过3层，细胞轻度异型，细胞核大、染色深，有少量核分裂，增生上皮向腔内突出形成短粗的乳头，无间质浸润。

③黏液性囊腺癌：占卵巢恶性肿瘤的10%。多为单侧，瘤体较大，囊壁可见乳头或实质区，切面为囊、实性，囊液混浊或血性。镜下见腺体密集，间质较少，腺上皮超过3层，细胞明显异型，并有间质浸润。

（3）卵巢子宫内膜样肿瘤：良性瘤较少见，为单房，表面光滑，囊壁衬以单层柱状上皮，似正常子宫内膜。囊内被覆扁平上皮，间质内可有含铁血黄素的吞噬细胞。子宫内膜样交界性瘤很少见。卵巢子宫内膜样癌占卵巢恶性肿瘤的10%～24%，肿瘤单侧多，中等大，囊性或实性，有乳头生长，囊液多为血性。镜下特点与子宫内膜癌极相似，多为高分化腺癌或腺棘皮癌，常并发子宫内膜异位症和子宫内膜癌，不易鉴别何者为原发或继发。

（4）透明细胞肿瘤：来源于苗勒氏管上皮，良性罕见，交界性者上皮由1～3层多角形靴钉状细胞组成，核有异型性但无间质浸润，常合并透明细胞癌存在。透明细胞癌占卵巢癌5%～11%，患者均为成年妇女，平均年龄48～58岁，10%合并高血钙症。常合并子宫内膜异位症（25%～50%）。易转移至腹膜后淋巴结，对常规化疗不敏感。呈囊实性，单侧多，较大；镜下瘤细胞质丰富或呈泡状，含丰富糖原，排列成实性片、索状或乳头状；瘤细胞核异型性明显，深染，有特殊的靴钉细胞附于囊内及管状结构。

（5）勃勒纳瘤：由卵巢表面上皮向移行上皮分化而形成，占卵巢肿瘤 1.5% ~ 2.5%。多数为良性，单侧，体积小（直径＜ 5 cm），表面光滑，质硬，切面灰白色旋涡或编织状。小肿瘤常位于卵巢髓质近卵巢门处。亦有交界性及恶性。

（6）未分化癌：在未分化癌中，小细胞癌最有特征。发病年龄 9 ~ 43 岁，平均 24 岁，70% 患者有高血钙。常为单侧，较大，表面光滑或结节状，切面为实性或囊实性，质软、脆，分叶或结节状，褐色或灰黄色，多数伴有坏死出血。镜检癌细胞为未分化小细胞，圆形或梭形，胞质少，核圆或卵圆有核仁，核分裂多见（16 ~ 50/10HP）。细胞排列紧密，呈弥散、巢状，片状生长。恶性程度极高，预后极差，90% 患者在 1 年内死亡。

2. 组织学分级

子宫内膜样癌根据 FIGO 分级系统分 3 级。1 级：实性区域＜ 5%。2 级：实性区域 5% ~ 50%。3 级：实性区域＞ 50%。黏液性癌不分级，但分为 3 型：①非侵袭性（上皮内癌）；②侵袭性（膨胀性或融合性）；③侵袭性（浸润型）。浆黏液性癌按不同的癌成分各自分级。透明细胞癌和未分化癌本身为高级别癌，不分级。恶性 Brenner 瘤其恶性成分参照尿路上皮癌分级，分为低级别和高级别。

（三）治疗

1. 良性肿瘤

若卵巢肿块直径小于 5cm，疑为卵巢瘤样病变，可做短期观察。一经确诊为卵巢良性肿瘤，应手术治疗。根据患者年龄、生育要求及对侧卵巢情况决定手术范围。年轻、单侧良性肿瘤应行患侧卵巢囊肿剥出或卵巢切除术，尽可能保留正常卵巢组织和对侧正常卵巢；即使双侧良性囊肿，也应争取行囊肿剥出术，保留正常卵巢组织。围绝经期妇女可行单侧附件切除或子宫及双侧附件切除术。术中剖开肿瘤肉眼观察区分良、恶性，必要时做冷冻切片组织学检查明确性质，确定手术范围。若肿瘤大或可疑恶性，尽可能完整取出肿瘤，防止囊液流出及瘤细胞种植于腹腔。巨大囊肿可穿刺放液，待体积缩小后取出，穿刺前须保护穿刺周围组织，以防囊液外溢，放液速度应缓慢，以免腹压骤降发生休克。

2. 交界性肿瘤

手术是卵巢交界性肿瘤最重要的治疗，手术治疗的目标是将肿瘤完全切除。卵巢交界瘤建议行全面分期手术，是否要行腹膜后淋巴结系统切除或取样活检，多数学者倾向否定意见，尤其是卵巢黏液性肿瘤。年轻患者可考虑行保留生育功能治疗。晚期复发是卵巢交界瘤的特点，78% 在 5 年后甚至 10 ~ 20 年后复发。复发的肿瘤一般仍保持原病理形态，即仍为交界性肿瘤，复发的肿瘤一般仍可切除。

3. 恶性肿瘤

恶性肿瘤的治疗原则是手术为主，辅以化疗、放疗及其他综合治疗。

（1）手术：是治疗卵巢上皮癌的主要手段。应根据术中探查及冷冻病理检查结果，决定手术范围，卵巢上皮癌第一次手术彻底性与预后密切相关。

早期（FIGO Ⅰ～Ⅱ期）卵巢上皮癌应行全面确定分期的手术，包括：留取腹水或腹腔冲洗液进行细胞学检查；全面探查盆、腹腔，对可疑病灶及易发生转移部位多处取材做组织学检查；全子宫和双附件切除（卵巢动静脉高位结扎）；盆腔及腹主动脉旁淋巴结清除；大网膜和阑尾切除。一般认为，对于上皮性卵巢癌施行保留生育功能（保留子宫和对侧附件）的手术应是谨慎和严格选择的，必须具备以下条件方可施行：①患者年轻，渴望生育；②ⅠA期；③细胞分化好（G1）；④对侧卵巢外观正常，剖腹探查阴性；⑤有随诊条件。亦有主张完成生育后视情况再行手术切除子宫及对侧附件。对于有高危因素而要求保留生育功能的患者则须充分知情。

晚期卵巢癌（FICO Ⅲ～Ⅳ期），应行肿瘤细胞减灭术，术式与全面确定分期的手术相同，手术的主要目的是尽最大努力切除卵巢癌之原发灶和转移灶，使残余肿瘤直径小于 1cm，必要时可切除部分肠管或脾脏等。对于手术困难的患者可在组织病理学确诊为卵巢癌后，先行 1～2 疗程先期化疗后再进行手术。

复发性卵巢癌的手术治疗价值尚有争议，主要用于以下几方面：①解除肠梗阻；②对二线化疗敏感的复发灶（化疗后间隔大于 12 个月）的减灭；③切除孤立的复发灶。对于复发癌的治疗多数只能缓解症状，而不是为了治愈，生存质量是最应该考虑的因素。

（2）化学药物治疗：为主要的辅助治疗。常用于术后杀灭有残留癌灶，控制复发；也可用于复发病灶的治疗。化疗可以缓解症状，延长患者存活期。暂无法施行手术的晚期患者，化疗可使肿瘤缩小，为以后手术创造条件。

一线化疗是指首次肿瘤细胞减灭术后的化疗。常用化疗药物有顺铂、卡铂、紫杉醇、环磷酰胺、异环磷酰胺、氟尿嘧啶、博来霉素、长春新碱、依托泊苷（VP16）等。根据病情可采用静脉化疗或静脉腹腔联合化疗。腹腔内化疗不仅能控制腹水，又能使小的腹腔内残存癌灶缩小或消失。化疗疗程数一般为 6～9 疗程。二线化疗主要用于卵巢癌复发的治疗。选择化疗方案前应了解一线化疗用什么药物及药物累积量；一线化疗疗效如何，毒性如何，反应持续时间及停药时间。患者一线治疗中对铂类的敏感性对选择二线化疗具重要参考价值。二线化疗的用药原则：①以往未用铂类者可选用含铂类的联合化疗；②在铂类药物化疗后 6 个月以上出现复发用以铂类为基础的二线化疗通常有效；③难治性患者不应再选用以铂类为主的化疗，而应选用与铂类无交叉耐药的药物，如紫杉醇、托扑替康、异环磷酰胺、六甲蜜胺、吉西他宾、脂质体阿霉素等。

（3）放射治疗：外照射对于卵巢上皮癌的治疗价值有限，可用于锁骨上和腹股沟淋巴结转移灶和部分紧靠盆壁的局限性病灶的局部治疗。对上皮性癌不主张以放疗作为主要辅助治疗手段，但在 IC 期，或伴有大量腹水者经手术后仅有细小粟粒样转移灶或肉眼看不到有残留病灶的可辅以放射性同位素 32P 腹腔内注射以提高疗效，减少复发，腹腔内有粘连时禁用。

（4）免疫治疗：靶向药物治疗是目前改善晚期卵巢癌预后的主要趋势。近几年，贝伐珠单抗在卵巢癌的一线治疗以及复发卵巢癌的治疗中都取得了较好的疗效，可提高患者的无瘤生存期，但其昂贵的价格还须进行价值医学方面的评价。

三、卵巢生殖细胞肿瘤

（一）病理分类

1. 畸胎瘤：由多胚层组织结构组成的肿瘤，偶见含一个胚层成分。肿瘤组织多数成熟，少数未成熟；多数为囊性，少数为实性。肿瘤的良、恶性及恶性程度取决于组织分化程度，而不决定于肿瘤质地。

成熟畸胎瘤：又称皮样囊肿，属良性肿瘤，占卵巢肿瘤的 10%～20%，占生殖细胞肿瘤的 85%～97%，占畸胎瘤的 95% 以上。可发生于任何年龄，以 20～40 岁居多。多为单侧，双侧占 10%～17%。中等大小，呈圆形或卵圆形，壁光滑、质韧。多为单房，腔内充满油脂和毛发，有时可见牙齿或骨质。囊壁内层为复层鳞状上皮，壁上常见小丘样隆起向腔内突出称"头节"。

肿瘤可含外、中、内胚层组织。偶见向单一胚层分化，形成高度特异性畸胎瘤，如卵巢甲状腺肿，分泌甲状腺激素，甚至引起甲亢。成熟囊性畸胎瘤恶变率为 2%～4%，多见于绝经后妇女；"头节"的上皮易恶变，形成鳞状细胞癌，预后较差。

未成熟畸胎瘤：属恶性肿瘤，含 2～3 胚层，占卵巢畸胎瘤 1%～3%。肿瘤由分化程度不同的未成熟胚胎组织构成，主要为原始神经组织。多见于年轻患者，平均年龄11～19 岁。肿瘤多为实性，可有囊性区域。肿瘤的恶性程度根据未成熟组织所占比例、分化程度及神经上皮含量而定。该肿瘤的复发及转移率均高，但复发后再次手术可见未成熟肿瘤组织具有向成熟转化的特点，即恶性程度的逆转现象。

2. 无性细胞瘤：为中度恶性的实性肿瘤，占卵巢恶性肿瘤的 5%。好发于青春期及生育期妇女，单侧居多，右侧多于左侧。肿瘤为圆形或椭圆形，中等大，实性，触之如橡皮样。

表面光滑或呈分叶状。切面淡棕色，镜下见圆形或多角形大细胞，细胞核大，胞质丰富，瘤细胞呈片状或条索状排列，有少量纤维组织相隔，间质中常有淋巴细胞浸润。对放疗特别敏感，纯无性细胞瘤的 5 年存活率可达 90%。混合型（含绒癌，内胚窦成分）预后差。

3. 卵黄囊瘤：来源于胚外结构卵黄囊，其组织结构与大鼠胎盘的内胚窦特殊血管周围结构相似，又名内胚窦瘤。卵黄囊瘤占卵巢恶性肿瘤 1%，但是恶性生殖细胞肿瘤的常见类型，其恶性程度高，常见于儿童及年轻妇女。多为单侧，肿瘤较大，圆形或卵圆形。切面部分囊性，组织质脆，多有出血坏死区，呈灰红或灰黄色，易破裂。镜下见疏松网状和内皮窦样结构。瘤细胞扁平、立方、柱状或多角形，产生甲胎蛋白（AFP），故患者血清 AFP 浓度很高，其浓度与肿瘤消长相关，是诊断及治疗监测时的重要标志物。肿瘤生长迅速，易早期转移，预后差，既往平均生存期仅 1 年，现经手术及联合化疗后，生存期明显延长。

4. 胚胎癌：是一种未分化并具有多种分化潜能的恶性生殖细胞肿瘤。极少见，发生率占卵巢恶性生殖细胞瘤的 5% 以下。胚胎癌具有向胚体方向分化的潜能，可形成不同程度分化的畸胎瘤；向胚外方向分化则形成卵黄囊结构或滋养细胞结构。形态上与睾丸的胚胎癌相似，但发生在卵巢的纯型胚胎癌远较在睾丸少见，其原因尚不明。肿瘤体积较大，有包膜，质软，常伴出血、梗死和包膜破裂。切面为实性，灰白色，略呈颗粒状；与其他生殖细胞瘤合并存在时，则依所含的成分和占的比例不同呈现出杂色多彩状、囊性变和出血坏死多见。瘤组织由较原始的多角形细胞聚集形成的实性上皮样片块和细胞巢与原始幼稚的黏液样间质构成。肿瘤细胞和细胞核的异型性突出，可见瘤巨细胞。在稍许分化的区域，瘤细胞有形成裂隙和乳头的倾向，细胞略呈立方或柱状上皮样，但不形成明确的腺管。胚胎癌具有局部侵袭性强、播散广泛及早期转移的特性；转移的途径早期经淋巴管，晚期合并血行播散。

5. 绒癌：原发性卵巢绒癌也称为卵巢非妊娠性绒癌，是由卵巢生殖细胞中的多潜能细胞向胚外结构（滋养细胞或卵黄囊等）发展而来的一种恶性程度极高的卵巢肿瘤，它可分为单纯型或混合型。混合型，即除绒癌成分外，还同时合并存在其他恶性生殖细胞肿瘤，如未成熟畸胎瘤、卵黄囊瘤、胚胎癌及无性细胞瘤等。原发卵巢绒癌多见的是混合型，单纯型极为少见。妊娠性绒癌一般不合并其他恶性生殖细胞肿瘤。典型的肿瘤体积较大，单侧，实性，质软，出血坏死明显。镜下形态如同子宫绒癌，由细胞滋养细胞和合体滋养细胞构成。因其他生殖细胞肿瘤特别是胚胎性癌常有不等量的合体细胞，诊断必须同时具备两种滋养细胞。非妊娠性绒癌预后较妊娠性绒癌差，治疗效果不好，病情发展快，短期内即死亡。

（二）诊断

卵巢恶性生殖细胞肿瘤在临床表现方面具有一些特点。如发病年龄轻，肿瘤较大，肿

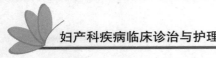

瘤标志物异常，很易产生腹水，病程发展快等。若能注意到这些肿瘤的特点，诊断并不难。特别是血清甲胎蛋白（AFP）和人绒毛膜促性腺激素（hCG）的检测可以起到明确诊断的作用。卵黄囊瘤可以合成 AFP，卵巢绒癌可分泌 hCG，这些都是很特异的肿瘤标志物。血清 AFP 和 hCG 的动态变化与癌瘤病情的好转和恶化是一致的，临床完全缓解的患者其血清 AFP 或 hCG 值轻度升高也预示癌瘤的残存或复发。虽然血清 AFP 和 hCG 的检测对卵巢内胚窦瘤和卵巢绒癌有明确诊断的意义，但卵巢恶性生殖细胞肿瘤的最后确诊还是依靠组织病理学的诊断。

（三）治疗

1. 良性生殖细胞肿瘤

单侧肿瘤应行卵巢肿瘤剥除或患侧附件切除术；双侧肿瘤争取行卵巢肿瘤剥除术；围绝经期妇女可考虑行全子宫双附件切除术。

2. 恶性生殖细胞肿瘤

（1）手术治疗：由于绝大部分恶性生殖细胞肿瘤患者是希望生育的年轻女性，常为单侧卵巢发病，即使复发也很少累及对侧卵巢和子宫，更为重要的是卵巢恶性生殖细胞肿瘤对化疗十分敏感。因此，手术的基本原则是无论期别早晚，只要对侧卵巢和子宫未受肿瘤累及，均应行保留生育功能的手术，即仅切除患侧附件，同时行全面分期探查术。对于复发的卵巢生殖细胞仍主张积极手术。

（2）化疗：恶性生殖细胞肿瘤对化疗十分敏感。根据肿瘤分期、类型和肿瘤标志物的水平，术后可采用 3 ~ 6 疗程的联合化疗。

（3）放疗：为手术和化疗的辅助治疗。无性细胞瘤对放疗最敏感，但由于无性细胞瘤的患者多年轻，要求保留生育功能，目前放疗已较少应用。对复发的无性细胞瘤，放疗仍能取得较好疗效。

四、卵巢性索间质肿瘤

（一）病理分类和临床表现

1. 颗粒细胞 - 间质细胞瘤

颗粒细胞 - 间质细胞瘤由性索的颗粒细胞及间质的衍生成分如成纤维细胞及卵泡膜

细胞组成。

（1）颗粒细胞瘤：在病理上颗粒细胞瘤分为成人型和幼年型两种。95% 的颗粒细胞瘤为成人型，属低度恶性的肿瘤，可发生于任何年龄，高峰为 45 ~ 55 岁。肿瘤能分泌雌激素，故有女性化作用。青春期前患者可出现假性性早熟，生育年龄患者出现月经紊乱，绝经后患者则有不规则阴道流血，常合并子宫内膜增生过长，甚至发生腺癌。肿瘤多为单侧，圆形或椭圆形，呈分叶状，表面光滑，实性或部分囊性；切面组织脆而软，伴出血坏死灶。镜下见颗粒细胞环绕成小圆形囊腔，菊花样排列、中心含嗜伊红物质及核碎片（Call-Exner 小体）。瘤细胞呈小多边形，偶呈圆形或圆柱形，胞质嗜淡伊红或中性，细胞膜界限不清，核圆，核膜清楚。预后较好，5 年生存率达 80% 以上，但有远期复发倾向。幼年型颗粒细胞瘤罕见，仅占 5%，是一种恶性程度极高的卵巢肿瘤。主要发生在青少年，98% 为单侧。镜下呈卵泡样，缺乏核纵沟，胞质丰富，核分裂更活跃，极少含 Call-Exner 小体，10% ~ 15% 呈重度异型性。

（2）卵泡膜细胞瘤：为有内分泌功能的卵巢实性肿瘤，因能分泌雌激素，故有女性化作用。常与颗粒细胞瘤合并存在，但也有纯卵泡膜细胞瘤。为良性肿瘤，多为单侧，圆形、卵圆形或分叶状，表面被覆薄的有光泽的纤维包膜。切面为实性，灰白色。镜下见瘤细胞短梭形，胞质富含脂质，细胞交错排列呈旋涡状。瘤细胞团为结缔组织分隔。常合并子宫内膜增生过长，甚至子宫内膜癌。恶性卵泡膜细胞瘤较少见，可直接浸润邻近组织，并发生远处转移。其预后较一般卵巢癌为佳。

（3）纤维瘤：为较常见的良性肿瘤，占卵巢肿瘤的 2% ~ 5%，多见于中年妇女，单侧居多，中等大小，表面光滑或结节状，切面灰白色，实性、坚硬。镜下见由梭形瘤细胞组成，排列呈编织状。偶见患者伴有腹水或胸水，称梅格斯综合征，腹水经淋巴或横膈至胸腔，右侧横膈淋巴丰富，故多见右侧胸水。手术切除肿瘤后，胸水、腹水自行消失。

2. 支持细胞–间质细胞瘤

支持细胞–间质细胞瘤又称睾丸母细胞瘤，罕见，多发生在 40 岁以下妇女。单侧居多，通常较小，可局限在卵巢门区或皮质区，实性，表面光滑而滑润，有时呈分叶状，切面灰白色伴囊性变，囊内壁光滑，含血性浆液或黏液。镜下见不同分化程度的支持细胞及间质细胞。高分化者属良性，中低分化为恶性，具有男性化作用；少数无内分泌功能呈现女性化，雌激素可由瘤细胞直接分泌或由雄激素转化而来。10% ~ 30% 呈恶性行为，5 年生存率为 70% ~ 90%。

（二）治疗

1. 良性的性索间质肿瘤

年轻妇女患单侧肿瘤，应行卵巢肿瘤剥除或患侧附件切除术；双侧肿瘤争取行卵巢肿瘤剥除术；围绝经期妇女可考虑行全子宫双附件切除术。卵巢纤维瘤、卵泡膜细胞瘤和硬化性间质瘤是良性的，可按上述处理。

2. 恶性的性索间质肿瘤

颗粒细胞瘤、间质细胞瘤、环管状性索间质瘤是低度或潜在恶性的。Ⅰ期的卵巢性索间质肿瘤希望生育的年轻患者可考虑行患侧附件切除术，保留生育功能，但应进行全面细致的手术病理分期；不希望生育者应行全子宫双附件切除术和确定分期手术。晚期肿瘤应采用肿瘤细胞减灭术。与上皮性卵巢癌不同，对于复发的性索间质肿瘤仍主张积极手术。术后辅助治疗并没有公认有效的方案。以铂类为基础的多药联合化疗可作为术后辅助治疗的选择，尤其是晚期和复发患者的治疗。常用方案为 TC、PAC、PEB、PVB，一般化疗 6 个疗程。本瘤有晚期复发的特点，应长期随诊。

第四章 妇科内分泌疾病

第一节 痛经与闭经

一、痛经

凡在行经前后或在行经期出现腹痛、腰酸、下腹坠胀或其他不适并影响生活和工作者称为痛经。痛经分为原发性和继发性两种。前者是指生殖器官无器质性病变的痛经，后者指由于盆腔器质性疾病所引起的痛经。

（一）病因

原发性痛经的发生主要与月经时子宫内膜合成和释放前列腺素增加有关，同时也受精神、神经因素影响，思想焦虑、恐惧以及生化代谢物质均可通过中枢神经系统刺激盆腔疼痛纤维。继发性痛经多数伴有器质性病变，如子宫内膜异位症、盆腔炎、宫颈狭窄、子宫肌瘤（特别是黏膜下子宫肌瘤）或安放宫内节育器等。

（二）诊断

诊断主要是寻找原因，应详细询问病史，了解发病的年龄、疼痛开始及持续时间、疼痛的性质及程度、有无逐渐加重史，月经血流出情况，注意有无精神过度紧张、过度劳累和生活习惯改变等因素，并做妇科检查排除器质性病变。

1. 临床特点

（1）原发性痛经在青少年期常见，多在初潮后 6 ~ 12 个月发病，无排卵性月经一般不发生痛经。

（2）痛经多于月经第一二天出现，常为下腹部阵发性绞痛，有时也放射至肛门、腰部及阴道，疼痛程度也多变异，可表现为轻微痉挛性疼痛，严重时患者不能忍受，疼痛剧烈时出现头昏、低血压、面色苍白及出冷汗，甚至昏厥。亦有部分患者经前 1 ~ 2 天即开始下腹部疼痛，月经来潮时加剧。膜样月经患者疼痛剧烈，一旦排出后疼痛迅速减轻。

（3）妇科检查无异常发现。

2. 鉴别诊断

由于月经期盆腔充血，盆腔及其周围脏器原有的病变（如膀胱炎、结肠炎、阑尾炎等）症状加剧，易与痛经混淆，应注意鉴别。

（三）治疗

1. 病因治疗

加强营养、增强体质、保持身心适当休息。宫颈狭窄者可行宫颈扩张术。

2. 中药治疗

以活血行气、散瘀止痛为原则，宜用少腹逐瘀汤加减。

3. 激素治疗

（1）雌激素

常用于子宫发育不良者。妊马雌酮 0.625 mg 或 17β–雌二醇 1 mg，连续 21 天，可在服药后期加用孕激素，停药 8～10 天，重复使用 3～6 个月，停药观察，根据情况可重复使用。

（2）孕激素

抑制子宫收缩。自经前 7～10 天开始，每天肌内注射黄体酮 10～20 mg，连续 5 天；或从经前 10 天起口服甲羟孕酮 4～8 mg，连服 7 天。自月经第 5 天开始，每天口服炔诺酮 2.5～5mg 或甲羟孕酮 4～8 mg，连服 22 天，连用 3 个周期。

（3）雌激素、孕激素复合物

适用于少量妇女痛经较顽固者。口服避孕药 1 号或 2 号，与避孕药服用方法相同。连服 3～6 个周期。

4. 前列腺素抑制剂的应用

从月经第 20～22 天开始，用复方阿司匹林 0.5 g，每天 2～3 次或吲哚美辛 25 mg，每天 3 次，连服 7 天；氟芬那酸（氟灭酸）200 mg，每天 3 次或甲芬那酸（甲灭酸）500 mg，每天 3 次，于月经第 1 天开始服药至月经干净停用。

5. 对症治疗

痛经发作期间可用阿托品、颠茄合剂等解痉药物。吗啡类止痛药物因容易成瘾，不宜久用。

二、闭经

凡女性年满 16 岁或年满 14 岁仍无女性第二性征发育者，称为原发性闭经。既往曾有过正常月经，现停经 6 个月以上者称为继发性闭经。

（一）病因及分类

正常月经的建立和维持有赖于下丘脑 – 垂体 – 卵巢轴的神经内分泌调节，以及靶器官子宫内膜对性激素的周期性反应，其中任何一个环节发生障碍都会发生月经失调，甚至导致闭经。根据闭经的常见原因按各病变部位分述如下：

1. 子宫性闭经

闭经的原因在子宫，而此时月经的调节功能正常。

（1）先天性无子宫

由于中肾旁管严重发育不全或不发育，以致造成始基子宫或无子宫。

（2）子宫内膜损伤

常因人工流产刮宫过度引起，产后或流产后出血刮宫损伤也可引起，尤其当伴有子宫内膜炎时，更易导致宫腔粘连或闭锁而闭经。

（3）子宫内膜炎

结核性子宫内膜炎时，子宫内膜遭受严重破坏而发生闭经，其他子宫内膜炎也可造成闭经。

（4）子宫切除后或子宫腔内放射治疗后

手术切除子宫或因子宫恶性肿瘤行腔内放疗破坏子宫内膜而闭经。

2. 卵巢性闭经

闭经的原因在卵巢。因卵巢性激素水平低落，使子宫内膜不能发生周期性变化而闭经。

（1）先天性卵巢发育不全或阙如

卵巢未发育或仅呈无功能的条索状物。

（2）卵巢功能早衰

40 岁前绝经者称卵巢功能早衰。表现为继发性闭经，常伴有更年期症状，雌激素水平低下而促性腺激素增高。

（3）卵巢切除或卵巢组织损坏

由于双侧卵巢被切除或经放射治疗组织被破坏，以致卵巢丧失功能；严重的卵巢炎也可破坏卵巢组织而导致闭经。

（4）卵巢功能性肿瘤

产生雄激素的睾丸母细胞瘤、卵巢门细胞瘤等，由于大量的雄激素抑制下丘脑 – 垂体 –

卵巢轴功能而闭经。分泌雌激素的颗粒 – 卵泡膜细胞瘤，使子宫内膜增生过度而闭经，但停经较短，随之出血。

3. 垂体性闭经

（1）垂体前叶坏死

由于产后大出血引起低血容量性休克，使垂体前叶缺血坏死，垂体前叶功能减退，促性腺激素分泌明显减少，出现闭经、生殖器官萎缩、第二性征衰退，还可出现畏寒、嗜睡、基础代谢低等症状，称为希恩（Sheehan）综合征。

（2）垂体肿瘤

位于蝶鞍内的垂体前叶各种腺细胞可发生不同种类的腺瘤。不同性质的肿瘤可出现不同症状，但多有闭经的表现。垂体催乳素肿瘤可引起闭经溢乳综合征，因为催乳素瘤细胞自主分泌催乳素而不受催乳素抑制因子（PIF）的抑制：肿瘤压迫垂体柄，PIF 进入垂体减少，以致垂体分泌催乳素（PRL）过多。此外，颅咽管瘤及空蝶鞍综合征因可压迫下丘脑或垂体而发生高催乳素血症和溢乳。

4. 低促性腺激素性闭经

低促性腺激素性闭经为原发性单一垂体促性腺激素缺乏症。常发生于低体重妇女，表现为原发性闭经，性腺、性器官和性征不发育，临床罕见。

5. 下丘脑性闭经

下丘脑性闭经为最常见的一类闭经。中枢神经系统 – 下丘脑功能失调可影响垂体，进而影响卵巢功能引起闭经，其病因最为复杂，如特发性因素、精神性因素、体重改变以及闭经溢乳综合征和多囊卵巢综合征等。

（二）诊断

1. 临床表现

首先要寻找闭经的原因，按下丘脑 – 垂体 – 卵巢轴的调节失常发生在哪一个环节，然后再确定是哪一种疾病引起的。

（1）首先排除妊娠（根据病史、妇科检查、血尿 HCG 测定等）。

（2）仔细寻找引起闭经的可能原因。

（3）临床上在诊断闭经时须注意以下情况：①原发性闭经者，多因染色体异常、生殖器畸形、性腺发育不正常引起；而继发性闭经则多由环境改变、情绪变化、内分泌系统功能失调或肿瘤以及生殖器官疾病所致。②生殖年龄妇女闭经常因内分泌系统疾病所致，如希恩综合征（主要因产时、产后大出血发生休克而引起垂体前叶组织坏死所致）、闭经溢乳综合征、多囊卵巢综合征。又如闭经同时伴有不孕症及肥胖症者，多见于库欣综合征、弗勒赫利希综合征等，甲状腺功能失调亦可引起。此外，长期口服避孕药或注射长效避孕药，或人工流产后发生宫腔粘连或子宫颈管闭锁也可引起闭经。

2. 辅助检查

（1）子宫功能的检查

①诊断性刮宫及子宫内膜活体组织检查：了解宫腔情况并刮取内膜送病理检查，了解子宫内膜对卵巢激素反应的周期性变化，并可诊断生殖器结核。多用于已婚妇女。

②子宫输卵管碘油造影术：了解宫腔及输卵管情况。

③内镜检查：腹腔镜检查直接窥视子宫、输卵管、卵巢等，并可做活体组织检查。宫腔镜可观察宫腔及子宫内膜，并可取内膜组织送病理检查。

④药物性试验：一是孕激素试验，每天肌内注射黄体酮20mg，连续 3 ~ 5 天，或口服甲羟孕酮 10 mg，连服 5 天，停药后 3 ~ 7 天出现撤药性流血者为阳性结果，提示子宫内膜有功能，已受一定水平雌激素的影响。无撤药性出血为阴性，提示可能无子宫内膜，但卵巢功能正常；亦可能有子宫内膜，但卵巢功能低落；也可能妊娠，须进一步排除妊娠后再做雌激素试验。二是雌激素试验，每天口服妊马雌酮 0.625 mg 或 17β - 雌二醇 1 ~ 2 mg，连续 20 天，在服药第 11 天起加用甲羟孕酮 6 mg，每天口服，共 10 天，停药后 2 ~ 7 天出现撤药性流血为阳性，说明有子宫内膜，并子宫内膜对雌激素有反应，而且宫腔通畅，但体内雌激素水平低落、卵巢功能减退。无撤药性出血为阴性，提示闭经原因可能在子宫，亦即子宫性闭经。

（2）卵巢功能检查

检查方法有基础体温测定、阴道脱落细胞涂片检查、宫颈黏液检查、子宫内膜活体组织检查、测定血中雌激素与孕激素含量，如雌激素、孕激素含量低，提示卵巢功能不正常或衰竭。

（3）垂体功能检查

对卵巢功能减退的病例，为进一步确定原发部位究竟在卵巢、脑垂体或脑垂体以上，应测定血清 FSH、LH 及 PRL 的含量。若 FSH 及 LH 均低，提示垂体或更高中枢功能低下；若 FSH 和（或）LH 增高、E_2 水平低，提示卵巢功能不全，闭经原因在卵巢。PRL 测定可诊断高催乳素血症及垂体催乳素瘤引起的闭经，继发性闭经者中 20% 有高催乳素血症。蝶鞍摄片和（或）CT、MRI 检查对诊断垂体肿瘤是必要手段。

（4）其他检查

了解甲状腺功能可测定血 T_3、T_4 及 TSH，了解肾上腺皮质功能可测定 24 小时尿 17–羟及 17– 酮含量，做肾上腺 B 超检查，疑有细胞染色体异常可做细胞染色体核型及分带分析等。

3. 鉴别诊断

主要与妊娠相鉴别。

（三）治疗

1. 针对病因治疗。

2. 中药治疗：基本原则为血虚宜补，血瘀宜活血化瘀，血热则清热凉血，气滞宜理气通经。

3. 内分泌药物治疗：①性激素替代治疗：对先天性卵巢发育不良，或卵巢功能受损或破坏致早衰者，可用性激素替代治疗。妊马雌酮 0.625 mg 或 17β – 雌二醇 1 ~ 2 mg，连用 21 天，对有子宫者，须在服药后期加用孕激素（尤其是长期应用者，可预防长期雌激素刺激引起的子宫内膜癌），停药 1 周，重复使用 3 ~ 6 个月，停药观察，根据情况可重复使用。②诱发排卵：对卵巢功能未衰竭并要求生育者，可采用激素或其类似物诱发排卵。氯米芬（克罗米酚），适用于下丘脑 – 垂体 – 卵巢轴有一定功能，体内雌激素有中度影响的病例。先用黄体酮或人工周期催经，自撤药性出血第 5 天，服氯米芬 50 mg，每天 1 次，连续 5 天，有效时于停药后 7 天左右排卵，如无排卵可经催经后，于下一周期增加至 100 mg，每天 1 次，连续 5 天，一般每月总量不超过 600 mg；hMG+hCG，hMG1 支肌内注射，1 ~ 2 次 / 天，每天测定宫颈黏液，B 超监测卵泡及血雌二醇水平，根据卵泡生长情况可适当增加 hMG 用量，如卵泡成熟时，即停用 hMG，改用 hCG 5 000 ~ 10 000 U，1 次肌内注射，约停药后 36 小时排卵；氯米芬与促性腺激素联合治疗，于月经第 3 天用氯米芬 50 ~ 100 mg，连用 5 天，从月经第 7 天起用 hMG1 支，肌内注射，2 次 / 天，至卵泡成熟，可减少 50%hMG 用量；他莫昔芬（tamoxifen），相当于月经第 5 天起用 10 ~ 20 mg/d，连用 5 天，其效果与氯米芬相似；对下丘脑功能不足，以致 LHRH 分泌不足者，可用 LHRH 诱发排卵。③甲状腺素：甲状腺功能减退者，口服甲状腺素片 15 ~ 30 mg，每天 3 次。④溴隐亭的应用：用以治疗高催乳素血症所致的闭经。开始小量（1.25 mg），每天 1 ~ 2 次，如无明显反应即逐渐加量，根据病情可增至 2.5 mg，2 ~ 3 次 / 天，最大剂量每天不超过 10 mg。大多数患者在治疗开始后 4 周内恢复正常月经周期。

4. 手术治疗：如因肿瘤引起，必要时手术切除肿瘤；如宫颈管闭锁，可扩张宫颈管；如宫腔粘连，可在宫腔镜下分离粘连。

第二节 性早熟

性发育开始的年龄受地域、种族和遗传等因素的影响。男孩 10 岁前、女孩 8 岁前出现第二性征为性早熟（precocious puberty）。由于下丘脑 – 垂体 – 性腺轴功能提前活动，引起第二性征提前出现者称为促性腺激素释放激素（GnRH）依赖性性早熟，又称为中枢性或真性性早熟。基于某些原因引起第二性征过早出现而无性腺成熟者称为非 GnRH 依赖性性早熟，又称为外周性或假性性早熟。根据患者性早熟的表现与其性别是否一致，还可分为同性性早熟和异性性早熟。同性性早熟是指女性患者出现女性性早熟的表现或男性患者出现男性性早熟的表现。异性性早熟是指男性患者出现女性化或女性患者出现男性化表现。

一、病因和发病机制

GnRH 依赖性性早熟有下丘脑 – 垂体 – 性腺轴的整体发动，最终发育完善至具有生育能力，其病因可以是中枢神经系统肿瘤或其他器质性病变。若未发现中枢器质性病变则称之为特发性中枢性早熟。非 GnRH 依赖性性早熟可见于性腺或肾上腺肿瘤以及摄入外源性性激素，还见于性腺自主性病变，包括性激素分泌细胞促性腺激素受体变异使受体自主性激活所致家族性男性性早熟（家族性高睾酮血症）、多发性骨纤维营养不良（McCune-Albright 综合征，女孩多见，常伴甲状腺、肾上腺及垂体病变）等。

二、临床表现

（一）真性性早熟

真性性早熟多见于 4 ~ 8 岁的女孩。首先出现乳腺发育，继而外生殖器发育、阴道分泌物增多、阴毛生长，随后月经来潮。男孩则首先出现睾丸和阴茎增大，阴茎勃起和排精，并出现阴毛、痤疮和变声。患儿骨骼生长加速，骨骺提前融合，故暂时高于同龄儿童，但成年后则矮于正常人。颅内肿瘤所致性早熟多见于男孩，先出现性早熟表现，待病情发展到一定阶段才出现中枢占位症状。

（二）假性性早熟

临床表现与真性性早熟相似，但乳晕及小阴唇往往有明显色素沉着。先天性肾上腺皮质增生可引起男孩假性性早熟，但睾丸并不增大。McCune-Albright综合征多见于女性患儿，除性早熟外患者还伴有单侧或双侧多发性骨纤维结构不良，同侧肢体皮肤有片状棕褐色色素沉着（牛奶咖啡斑）。若色素沉着边缘整齐，则单一骨受累。若色素沉着边缘不整齐，则多块骨受累。患儿常伴有多种内分泌腺功能异常，如结节性甲状腺肿伴甲亢、结节性肾上腺皮质增生伴皮质醇增多症、生长激素分泌过多和高泌乳素血症等。性早熟是由卵巢黄体化的滤泡囊肿自主性产生过多的雌激素所致。

三、实验室和辅助检查

（一）血清性腺激素测定

包括 E_2、睾酮、FSH、LH 和 hCG 等。对于 LH 和 FSH 升高同时伴有睾酮（在男性）和 E_2（在女性）高于正常者要考虑真性性早熟，促性腺激素升高是由于下丘脑-垂体-性腺轴的提前活动所致，也可由产生促性腺激素的中枢神经系统肿瘤所致。前者促性腺激素水平高于正常，后者则非常显著高于正常。对于只有睾酮或 E_2 升高而无促性腺激素升高者要多注意睾丸和卵巢的检查。

（二）肾上腺功能测定

血尿皮质醇、24h 尿 17-羟和 17-酮皮质类固醇的检查对肾上腺皮质增生所致的性早熟有重要的价值。

（三）性腺功能试验

GnRH 激发试验，以 GnRH3 μ g/kg 皮下或静脉注射，于注射前和注射后 30、60、90、120min 分别抽血测定 L 和 FSH，如 LH 峰值 $\geq$ 13 mU/mL（女孩）或 16 mU/mL（男孩），提示为 GnRH 依赖性性早熟，LH/FSH ＞ 1 更有意义。LH 不升高或显著低水平则提示为非 GnRH 依赖性。在发育早期，GnRH 激发可呈假阴性，应予注意。

（四）特殊检查

X 线平片测骨龄、股骨和其他部位的 X 线平片可除外多囊纤维异样增殖症。颅脑 CT、MRI 用于高度怀疑颅脑肿瘤者。女孩盆腔超声检查，卵巢增大，容积 ＞ 1mL，提示卵巢发育，若发现多个直径≥4 mm 的卵泡则意义更大，提示卵巢处于功能活动状态。孤立性、直径＞9 mm 的卵泡常为卵巢囊肿。疑有肾上腺或卵巢肿瘤者，可行相应部位的 B 超、CT 或 MRI 检查。

（五）其他检查

性染色体检查对于鉴别先天性肾上腺皮质增生和两性畸形有一定意义。阴道涂片有明显雌激素影响者多提示真性性早熟。原发性甲状腺功能减退症患儿可发生性早熟，伴生长迟缓的 GnRH 依赖性性早熟应检查 T_3、T_4 和 TSH 以助鉴别。

四、诊断和鉴别诊断

（一）诊断

性早熟的诊断并不太困难。若须确定性早熟的病因，则需要详细地询问病史，以区分是真性或假性性早熟，例如有无使用雄激素、绒毛膜促性腺激素、误服避孕药史，有无神经系统症状如头痛、视力障碍和行为改变等，有无性早熟家族史。男性有遗精史，女性有周期性阴道出血者多提示真性性早熟。对于出生时就有性早熟表现者，应追问患儿母亲妊娠期的服药史，特别是使用激素类药物的历史，然后进行相应检查，查找病因。

（二）鉴别诊断

1. 良性乳腺发育过早

见于 6 个月到 3 岁女孩，仅出现单侧或双侧乳腺组织增生，无阴道出血和生长速率加快等青春期症候，也无雌激素过多的证据，必须排除服用或涂抹含雌激素制剂的历史。患儿应每 6 ~ 12 个月复诊追踪检查，以确定乳腺发育过早不是由于性早熟所致。该病预后良好。

2. 肾上腺早熟

男女两性均可见，女性多见。虽有阴毛生长，但无乳腺发育，其他周身检查均正常。该病预后良好。

五、治疗

主要治疗目的是改善成年期身高，防止月经初潮早期（女孩）和防止因性征早现所引致心理及社会问题。治疗措施包括抑制性激素分泌，阻抑骨龄进展、防止骨骺过早愈合，使成年后身材不至于过矮。

（一）药物治疗

1. GnRH 类似物（GnRH-a）

是目前治疗真性性早熟的最有效药物。GnRH-a 保留了 GnRH 的生物活性，对垂体前叶 GnRH 受体有更强的亲和力且不易被降解，半衰期较长，因此优于天然 GnRH。GnRH 类似物持续作用于受体，从而产生 GnRH 受体的降调节，使垂体 LH 分泌细胞对 GnRH 敏感性减弱，阻断受体后负反馈机制激活通路使 LH 分泌受抑，性激素水平显著下降。这一作用可逆，停药后下丘脑 - 垂体 - 性腺轴功能可恢复正常。现多采用 GnRH-a 的缓释剂型，如亮丙瑞林（leuprorelin）或达菲瑞林（diphereline），二者用法相同。每次 $50 \sim 60 \mu g/kg$ 皮下注射，首次剂量较大，2 周后加强注射 1 次（尤其出现初潮者），以后每 4 周 1 次，间歇期不长于 5 周。

2. 酮康唑（ketoconazole）

大剂量可抑制激素合成过程中 17、20 碳链酶活性，抑制睾酮合成，用于治疗非 GnRH 依赖性性早熟。建议剂量为每天 $4 \sim 8 \, mg/kg$，分 2 次服用。本品对肝有毒性，停药后可逆转。

3. 其他药物

睾内酮能抑制性激素合成而抑制发育进程，但治疗后 $1 \sim 3$ 年会发生药效脱逸。螺内酯有雄激素受体拮抗作用，对高睾酮血症的性征有控制作用。

（二）手术治疗

肿瘤确诊后应尽早手术治疗。下丘脑 - 垂体 - 松果体部位肿瘤可采用 γ 刀治疗，经照射治疗后瘤体显著缩小，性早熟症状明显消退，患儿预后大为改观。卵巢囊肿部分会自发消退，可随访观察后再决定手术与否。

第三节 经前期与围绝经期综合征

一、经前期综合征

经前期综合征（premenstrual syndrome，PMS）是指反复发生在经前，影响妇女日常生活和工作，涉及身体和精神两方面的症候群。月经来潮后，症状自然消失。最多见于 $30 \sim 40$ 岁的妇女，发生率 $30\% \sim 40\%$。值得提出的是，绝大多数妇女在经前期都会有生理改变，但只有对日常生活产生了不良影响的才称为 PMS。

（一）病因

PMS 的各种症状周期性地发生于排卵周期的晚黄体期。其病因尚不十分清楚，可能与以下因素有关：

1. 精神社会因素

严重的 PMS 都有明显的精神症状。不少学者提出精神社会因素引起身心功能障碍可引起 PMS。患者的精神心理与社会环境因素之间的相互作用参与了 PMS 的发病。

2. 内分泌因素

由于孕激素水平不足，雌激素相对过高，雌孕激素比例失调，引起水钠潴留，从而出现体重增加等征象。

3. 神经类阿片肽

异常神经类阿片肽随月经周期而变化。PMS 妇女在黄体后期循环中类阿片肽水平异常下降，表现为内源性类阿片肽撤退症状，影响精神、神经及行为方面的变化，从而引起PMS。

4. 前列腺素的作用

前列腺素可影响水钠潴留、精神、行为、体温调节及许多 PMS 的有关症状。前列腺素合成抑制药能改善 PMS 的身体症状。

5. 维生素 B_6 缺陷

可能也是造成 PMS 的原因之一。

（二）临床表现

为周期性发生的系列异常征象。多见于 25 ~ 45 岁妇女。常因家庭、工作等问题而激发。典型的 PMS 症状常在经前 1 周开始，逐渐加重，至月经前 2 ~ 3 天最为严重。月经开始后突然消失，也有的要持续至月经的第 3 ~ 4 天。

PMS 症状严重程度不一。可分为两类：一类是精神症状，如焦虑、抑郁、失眠、健忘、易怒不能自制等；另一类是身体症状，包括水钠潴留、疼痛（如经前头痛、乳房胀痛、盆腔痛、肠痉挛性疼痛等）和低血糖症状（如食欲增加、喜甜食等）。

（三）诊断

经前期综合征既没有能供诊断的特定病征，也没有特殊的实验室诊断指标。诊断的基本要素是确定经前症状的严重性以及月经来潮后缓解的情况。不在经前发生的症状不属于PMS。根据在经前期周期性出现的典型症状，可以做出诊断。但需要与轻度精神病及心、肝、肾等疾病引起的水肿鉴别。

（四）治疗

1. 精神治疗

首先应予以心理安慰与疏导，帮助患者调整心理状态，认识疾病和建立勇气及自信心，使之精神松弛，重新控制生活。

2. 饮食

不良的饮食结构会加重 PMS 的症状。在经前有症状时摄入高糖类和低蛋白饮食、限制盐和咖啡、补充维生素和微量元素，有助于改善 PMS 的症状。

3. 药物治疗

适用于一般治疗无效的患者。

（1）性激素

孕激素：长期以来一直使用孕激素作为治疗 PMS 的药物，但是，近年的一些较大规模的研究并没有证实其有效性，可能在将来会废弃这种治疗方式。

口服避孕药：虽然有用口服避孕药治疗 PMS，但是其有效性同样不能确定，甚至有研究认为该药会加重 PMS 的症状。

（2）抗抑郁药

用 7- 羟色胺类的抗抑郁药，如氟西汀、氯丙咪嗪等，能有效减轻 PMS 的精神症状和行为改变。于黄体期用药，20 mg，1 ~ 2 次 / 天，不超过 3 个周期。

（3）抗焦虑药

适用于有明显焦虑及易怒的 PMS 患者。阿普唑仑就是一种效果良好的抗焦虑药物，经前开始应用，0.25 mg，2 ~ 3 次 / 天，逐渐递增，每天 4mg 为最大量，一直用到月经来潮的第 2 ~ 3 天。

（4）溴隐亭

对乳房胀痛伴高泌乳素血症者，在后半周期给予溴隐亭 1.25 ~ 2.5 mg 口服，可使90% 患者症状缓解。

（5）维生素 B_6

可调节自主神经系统与下丘脑 – 垂体 – 卵巢轴的关系，还可抑制泌乳素的合成。口服 100 mg/d 可改善症状，不可过量服用。

（6）螺内酯（安体舒通）

螺内酯是一种醛固酮受体拮抗药，具有利尿和抑制血管紧张素功能的作用。可以减轻水钠潴留症状，对精神症状也有效。

4. 手术治疗

适用于药物治疗无效、年龄较大的妇女，用手术或放疗的方法消除卵巢的功能，造成人为的绝经。这种方法能够成功地治疗顽固性 PMS，但这是最后的治疗手段的选择。

二、围绝经期综合征

围绝经期综合征（climacteric syndrome）是指妇女在自然绝经前或其他原因丧失卵巢功能，而出现一系列性激素减少所致的症状，包括自主神经功能失调的表现。

（一）病因及病理生理

更年期的变化包括两个方面：一方面是卵巢功能衰退，此时期卵巢逐渐趋于排卵停止，雌激素分泌减少，体内雌激素水平低落；另一方面是机体老化，两者常交织在一起。神经血管功能不稳定的综合征主要与性激素水平下降有关，但发生机制尚未完全阐明。

（二）诊断

1. 临床表现

主要根据患者的自觉症状，而无其他器质性疾病。

（1）血管舒缩综合征：潮热、面部发红、出汗，瞬息即过，反复发作。

（2）精神神经症状：情绪不稳定、易激动，自己不能控制，忧郁失眠，精力不集中，等等。

（3）生殖道变化：外阴与阴道萎缩，阴道干燥疼痛，外阴瘙痒。子宫萎缩、盆底松弛导致子宫脱垂及阴道膨出。

（4）尿频急或尿失禁；皮肤干燥、弹性消失；乳房萎缩、下垂。

（5）心血管系统：胆固醇、三酰甘油和致动脉粥样化脂蛋白增高，抗动脉粥样硬化脂蛋白降低，可能与冠心病的发生有关。

（6）全身骨骼发生骨质疏松。

2. 鉴别诊断

必须排除心血管、神经精神和泌尿生殖器各处的病变；潮热、出汗、精神症状、高血

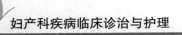

压等须与甲状腺功能亢进症和嗜铬细胞瘤相鉴别。

3. 辅助检查

（1）血激素测定

FSH 及 LH 增高、雌二醇下降。

（2）X 线检查

脊椎、股骨及掌骨可发现骨质疏松。

（三）治疗

1. 一般治疗

加强卫生宣教，解除顾虑，保证劳逸结合与充分的睡眠。轻症者不必服药治疗，必要时可选用适量镇静药，如地西泮 2.5 ~ 5 mg/d 或氯氮䓬 10 ~ 20 mg/d 睡前服，谷维素 20 mg，每天 3 次。

2. 性激素治疗

绝经前主要用孕激素或雌孕激素联合调节月经异常；绝经后用替代治疗。

（1）雌激素

对于子宫已切除的妇女，可单纯用妊马雌酮 0.625 mg 或 17β - 雌二醇 1 mg，连续治疗 3 个月。对于存在子宫的妇女，可用尼尔雌醇片每次 5 mg，每月 1 次，症状改善后维持量 1 ~ 2 mg，每月 2 次，对稳定神经血管舒缩活动有明显的疗效，而对子宫内膜的影响少。

（2）雌激素、孕激素序贯疗法

雌激素用法同上，后半期加用 7 ~ 10 天炔诺酮，每天 2.5 ~ 5 mg 或黄体酮 6 ~ 10 mg，每天 1 次或甲羟孕酮 4 ~ 8 mg，每天 1 次，可减少子宫内膜癌的发生率。但周期性子宫出血的发生率高。

（3）雌激素、雄激素联合疗法

妊马雌酮 0.625 mg 或 17β - 雌二醇 1 mg，每天 1 次，加甲睾酮 5 ~ 10 mg，每天 1 次，连用 20 天，对有抑郁型精神状态患者较好，且能减少对子宫内膜的增殖作用，但有男性化作用，而且常用雄激素有成瘾可能。

（4）雌激素替代治疗应注意的几点

①HRT 应该是维持围绝经期和绝经后妇女健康的全部策略（包括关于饮食、运动、戒烟和限酒）中的一部分。在没有明确应用适应证时，比如雌激素不足导致的明显症状和身体反应，不建议使用 HRT。

②绝经后 HRT 不是一个给予标准女性的单一的疗法，HRT 必须根据临床症状，预防疾病的需要，个人及家族病史，相关试验室检查，女性的偏好和期望做到个体化治疗。

③没有理由强制性限制 HRT 使用时限。她们也可以有几年时间中断 HRT，但绝经症状可能会持续许多年，她们应该给予最低有效的治疗剂量。是否继续 HRT 治疗取决于具有充分知情权的医患双方的审慎决定，并视患者特殊的目的或对后续的风险与收益的客观评估而定。只要女性能够获得症状的改善，并且了解自身情况及治疗可能带来的风险，就可以选择 HRT。

④使用 HRT 的女性应该至少一年进行一次临床随访，包括体格检查，更新病史和家族史，相关试验室和影像学检查，与患者进行生活方式和预防及减轻慢性病策略的讨论。

⑤总体来说，在有子宫的所有女性中，全身系统雌激素治疗中应该加入孕激素，以防止子宫内膜增生或是内膜癌。无子宫者，无须加用孕激素。用于缓解泌尿生殖道萎缩的低剂量阴道雌激素治疗，可被全身吸收，但雌激素还达不到刺激内膜的水平，无须同时给予孕激素。

⑥乳腺癌与绝经后 HRT 的相关性程度还存在很大争议。但与 HRT 有关的可能增加的乳腺癌风险是很小的(少于每年 0.1%)，并小于由生活方式因素如肥胖、酗酒所带来的风险。

⑦禁忌证，如血栓栓塞性疾病、镰状细胞贫血、严重肝病、脑血管疾病、严重高血压等。

第四节 多囊卵巢综合征

多囊卵巢综合征（PCOS）是青春期少女和育龄期妇女最常见的妇科内分泌疾病之一，据估计其在育龄期妇女中的发生率为 5% ~ 10%。

一、病理生理机制

（一）促性腺激素分泌失调和性激素分泌失调

卵巢合成雄激素受促性腺激素调节，LH 刺激卵泡膜细胞分泌雄激素。20 世纪 70 年代发现 PCOS 患者体内的 LH 水平异常升高，FSH 水平相对偏低，当时认为 PCOS 患者体内过多的雄激素是促性腺激素分泌紊乱的结果。

PCOS 患者体内过多的雄激素在周围组织的芳香化酶作用下转化成雌酮。与排卵正常的女性相比，PCOS 患者体内的雌酮 / 雌二醇比值偏高。雌激素对促性腺激素的分泌有反馈调节作用，过去认为雌酮／雌二醇的比值不同，反馈作用也有差异。当雌酮／雌二醇比值偏高时可引起 LH 分泌增加，从而加重 PCOS 的促性腺激素分泌紊乱。

过去认为在 PCOS 患者体内，促性腺激素分泌失调和性激素分泌失调相互影响形成恶性循环是 PCOS 发病的关键，因此当时把 LH/FSH 比值作为 PCOS 的诊断标准之一。目前认为，促性腺激素分泌失调和性激素分泌失调很可能只是 PCOS 的临床表现，因此新的 PCOS 诊断标准没有考虑 LH/FSH 比值。

（二）胰岛素抵抗

胰岛素抵抗指机体对胰岛素不敏感，在正常人群中的发生率为 10% ～ 25%，在 PCOS 女性中的发生率为 50% 以上。在胰岛素抵抗时，机体为代偿糖代谢紊乱会分泌大量的胰岛素，从而导致高胰岛素血症。PCOS 患者往往同时存在高胰岛素血症和高雄激素血症，目前认为高胰岛素血症与高雄激素血症之间存在因果关系。

1. 在 PCOS 中高胰岛素血症引起高雄激素血症

由于人们观察到有胰岛素抵抗和高胰岛素血症的女性常常有男性化表现，因此考虑胰岛素可能影响雄激素代谢。Taylor 第一次提出有胰岛素抵抗的 PCOS 者体内过多的睾酮是高胰岛素血症直接作用于卵巢的结果。以后又有许多临床观察结果支持这一假说，部分或全部切除卵巢或用长效 GnRH-A 抑制卵巢雄激素合成后，胰岛素抵抗依然存在，高胰岛素血症没有得到改善。黑棘皮症患者在青春期就存在胰岛素抵抗和高胰岛素血症，可是在若干年后才能观察到血雄激素水平升高。因此，如果说高胰岛素血症与高雄激素血症之间存在因果关系，很可能是高胰岛素血症引起高雄激素血症。

2. 高胰岛素血症引起高雄激素血症的机制

胰岛素增强细胞色素 $P_{4soc}17\alpha$ 的活性，从而刺激卵巢雄激素的合成。细胞色素 $P_{4soc}17\alpha$ 是一种双功能酶，同时有 17α - 羟化酶和 17，20 裂解酶活性，是性类固醇激素合成的关键酶。在许多 PCOS 者的卵巢内，细胞色素 $P_{4soc}17\alpha$ 的活性显著增强。二甲双胍能抑制肝糖原的合成，提高周围组织对胰岛素的敏感性，从而减少胰岛素的分泌，降低胰岛素水平。伴有高胰岛素血症的 PCOS 者口服二甲双胍 4 ～ 8 周后，血胰岛素水平降低，细胞色素 $P_{4soc}17\alpha$ 的活性也显著降低，睾酮的合成也受到抑制。用控制饮食的方法改善肥胖型 PCOS 者的胰岛素抵抗做类似实验得到同样的结果。这表明 PCOS 者卵巢中细胞色素 $P_{4soc}17\alpha$ 活性增强可能是高胰岛素直接刺激的结果。

高胰岛素增强胰岛素样生长因子 -1（IGF-1）的生物活性。IGF-1 是一种能促进合成代谢的多肽，其结构类似于胰岛素。IGF-1 的作用是由 IGF-1 受体介导的，该受体在结构和功能上类似于胰岛素受体，与胰岛素也有一定的亲和力。另外体内还存在胰岛素和 IGF-1 的杂交受体，其两条链中一条来自胰岛素受体，另一条来自 IGF-1 受体，同胰岛素和 IGF-1 均有较高的亲和力。体内大多数 IGF-1 与 IGF 结合球蛋白（IGFBP）结合，只有少部分是游离的，具有生物活性。体内共有 6 种 IGFBP，其中 IGFBP-1 是由肝脏合成的，在调节 IGF-1 活性方面最重要。

IGF-1 能直接刺激卵泡膜细胞合成雄激素，也能协同 LH 的促雄激素合成作用。许多研究证明胰岛素能通过影响 IGF-1 系统促进卵巢雄激素的生物合成，这可能是高胰岛素诱发高雄激素的机制之一。体内升高的胰岛素则竞争性地结合于 IGF-1 受体或杂交受体，发挥类似 IGF-1 的生物学效应，从而促进卵巢雄激素的合成。

更多的研究表明胰岛素主要通过影响 IGFBP-1 的合成来促进卵巢雄激素的合成，胰岛素能抑制肝脏 IGFBP-1 的合成，提高卵巢组织 IGF-1 的生物活性，促进雄激素的合成。PCOS 者血胰岛素水平升高时，血 IGFBP-1 浓度明显降低。PCOS 者胰岛素抵抗得到改善，胰岛素水平降低后，血 IGFBP-1 会相应升高。

LH 主要作用于已分化的卵泡膜细胞，促进其合成雄激素。LH 是促进雄激素合成的最重要的因子，它能增强细胞色素 $P^4soc17\alpha$ 的活性，促进雄激素的生物合成。体外实验发现胰岛素能协同 LH 促进卵巢雄激素的合成，这可能是高胰岛素血症引起高雄激素血症的又一机制。另外有学者认为胰岛素可能在垂体水平调节 LH 的分泌，从而增强卵巢雄激素的合成。

胰岛素能抑制肝细胞 SHBG 的生物合成，SHBG 降低能增加游离睾酮浓度，诱发高雄激素血症。青春期性成熟过程中常伴有胰岛素抵抗和高胰岛素血症，此时女孩体内 SHBG 水平偏低。生育年龄妇女中也发现血胰岛素水平与 SHBG 水平呈负相关，高胰岛素血症患者的血 SHBG 水平显著低于胰岛素正常的正常妇女。当高胰岛素血症患者的胰岛素抵抗改善后，胰岛素水平下降，SHBG 水平也明显升高。在离体培养的肝细胞中发现，胰岛素能直接抑制 SHBG 的生物合成。

高胰岛素血症引起高雄激素血症的机制非常复杂，一些脂肪细胞分泌的激素或因子也可能参与其中，如瘦素、脂联素和抵抗素等。

（三）肾上腺皮质与 PCOS

肾上腺皮质是雄激素的又一重要来源，由于 95% 以上的硫酸脱氢表雄酮（DHEAS）来自肾上腺皮质，因此，临床上把 DHEAS 水平作为衡量肾上腺皮质雄激素分泌的指标。

研究发现一半以上的 PCOS 患者伴有 DHEAS 的分泌增加，这提示肾上腺皮质可能在 PCOS 的发病机制中发挥一定的作用。

有学者认为肾上腺皮质功能早现与 PCOS 的发生有关。作为第二性征的阴毛和腋毛是肾上腺皮质分泌的雄激素作用的结果，正常女孩在 8 岁以后，肾上腺皮质分泌的雄激素开始增加，临床上主要表现为血脱氢表雄酮和硫酸脱氢表雄酮水平升高及阴毛出现，这被称为肾上腺皮质功能初现。另外，青春期阴毛的出现称为阴毛初现。8 岁以前发生肾上腺皮质功能启动称为肾上腺皮质功能早现，许多研究发现肾上腺功能早现在 PCOS 的发病机制中可能扮演一定的角色。

（四）遗传因素

PCOS 具有家族聚集性。与普通人群相比，多囊卵巢（PCO）患者的姐妹更容易发生月经紊乱、高雄激素血症和多囊卵巢；PCOS 患者的姐妹发生 PCOS 的概率是普通人群的 4 倍左右；早秃是男性雄激素过多的临床表现，PCOS 患者的一级男性亲属有较高的早秃发病风险。目前许多学者认为遗传因素在 PCOS 的发病机制中起重要作用，但是 PCOS 的高度异质性却提示 PCOS 的遗传模式可能非常复杂。

目前国内外学者对 PCOS 的相关基因做了大量研究，其中包括类固醇激素代谢相关基因、糖代谢和能量平衡基因、与下丘脑和垂体激素活动有关的基因等。目前对调节类固醇激素合成和代谢的酶的基因研究较多。文献表明 PCOS 患者的 CYP11A、CYP17、CYP11B2、SHBG、雄激素受体、GnRH、LH、ISNR、IGF 和瘦素的基因都可以发生表达水平或单核苷酸多态性变化。虽然已对 PCOS 的遗传学做了很多研究，可是迄今仍未发现能导致 PCOS 的特异基因。目前发现的与 PCOS 有关的基因，只是对 PCOS 临床表现的严重程度有所修饰，而对 PCOS 的发生没有决定作用。疾病基因连锁分析和关联分析均不能证明这些基因与 PCOS 存在特异的遗传学关系。

随着遗传学的发展，人们发现人类疾病有半数原因与基因遗传有关，另一半则取决于基因组外遗传变化，这种基因组外遗传变化不改变遗传信息，但可导致细胞遗传性质发生变化，这就是表观遗传学。表观遗传调控可以影响基因转录活性而不涉及 DNA 序列改变，其分子基础是 DNA 甲基化以及染色质的化学修饰和物理重塑。大量的临床和基础研究结果表明环境因素在疾病发生、发展中有巨大的影响，而表观遗传调控在遗传因素和环境因素的互动关系中起着桥梁的作用。

PCOS 除了有高雄激素血症、排卵障碍和多囊卵巢以外，还常伴有胰岛素、血糖和血脂的变化，因此近年来人们认为 PCOS 也是一种代谢性疾病。饮食结构、生活方式可以影响 PCOS 的发生，控制饮食、增加锻炼、降低体重等措施能明显改善 PCOS 的症状，这提示 PCOS 的发生、发展与环境因素有密切关系。由于一直没找到导致 PCOS 的特异基因，因此有学者推测，PCOS 的发生可能是 PCOS 易感基因与环境因素共同作用的结果。也就是说，在环境因素的影响下，人体启动了表观遗传调控，PCOS 易感患者的相关基因表达发生了变化，从而导致 PCOS 的发生。虽然目前关于其他代谢性疾病与表观遗传学关系的研究已经有了大量的报道，可是关于 PCOS 与表观遗传学变化关系的研究国内外却鲜有报道。

二、临床表现

PCOS 临床表现呈高度异质性，有月经稀发或闭经、多毛、痤疮、肥胖、黑棘皮症、多囊卵巢、不孕、LH/FSH 升高、血睾酮水平升高、血清性激素结合球蛋白（SHBG）降低和空腹胰岛素水平升高等。

（一）症状

1. 月经失调

月经失调是由排卵障碍引起的，多表现为月经稀发或闭经，少数可表现为月经频发或月经不规则。

2. 不孕

PCOS 是排卵障碍性不孕的主要病因，许多患者正是由于不孕才来就诊的。有统计表明，约 75% 的 PCOS 患者有不孕。

（二）体征

1. 肥胖

一半以上的 PCOS 患者有肥胖表现。体重指数 [BMI，体重（kg）÷ 身高 ^{2}（m^2）] 是常用的衡量肥胖的指标。肥胖的标准为 BMI ≥ 25。

腰臀围比（WHR）= 腰围 ÷ 臀围，WHR 的大小与腹部脂肪的量呈正相关。根据 WHR 可以把肥胖分为两类：WHR ≥ 0.85 时称为男性肥胖、腹部型肥胖、上身肥胖或中心型肥胖；WHR < 0.85 时称为女性肥胖、臀股肥胖、下身肥胖或外周型肥胖。PCOS 多与男性肥胖有关。

2. 多毛、雄激素性脱发和痤疮

多毛、雄激素性脱发和痤疮是由高雄激素血症引起的。多毛是指性毛过多，女性的性毛主要分布于上唇、下唇、腋下、胸中线、腹中线和外阴，雄激素水平过高时这些部位的毫毛就会变成恒毛，临床上表现为多毛。四肢和躯干的毛发生长受雄激素的影响较少，它们主要与体质和遗传有关，这些部位的毛发增多不一定与高雄激素血症有关。约 2/3 的 PCOS 患者有多毛。

3. 黑棘皮症

继发于胰岛素抵抗的高胰岛素血症患者常有黑棘皮症。黑棘皮症是一种较常见的皮肤病变，受累部位皮肤增厚成乳头瘤样斑块，外观像天鹅绒；病变皮肤常伴有色素沉着，呈灰褐色至黑色，故称为黑棘皮症。黑棘皮症多发生于皮肤皱褶处，如腋、颈部和项部、腹股沟、肛门生殖器等部位，且呈对称性分布。

（三）辅助检查

1. 内分泌检查

测定血清促卵泡素（FSH）、黄体生成素（LH）、泌乳素（PRL）、睾酮、硫酸脱氢表雄酮（DHEAS）、性激素结合球蛋白（SHBG）、雌二醇、雌酮和空腹胰岛素。有月经者在月经周期的第 3 ~ 5 天抽血检测，闭经者随时抽血检测。

PCOS 患者的 FSH 在正常卵泡早期水平范围，为 3 ~ 10 IU/L。约 60% 患者的 LH 水平较正常妇女高，LH/FSH > 2.5，如 LH/FSH ≥ 3，有助于诊断。多数患者的 PRL 水平在正常范围（< 25 ng/mL），少部分患者的 PRL 水平可轻度升高（40 ng/mL）。

妇女体内的睾酮水平往往升高，如伴有肾上腺皮质分泌雄激素过多时，DHEAS 水平也可升高。一般来说，大多数 PCOS 患者体内的睾酮水平偏高（> 0.55 ng/mL），一半患者体内的 DHEAS 水平偏高。妇女体内的大多数睾酮是与 SHBG 结合的，只有少部分是游离的。当 SHBG 水平降低时，游离睾酮会增加，此时即使总睾酮在正常范围，也可有多毛和痤疮等表现。PCOS 患者的 SHBG 水平往往较低。

PCOS 患者的雌二醇水平往往低于雌酮水平，这是过多的雄激素在周围组织中转化成雌酮的缘故。

有胰岛素抵抗的患者空腹胰岛素水平升高，大于 20 mU/L。

2. 超声检查

已常规用于 PCOS 的诊断和随访，PCOS 患者在做超声检查时常发现卵巢体积增大，皮质增厚，皮质内有多个直径为 2 ~ 10 mm 的小卵泡。

3. 基础体温（BBT）

由于患者存在排卵障碍，因此 BBT 呈单相反应。

4. 腹腔镜检查

腹腔镜下见卵巢体积增大，皮质增厚，皮质内有多个小卵泡。

（四）PCOS 临床表现的异质性

不同的 PCOS 患者，临床表现不完全相同。前面介绍的各种表现可以有多种组合，这些不同的组合均可以诊断为 PCOS。

（五）鉴别诊断

1. 多囊卵巢

虽然患者的卵巢皮质内见多个小卵泡，呈多囊改变，但患者的月经周期规则，有排卵，内分泌激素测定无异常发现。

2. 库欣综合征

由于肾上腺皮质增生，肾上腺皮质分泌大量的皮质醇和雄激素。临床上表现为月经失调、向心性肥胖、紫纹和多毛等症状。内分泌激素测定：LH 在正常范围、皮质醇水平升高，小剂量的地塞米松试验无抑制作用。

3. 迟发性 21- 羟化酶缺陷症

临床表现与 PCOS 非常相似，诊断的依据是 17- 羟孕酮的升高和有昼夜规律的 ACTH- 皮质醇分泌。

4. 卵巢雄激素肿瘤

患者体内的雄激素水平更高，睾酮多数 > 3 ng/mL，男性化体征也更显著。超声检查可协助诊断。

5. 高泌乳素血症

患者虽有月经稀发或闭经，可是常伴有溢乳。内分泌激素测定除发现泌乳素水平升高外，其余无特殊。

三、治疗

由于 PCOS 的具体发病机制尚不清楚，因此，现在的治疗都达不到治愈的目的。PCOS 治疗的目的是解决患者的需求，减少远期并发症。

（一）一般治疗

对于肥胖的 PCOS 患者来说，控制体重是最重要的治疗手段之一。控制体重的关键是减少饮食和适当增加体育锻炼。一般来说不主张使用药物控制体重，除非患者极度肥胖。

1. 控制饮食

节食是治疗肥胖最常见的方法，优点是短时间内就可使体重下降。如果每天膳食能量缺乏 5 021 kJ（1 200 kcal），10 ～ 20 周后患者的体重就可以下降 15%。节食的缺点是不容易坚持，为了达到长期控制体重的目的，现在不主张过度节食。刚开始减肥时，每天膳食能量缺乏 2 092 kJ（500 kcal），坚持 6 ～ 12 个月体重可以下降 5 ～ 10kg。每天膳食缺乏 418 kJ（100 kcal）时，可以保持体重不增加。

在节食的同时，还应注意食物结构。建议患者总的能量摄入不低于 5 021 kJ/ 天，其中 15% ～ 30% 的能量来自脂肪，15% 的能量来自蛋白质，55% ～ 60% 来自糖类。患者应不吃零食，少吃或不吃油炸食品和含油脂高的食品，多吃蔬菜和水果。喝牛奶时，应选择脱脂牛奶或脂肪含量少的牛奶。另外，每天的膳食还应保证提供足够的维生素和微量元素。

2. 增加体力活动

体力活动可以消耗能量，因此对控制体重有帮助。为降低体重，患者每天应坚持中等强度的体育锻炼 60 分钟。如果做不到上述要求，那么适当增加体力活动也是有意义的。步行或骑自行车 1 小时，可以消耗能量 251 ～ 836 kJ（60 ～ 200 kcal）。

每天坚持体育锻炼对很多人来说不现实。但是，每天适当增加体力活动还是可行的。为此，建议患者尽量避免长时间的久坐少动，每天坚持有目的的步行 30 ～ 60 分钟（有条件的可以做中等强度的体育锻炼），这对控制体重很有帮助。

体重减少 5% ～ 10% 后，患者有可能恢复自发排卵。体重减轻对改善胰岛素抵抗和高雄激素血症也有益，临床上表现为空腹胰岛素、睾酮水平降低，SHBG 水平升高，黑棘皮症、多毛和痤疮症状得到改善。另外，控制体重对减少远期并发症，如糖尿病、心血管疾病、子宫内膜癌等也有帮助。

（二）治疗高雄激素血症

高雄激素血症是 PCOS 的主要临床表现。当患者有高雄激素血症，但无生育要求时，采用抗高雄激素血症疗法。有生育要求的患者，也应在雄激素水平恢复正常或下降后，再治疗不孕症。

1. 螺内酯

又名安体舒通。该药原本用作利尿剂，后来发现它有抗雄激素的作用，所以又被用于治疗高雄激素血症。治疗方案：螺内酯 20 mg，每天 3 次，口服，最大剂量每天可用至 200 mg，连续使用 3 ~ 6 个月。在治疗的早期患者可能有多尿表现，数天以后尿量会恢复正常。肾功能正常者一般不会发生水和电解质的代谢紊乱。如果患者有肾功能损害，应禁用或慎用该药。在使用螺内酯时，往往会出现少量、不规则出血。由于螺内酯没有调节月经的作用，因此，如果患者仍然有月经稀发或闭经，须定期补充孕激素，以免发生子宫内膜增生症或子宫内膜癌。

2. 复方口服避孕药

PCOS 的雄激素主要来自卵巢，卵巢分泌雄激素的细胞主要是卵泡膜细胞。LH 能刺激卵泡膜细胞分泌雄激素，当 LH 水平降低时，卵泡膜细胞分泌的雄激素减少。复方口服避孕药能负反馈地抑制垂体分泌 LH，减少卵巢雄激素的分泌，因此可用于治疗多毛和痤疮。另外，复方口服避孕药还有调整月经周期的作用。

3. 地塞米松

为人工合成的长效糖皮质激素制剂，它对下丘脑 – 垂体 – 肾上腺皮质轴有负反馈抑制作用，对肾上腺皮质雄激素的分泌有抑制作用。如果患者体内的 DHEAS 水平升高，提示肾上腺皮质来源的雄激素增多，可给予地塞米松治疗。一般情况下较少使用地塞米松，往往在氯米芬疗效欠佳且 DHEAS 水平升高时才使用地塞米松。

方法：地塞米松 0.5 ~ 0.75 mg/d。一旦确诊怀孕，应立即停用地塞米松。为了避免肾上腺皮质功能受到抑制，地塞米松治疗时间一般不超过 3 个月。

4. 非那雄胺

非那雄胺是 20 世纪 90 年代研制开发的新一类 Ⅱ 型 5α – 还原酶抑制剂，其结构与睾酮相似，临床上主要用于治疗前列腺疾病，近年也开始用于治疗女性高雄激素血症。非那雄胺每片 5 mg，治疗前列腺增生时的剂量是 5 mg/d，女性用药的剂量需要摸索。

5. 氟他胺

为非类固醇类雄激素受体拮抗剂。临床证据表明，其抗高雄激素血症的疗效不亚于螺内酯。

用法：氟他胺 250mg/ 次，每天 1 ~ 3 次。抗雄激素治疗 1 ~ 2 个月后痤疮体征就会得到改善，6 ~ 12 个月后多毛体征得到改善。在治疗高雄激素血症时，一般至少治疗 6 个月才停药。在高雄激素血症改善后，改用孕激素疗法。患者往往在停止抗高雄激素血症治疗一段时间后又复发，复发后可以再选用抗高雄激素疗法。有学者认为没有必要在高雄激素血症缓解后仍长期使用抗高雄激素疗法。

（三）治疗高胰岛素血症

1. 控制体重

对肥胖患者来说，治疗高胰岛素血症首选控制体重。控制体重的关键是减少饮食和适当增加体育锻炼。

2. 二甲双胍

能抑制肝糖原的合成，提高周围组织对胰岛素的敏感性，从而减少胰岛素的分泌。降低血胰岛素水平，是目前用于改善胰岛素抵抗最常见的药物。由于 PCOS 中胰岛素抵抗的发生率较高，因此，从 20 世纪 90 年代以来二甲双胍越来越普遍地用于治疗 PCOS。治疗方案：二甲双胍 250 ~ 500 mg，每天 3 次，口服。部分患者服用后有恶心、呕吐、腹胀或腹泻不适，继续服药 1 ~ 2 周后症状会减轻或消失，少部分患者会因无法耐受该药而终止治疗。

青春期 PCOS 患者可否使用二甲双胍治疗，目前还存在很大的争议。理论上讲，二甲双胍能改善胰岛素抵抗，减少糖尿病和心血管疾病的发生率。可是糖尿病和心血管疾病多发生在 40 岁以后，青春期 PCOS 患者使用二甲双胍治疗 20 年（或以上）是否安全，根据目前的文献无法回答该问题。间断或短期使用二甲双胍与不使用二甲双胍有何区别，目前也不清楚。

3. 罗格列酮

该药为噻唑烷二酮类药物，其主要功能是改善胰岛素抵抗，因此被称为胰岛素增敏剂。用法为罗格列酮 2 ~ 8mg/d。其疗效优于二甲双胍。罗格列酮可能有肝毒性作用，因此，在使用期间应严密随访肝功能。目前，在治疗胰岛素抵抗时往往首选二甲双胍，如果二甲双胍疗效欠佳，则加用罗格列酮。对重度胰岛素抵抗，开始时就可以联合使用二甲双胍和罗格列酮。

（四）建立规律的月经周期

如果多毛和痤疮不严重，且又无生育要求，可采用补充激素的方式让患者定期来月经，这样可以避免将来发生子宫内膜增生或子宫内膜癌。

1. 孕激素疗法

每月使用孕激素 5 ~ 7 天，停药后 1 ~ 7 天可有月经来潮。例如，甲羟孕酮 8 ~ 12 mg，每天 1 次，连续服用 5 ~ 7 天。甲地孕酮 6 ~ 10 mg，每天 1 次，连续服用 5 ~ 7 天。该方案适用于体内有一定雌激素水平的患者（如子宫内膜厚度 ≥ 7 mm），停药后 1 周左右会有月经来潮。如果撤药性出血较多，可适当延长孕激素的使用天数。

孕激素疗法的优点是使用方便，患者容易接受。如果没有特殊情况，该方案可以长期使用。在采用孕激素治疗时，如果患者出现明显的高雄激素血症的临床表现，需要改用降雄激素治疗。如果患者有生育要求，可改用促排卵治疗。

2. 雌、孕激素序贯治疗

每月使用雌激素 20 ~ 22 天，在使用雌激素的最后 5 ~ 7 天加用孕激素。例如：戊酸雌二醇 1 ~ 2 mg，每天 1 次，连续服用 21 天；从使用戊酸雌二醇的第 15 天开始加用甲羟孕酮 10 mg，每天 1 次，连续服用 7 天。停药后 1 ~ 7 天有月经来潮。使用 3 ~ 6 个周期后可停药，观察患者下一周期有无月经自发来潮，如果有月经自发来潮可继续观察下去；如无月经自发来潮，则继续使用激素治疗。

由于许多 PCOS 患者体内的雌激素水平并不低，所以大多数情况下不需要采用此方案。如果患者体内雌激素水平偏高，单用孕激素治疗。患者的月经量偏少或无"月经"，可以选择该方案。

3. 雌、孕激素联合治疗

每月同时使用雌激素和孕激素 20 ~ 22 天。例如：戊酸雌二醇 1 ~ 2 mg，每天 1 次，连续服用 21 天；在使用戊酸雌二醇的同时服用甲羟孕酮 4 mg。停药后 1 ~ 7 天就有月经来潮。长期使用雌、孕激素联合治疗，患者的月经会逐步减少，如果停药后无月经来潮，应首先排除妊娠可能，如果没有怀孕则说明子宫内膜生长受到抑制，此时可改用雌、孕激素序贯治疗。雌、孕激素连续治疗 3 ~ 6 个周期后可停药，观察下一周期有无月经自发来潮，如果有月经自发来潮则继续观察下去；如无月经自发来潮，可继续使用激素治疗。

复方口服避孕药属于雌、孕激素联合治疗。由于复方口服避孕药使用方便，治疗高雄激素血症和多囊卵巢综合征的疗效好，因此临床上在考虑雌、孕激素联合治疗时往往选择复方口服避孕药。

（五）手术治疗

1. 腹腔镜下行皮质内卵泡穿刺及多点活检

术中注意避免过多使用电凝，否则会灼伤周围组织，从而影响卵巢的功能，引起卵巢早衰。

2. 经腹卵巢楔形切除术

此法是最早用于多囊卵巢的手术方法，由于术后输卵管、卵巢周围的粘连率高，近年来已被腹腔镜手术所替代。本手术楔形切除的卵巢组织不应大于原卵巢组织的 1/3，以免引起卵巢早衰。

第五节 功能失调性子宫出血

一、无排卵性功能失调性子宫出血

（一）病因

机体内部和外界许多因素（如神经精神因素、环境因素以及全身性疾病）均可通过大脑皮质和中枢神经系统影响下丘脑－垂体－卵巢轴功能。此外，营养不良、贫血及代谢紊乱也可影响激素的合成，而导致月经失调。

（二）病理生理

无排卵性功血主要发生于青春期和围绝经期妇女，但两者的发病机制不完全相同。在青春期以中枢成熟障碍为主，下丘脑和垂体的调节功能尚未成熟，此时期垂体分泌 FSH 呈持续低水平，LH 无高峰形成，故虽有卵泡发育，但无排卵，到达一定程度即发生卵泡退化、闭锁，而围绝经期妇女则是由于卵巢功能衰竭，卵巢卵泡对垂体促性腺激素的敏感性低下所致。

（三）诊断

1. 临床表现

（1）详细询问病史：应注意患者年龄、胎次、产次、历次分娩经过、月经史；一般健康情况，有无慢性疾病，如肝病、高血压、各种血液病；其他内分泌疾病，如甲状腺及肾上腺功能失调或肿瘤；精神因素，有无精神紧张、恐惧忧伤、精神冲动等；用口服或肌内注射避孕药者，尤其应问清服药史与出血的关系，注意使用内分泌药物的详细经过及治疗效果；有无生殖系统器质性病变，如与妊娠有关的各种子宫出血、炎症、良性及恶性肿瘤等。对出血情况须详细询问发病时间、流血量、持续时间、出血性质、出血前有无停经或反复出血等病史。

（2）临床症状：无排卵型功血即子宫内膜增殖症最多见，约占 90%，主要发生于青春期和围绝经期，其特点是月经周期紊乱，经期长短不一，血量时多时少，甚至大量出血，反复发作。出血多者可致贫血。

（3）妇科检查：功血患者生殖器无明显病变，有时仅子宫略有增大，也有时可伴有一侧或双侧卵巢囊性增大。

2. 辅助检查

（1）诊断性刮宫：诊断性刮宫将刮出物送病理检查既有诊断意义，也兼有治疗目的。刮宫时间的选择：如了解是否有排卵或黄体功能是否健全，则在经前期或月经来潮 6 小时内刮取内膜；如疑为内膜不规则剥脱，则在行经第 5 天刮取内膜；不规则出血须排除癌变者，则任何时间均可刮取内膜。

（2）宫腔镜或子宫输卵管造影：了解宫腔情况，宫腔镜下可见子宫内膜增厚，但也可不增厚，在宫腔镜直视下可对病变部位进行活检。尤其可提高早期宫腔病变（如子宫内膜息肉、子宫黏膜下肌瘤、子宫内膜癌）的诊断率。

（3）内分泌检查：根据情况进行阴道细胞学、宫颈黏液、基础体温测定，有条件可测定垂体促性腺激素（LH 和 FSH）及卵巢性激素（雌激素和孕二醇）或 hCG 等水平。

3. 鉴别诊断

须与以下疾病相鉴别：①全身性疾病，如血液病、高血压、肝脏疾病及甲状腺疾病等。②妊娠有关疾病，如异位妊娠、滋养细胞疾病、子宫复旧不良、胎盘息肉。③生殖器炎症与肿瘤，如子宫内膜炎、子宫内膜息肉、黏膜下子宫肌瘤、子宫内膜癌、卵巢颗粒细胞瘤及卵泡膜细胞瘤。④性激素类药物使用不当。

（四）治疗

青春期应以止血和调整周期为主，促使卵巢功能恢复排卵；围绝经期以止血和减少经量为原则。

1. 一般治疗

加强营养，纠正贫血，保证充分休息和睡眠，预防感染，适当应用凝血药物。

2. 性激素治疗

（1）止血。①雌激素：适用于无排卵型青春期功血。妊马雌酮（conjugated estrogen）1.25 ～ 2.5 mg，每 6 小时 1 次，或 17β - 雌二醇 2 ～ 4 mg，每 6 ～ 8 小时 1 次。有效者于 2 ～ 3 天内止血，血止或明显减少后逐渐减量，每 3 天减量 1 次，每次减药量不超过原用量的 1/3，直至维持量，妊马雌酮 0.625 ～ 1.25 mg 或 17β – 雌二醇 1 ～ 2 mg，维持至血止 15 ～ 20 天。停雌激素前 10 天加用孕激素（如甲羟孕酮 10 mg/d，口服）。胃肠道反应严重时，可改用针剂，如苯甲酸雌二醇 1 ～ 3 mg，肌内注射，每天 2 ～ 3 次，以后逐渐减量或改服妊马雌酮 0.625 ～ 1.25 mg 或 17β – 雌二醇 1 ～ 2 mg，维持至血止后 15 ～ 20 天。②孕激素：甲地孕酮（妇宁片）6 ～ 8 mg 或甲羟孕酮 6 ～ 8 mg，每 4 ～ 6 小时服 1 次，用药 3 ～ 4 次后出血量明显减少或停止，则改为 8 小时 1 次，再逐渐减量，每 3 天减量 1 次，每次减量不超过原用量的 1/3，直至维持量，即甲地孕酮 4 mg 或甲羟孕酮 4 ～ 6 mg，维持到血止后 15 ～ 20 天，适用于患者体内有一定雌激素水平、血量多者。③丙酸睾酮：25 ～ 50 mg，肌内注射，每天 1 次，连用 3 ～ 5 天，血止后减量为 25 mg，每 3 天 1 次，维持 15 ～ 20 天，每月总量不超过 300 mg，以免引起男性化，多用于围绝经期妇女。

（2）调整周期。①雌激素、孕激素序贯法：即人工周期。妊马雌酮 0.625 mg 或 17β – 雌二醇 1 mg 或己烯雌酚 1mg，每晚 1 次，于月经第 5 天起连服 20 天，于服药第 11 天，每天加用黄体酮 10 mg 或甲羟孕酮 6 ～ 8 mg，两药同时用完。常用于青春期功能性子宫出血患者。使用 2 ～ 3 个周期后，患者即能自发排卵。②雌激素、孕激素合并应用：妊马雌酮 0.625 mg 或 17β – 雌二醇 1mg，每晚服 1 次，甲羟孕酮 4 mg，每晚 1 次，也可用复方炔诺酮片（口服避孕药 1 号），于流血第 5 天起两药并用，连服 20 天，适用于各种不同年龄的功能性子宫出血。③肌内注射黄体酮 10mg 或甲羟孕酮 4 ～ 6 mg，每天 1 次。共 10 次，于月经后半期应用，适用于子宫内膜分泌不足患者。

（3）促排卵。①氯米芬（克罗米酚）：自月经第 5 天起，每天口服 50 ～ 100mg，共 5 天，以 3 个周期为一疗程，不宜长期应用，以免引起卵巢过度刺激征。②人绒毛膜促性腺激素（绒促性素，hCG）：当卵泡发育到近成熟时，可大剂量肌内注射绒促性素 5 000 ～ 10 000U，可望引起排卵。③人类绝经期促性腺激素（尿促性素，hMG）：相当于月经第 3 ～ 6 天起用尿促性素 1 支，肌内注射，1 ～ 2 次 / 天，每天观察宫颈黏液、B 超监测卵泡或测定血雌二醇水平，了解卵泡成熟程度，根据卵泡生长情况可适当增加尿促性素用量，连续用 7 ～ 10 天，如卵泡成熟（卵泡直径 ≥ 18 mm），即停用尿促性素，改用绒促性素 5 000 ～ 10 000 U，一次肌内注射。一般停药后 36 小时排卵。用药时应注意剂量不宜过大。用药期间应严密观察卵泡生长情况及或尿雌二醇浓度，有过度刺激倾向时（如恶心、呕吐、卵巢增大 ≥ 5 cm 或血雌二醇 > 200μg 时），不应注射绒促性素。以免发生过度刺激。

3. 手术治疗

（1）刮宫：刮宫对围绝经期功血患者，不但可协助诊断，而且能使出血减少或停止。

刮宫时须彻底刮净，才能止血。一般未婚者不用刮宫止血。

（2）子宫内膜切除术对药物治疗无效的功血，子宫腔深度＜10 cm，而又不愿切除子宫者，可采用激光或电切子宫内膜，以达到减少月经量或闭经。

（3）切除子宫用于年龄较大、伴有严重贫血、药物治疗无效或经病理检查证实为子宫内膜腺瘤型增生过度者。

4. 中药治疗

根据辨证施治，以补肾为主，佐以健脾养血药物。

5. 放射治疗

不能承担手术的更年期功血患者，可用深度 X 线或激光疗法行人工绝经。

二、排卵性月经失调

（一）黄体功能不全

黄体功能不全（luteal phase defect，LPD）是指月经周期中有卵泡发育和排卵，但黄体期孕激素分泌不足或黄体过早衰退，导致子宫内膜分泌反应不良。

1. 病因与发病机制

黄体功能不全是因多种因素所致：神经内分泌调节功能紊乱，可导致卵泡早期 FSH 分泌不足，使卵泡发育缓慢，雌激素分泌减少；LH 脉冲频率虽增加，但峰值不高，LH 不足使排卵后黄体发育不全，孕激素分泌减少；LH/FSH 比率也可造成性腺轴功能紊乱，使卵泡发育不良，排卵后黄体发育不全，以致子宫内膜反应不足。部分患者在黄体功能不全的同时，表现为血催乳素水平增高。

2. 病理

子宫内膜的形态多表现为腺体分泌不足，间质水肿不明显，亦可见腺体与间质不同步现象，或在内膜各部位显示分泌反应不均匀。

3. 诊断

（1）临床表现：一般表现为月经周期缩短，月经频发。有时月经周期虽正常，但是卵泡期延长，黄体期缩短，发生在生育年龄妇女可影响生育，若妊娠亦易发生早期流产或习惯性流产。

（2）辅助检查：①基础体温：表现为基础体温双相，但排卵后体温上升缓慢，上升幅度偏低（＜0.5℃），或黄体期体温上、下波动较大，升高时间仅维持 9～11 天即下降。②诊断性刮宫及病理组织学检查：经前期或月经来潮 6 小时内诊刮，子宫内膜显示分泌反应不良。③血清孕酮的测定：黄体期孕酮的测定是诊断黄体功能不全的常用参数。黄体功能不全时孕酮的分泌量减少，其诊断标准因各实验室的条件而异。

4. 治疗

（1）促进卵泡的发育：月经周期的开始阶段应用抗雌激素，可阻断内源性雌激素与 FSH 之间的反馈，通过这种治疗使 FSH 和 LH 增加：调整性腺轴功能，促使卵泡发育和排卵，以利于正常黄体的形成。首选药物是氯米芬 50 ~ 100 mg/d，于月经第 5 ~ 9 天口服（连用 5 天），黄体功能改善率达 60%。氯米芬疗效不佳者可用尿促性素、绒促性素治疗（治疗方法同无排卵性功血）。

（2）黄体功能刺激疗法：通常应用绒促性素以促进及支持黄体功能。于基础体温上升后开始，隔天肌内注射绒促性素 2 000 ~ 3 000 U，共 5 次，可明显提高血浆孕酮水平，随之正常月经周期恢复。然而，多数黄体功能不全者，单纯黄体期绒促性素治疗可能不够，与促进卵泡发育的药物联合应用治疗效果更好。

（3）黄体功能替代治疗：一般选用天然黄体酮制剂，因合成孕激素多数有溶解黄体作用，妊娠期服用还可能使女胎男性化。黄体酮 10 ~ 20 mg，肌内注射，从体温上升第 3 天起至月经来潮或至妊娠为止，用以补充黄体分泌孕酮不足。若已妊娠，最好用药至妊娠 3 个月末。

（二）子宫内膜不规则脱落

此类黄体功能异常在月经周期中有排卵，黄体发育良好，但萎缩过程延长，导致子宫内膜不规则脱落。

1. 病因

由于下丘脑－垂体－卵巢轴调节功能紊乱引起黄体功能萎缩不全，内膜持续受孕激素影响，以致子宫内膜不规则脱落。

2. 病理

正常月经周期第 3 ~ 4 天时，分泌性子宫内膜已全部脱落，代之为再生的增生性内膜。但在子宫内膜不规则脱落时，于月经周期第 5 ~ 6 天仍能见到呈分泌反应的子宫内膜。子宫内膜表现为残留的分泌期内膜与出血坏死组织及新增生的内膜混杂存在的混合型。

3. 诊断

（1）临床表现：月经周期正常，但经期延长，长达 9 ~ 10 天，且出血量多。

（2）辅助检查：①基础体温——基础体温呈双相，但下降缓慢。②诊断性刮宫及病理组织学检查——诊断性刮宫在月经期第 5 ~ 6 天进行，仍能见到呈分泌反应的子宫内膜。

4. 治疗

（1）孕激素：下次月经前 8 ~ 10 天开始，每天肌内注射黄体酮 20 mg 或甲羟孕酮 10 ~ 12 mg，共 5 天，其作用是使内膜及时而较完整脱落。

（2）绒促性素：有促进黄体功能的作用，其用法同黄体功能不全。

第六节 高泌乳素血症

机体受到内外环境因素（生理性或病理性）的影响，血中催乳激素（PRL）水平升高，其升高值达到或超过 30 ng/mL 时，称高泌乳血症（HPRL）。发生高泌乳血症时，除有泌乳外常伴性功能低下，女性则有闭经不孕等表现。若临床上妇女停止授乳半年到 1 年仍有持续性溢乳，或非妊娠妇女有溢乳伴有闭经者，称闭经 – 溢乳综合征（AGS）。HPRL 在妇科内分泌疾患中较常见，其发病率约 29.8%（12.9% ~ 75%）。引起催乳激素增高的原因十分复杂。

一、催乳激素的来源和内分泌调节

PRL 来源于垂体前叶分泌细胞，妊娠和产褥期此种分泌细胞占垂体 20% ~ 40%，其余时间占 10%。下丘脑分泌多巴胺，经门脉系统进入垂体抑制 PRL 的分泌。也有人认为下丘脑分泌 PRL 抑制因子（PIF）抑制 PRL 分泌。下丘脑的促甲状腺释放激素（TRH）在促使垂体释放促甲状腺激素（TSH）的同时又能促使 PRL 的释放。5- 羟色胺亦可促使 PRL 的分泌。通常 PRL 的分泌是受下丘脑的控制和调节。正常情况下，PRL 主要受下丘脑的持续性抑制控制。

二、病因

正常情况 PRL 的分泌呈脉冲式释放，其昼夜节律对乳腺的发育、泌乳和卵巢功能起重要调节作用，一旦此调节作用失衡即可引起 HPRL。

（一）生理性高催乳素血症

日常的生理活动可使 PRL 暂时性升高，如夜间睡眠（2 Am ~ 6 Am），妊娠期、产褥期 3 ~ 4 周，乳头受吸吮性刺激、性交、运动和应激性刺激，低血糖等均可使 PRL 有所升高，但升高幅度不会太大，持续时间不会太长，否则可能为病理状态。

（二）病理性高催乳素血症

1. 下丘脑 – 垂体病变

垂体 PRL 腺瘤是造成高催乳素血症主要原因，一般认为大于 10 mm 为大 PRL 腺瘤，小于 10mm 称 PRL 微腺瘤，一般说来血中 PRL 大于 250 ng/mL 者多为大腺瘤，100 ～ 250 ng/mL 多为微腺瘤。随着 CT、MRI、放免测定使 PRL 腺瘤的检出率逐年提高。微小腺瘤有时临床长期治疗观察中才能确诊。

颅底炎症、损伤、手术，空泡蝶鞍综合征，垂体柄病变、压迫等亦可引起发病。

2. 原发性和／或继发性甲状腺功能低下

由于甲状腺素分泌减少，解除了下丘脑 – 垂体的抑制作用，使 TRH 分泌增加，从而使 TSH 分泌增加，也刺激 PRL 分泌增加并影响卵巢与生殖功能。

（三）医源性高催乳血症

药物治疗其他疾病时往往造成 PRL 的增高。

1. 抗精神失常药物

氯丙嗪、阿米替林、丙咪嗪、舒必利、安坦、罗拉、奋乃近、眠尔通、胃复安、灭吐灵等，以上药物可影响多巴胺的产生，影响 PIF 的作用而导致 PRL 分泌增多。

2. 甾体激素

雌激素和口服避孕药可通过对丘脑抑制 PIF 的作用或直接刺激 PRL 细胞分泌，使 PRL 升高。

3. 其他药物

α – 甲基多巴、利血平、苯丙胺、异烟肼、吗啡等也可使 PRL 升高。

（四）其他疾病

亦可同时引起 PRL 的升高，例如：未分化支气管肺癌、肾上腺瘤、胚胎癌、阿狄森氏病、慢性肾衰竭、肝硬化、妇科手术、乳头炎、胸壁外伤、带状疱疹等。

（五）特发性闭经 – 溢乳综合征

此类患者与妊娠无关，临床亦查不到垂体肿瘤或其他器质性病变，许多学者认为可能系下丘脑 – 垂体功能紊乱，促性腺激素分泌受到抑制，而 PRL 分泌增加。其中部分病例经数年临床观察，最后发现垂体 PRL 腺瘤，故此类患者可能无症状性潜在垂体瘤。所以对所有 HPRL 患者应定期随诊，早期发现肿瘤。

三、临床表现

（一）月经失调——闭经

当 PRL 升高超过生理水平时，则对性功能有影响，可表现功能性出血、月经稀发以至闭经。有人报告 PRL 小于 60 ng/mL 仅表现月经稀发，PRL 大于 60 ng/mL 易产生闭经。月经的改变可能是渐进而非急剧的变化，病早期时可能有正常排卵性月经，然后发展到虽有排卵而黄体功能不全、无排卵月经、月经稀发以至闭经。

（二）溢乳

溢乳的程度可表现不同，从挤压出一些清水或乳汁到自然分泌出不等量的乳汁。多数患者在检查乳房时挤压乳房才发现溢乳。有人报道，当 PRL 很高时则雌激素很低，而泌乳反停止，故溢乳与 PRL 水平不呈正相关。

（三）不孕／习惯性早期流产史

1. 高 PRL 血症伴无排卵，即使少数患者不闭经，但从 BBT、宫内膜活检及孕酮测定均证实无排卵，所以常有原发不孕。

2. 高 PRL 血症伴黄体功能不全，主要表现为：① BBT 示黄体期短于 12 天，黄体期温度上升不到 0.3℃。②宫内膜活检显示发育迟缓。③黄体中期孕酮值小于 5 ng/mL。故高 PRL 血症患者易不孕，有习惯性早期流产史。

（四）其他表现

若发病在青春期前，第二性征不发育。成年妇女可有子宫萎缩，性功能减退，部分患者由于雌素水平低落而出现更年期症状。微小腺瘤（小于 1 cm 直径）时，很少有自觉症状，肿瘤长大向上压迫视交叉时，则有头痛、视力障碍、复视、偏盲、甚至失明等。

四、诊断

（一）病史及体格检查

重点了解月经史、婚育史、闭经和溢乳出现的始因、诱因、全身疾病史和引起 HPRL 相关的药物治疗史。查体时应注意有无肢端肥大和黏液性水肿。妇科检查了解性器官和性征有无萎缩或器质性病变。乳房检查注意乳房发育、形态、有无肿块、炎症、观察溢乳（多用双手轻挤压乳房）溢出物性状和数量。

（二）内分泌检查

1. PRL 的测定

取血前患者至少 1 个月未服用激素类药物或多巴胺拮抗剂，当天未做乳房检查，一般在晨 8—10 点空腹取血，取血前静坐半小时，两次测定值均不低于 30 ng/mL 为异常。药物引起的 HPRL 很少超过 80 ng/mL，停药后则 PRL 恢复正常。当 PRL 大于 100 ng/mL 时应首先除外垂体瘤可能性。一般认为 PRL 值的升高与垂体瘤体积呈正相关。巨大腺瘤出血坏死时 PRL 值可不升高。须指出的是目前所用 PRL 放免药盒仅测定小分子 PRL（MW25 000），而不能测定大 / 大大分子（MW5 万 ~ 10 万）PRL，故某些临床症状明显而 PRL 正常者，不能排除所谓隐匿型高泌乳素血症。

2. 其他相关内分泌测定

各种原发的或继发的内分泌疾病均可能与高泌乳血症有关。除测定 PRL 外，应测 FSH、LH、E_2、P，了解卵巢及垂体功能。TRH 测定除外原发性甲状腺功能低下、肾上腺功能检查和生长激素测定等。

（三）泌乳素功能试验

1. 泌乳素兴奋试验

（1）促甲状腺激素释放激素试验（TRH Test）：正常妇女 1 次静脉注射 TRH 100 ~ 400 μg 后，25 ~ 30 分钟 PRL 较注药前升高 5 ~ 10 倍，TSH 升高 2 倍，垂体瘤不升高。

（2）氯丙嗪试验：氯丙嗪促进 PRL 分泌。正常妇女肌内注射 25 ~ 50 mg 后 60 ~ 90 分钟血 PRL 较用药前升高 1 ~ 2 倍。持续 3 小时，垂体瘤时不升高。

（3）灭吐灵试验：该药为多巴胺受体拮抗剂，促进 PRL 合成和释放。正常妇女静脉注射 10 mg 后 30 ~ 60 分钟，PRL 较注药前升高 3 倍以上。垂体瘤时不升高。

2. 泌乳素抑制试验

（1）左旋多巴试验：该药为多巴胺前体物，经脱羧酶作用生成多巴胺，抑制 PRL 分泌。正常妇女口服 500 mg 后 2 ~ 3 小时 PRL 明显降低。垂体瘤时不降低。

（2）溴隐亭试验：该药为多巴胺受体激动剂，强力抑制 PRL 合成和释放。正常妇女口服 2.5 ~ 5 mg 后 2 ~ 4 小时 PRL 下降达到 50%，持续 20 ~ 30 小时，特发性 HPRL 和 PRL 腺瘤时下降明显。

（四）医学影像学检查

1. 蝶鞍断层

正常妇女蝶鞍前后径小于 17 mm、深度小于 13 mm、面积小于 130 mm²，若出现以下现象应做 CT 或 MRI 检查：①风船状扩大。②双蝶底或重像。③鞍内高 / 低密度区或不均质。④平面变形。⑤鞍上钙化灶。⑥前后床突骨质疏松或鞍内空泡样变。⑦骨质破坏。

2. CT 和 MRI

可进一步确定颅内病灶定位和放射测量。

3. 各种颅内造影

包括海绵窦造影，气脑造影和脑血管造影。

（五）眼科检查

明确颅内病变压迫现象，包括视力、眼压、眼底检查等。

五、治疗

针对病因不同，治疗目的不同，合理选择药物和手术方式等。

（一）病因治疗

若病因是由原发性甲状腺功能低下引起的 HPRL，可用甲状腺素替代疗法。由药物引起者，停药后一般短期 PRL 可自然恢复正常，如停药后半年 PRL 仍未恢复，再采用药物治疗。

（二）药物治疗

1. 溴隐亭

溴隐亭为治疗高 PRL 血症的首选药物，它是麦角生物碱的衍生物，多巴胺受体激动剂，直接作用于下丘脑和垂体，抑制 PRL 合成与分泌，且抑制垂体瘤的生长使肿瘤缩小或消失。用药方法较多，一般先每日 2.5 mg，5 ~ 7 天，若无不良反应可增加到 5 ~ 7.5 mg/d（分 2 ~ 3 次服），根据 PRL 水平增加剂量，连续治疗 3 ~ 6 个月或更长时间。一般治疗 4 周左右，血 PRL 降到正常。2 ~ 14 周溢乳停止，月经恢复。治疗期间一旦妊娠即应停药。

不良反应：治疗初期有恶心、头痛、眩晕、腹痛、便秘、腹泻，有时尚可出现体位性低血压等。不良反应一般症状不重，在 1 ~ 2 周内自行消失。

2. 溢乳停（甲磺酸硫丙麦角林）

20 世纪 80 年代新开发的拟多巴胺药物，其药理作用和临床疗效与溴隐亭相似，但剂量小，毒副作用少，作用时间长。目前已由天津药物研究院 1995 年完成 II 期临床研究，并开始临床试用，剂量每片 50 μg。用法每日 25 ~ 50 μg，1 周后无不良反应加量，根据 PRL 水平增加剂量，直至 PRL 水平降至正常。

3. 左旋多巴

左旋多巴在体内转化为多巴胺作用于下丘脑，抑制 PRL 分泌，但作用时间短，须长期服药。剂量每日 0.5 mg，3 次 / 天，连续半年。大部分患者用药后 1 个月恢复月经，1.5 ~ 2 个月溢乳消失。此药对垂体瘤无效。

4. 维生素 B：可抑制泌乳

其作用机理可能是作为多巴脱羧酶的辅酶，增加下丘脑内多巴向多巴胺转化，刺激 PIF 作用，而抑制 PRL 分泌。用法为每日 200 ~ 600 mg，可长期应用。

5. 其他药物

长效溴隐亭（LA）注射剂每次 50 mg，每日肌内注射 1 次，最大剂量可达 100 mg。

CV 205 ~ 562（苯并喹啉衍生物）是一种新的长效非麦角类多巴胺激动剂，作用时间长达 24 小时。剂量每日 0.06 ~ 0.075 mg。

（三）促排卵治疗

对 HPRL 患者中无排卵和不孕者，单纯用以上药物不能恢复排卵和妊娠。因此，除用溴隐亭治疗外，应配伍促排卵药物的治疗，具体方法有以下三种。

一是溴隐亭—CC—hCG。

二是溴隐亭—hMG—hCG。

三是 GnRH 脉冲疗法—溴隐亭。

综合治疗，除缩短治疗的周期并可提高排卵率和妊娠率。

（四）手术治疗

对垂体瘤患者手术切除效果良好，对微腺瘤治疗率可达 85%。目前经蝶鞍显微手术切除垂体瘤安全、方便、易行，损伤正常组织少，多恢复排卵性月经。但对较大垂体瘤，因垂体肿瘤没有包膜，与正常组织界限不清，不易切除彻底，故遗留 HPRL 血症，多伴有垂体功能不全症状。因此，有人建议对较大肿瘤术前选用溴隐亭治疗，待肿瘤缩小再手术，可提高手术疗效。如术后肿瘤切除不完全，症状未完全消除，服用溴隐亭等药物仍可获得疗效，术后出现部分垂体功能不全，PRL 仍高可用 hMG/hCG 联合治疗，加用溴隐亭等药物，若有其他内分泌腺功能不全现象，可根据检查结果补充甲状腺素、强的松等。

（五）放射治疗

放射治疗适用肿瘤已扩展到蝶鞍外或手术未能切除干净术后持续 PRL 高水平者。方法可行深部 X 线、60Co、α 粒子和质子射线治疗，同位素 198Au 种植照射。

（六）综合疗法

综合疗法对那些 HPRL 合并有垂体瘤患者单纯手术或单纯放疗疗效均不满意。有人主张对有浸润性 PRL 大腺瘤先用溴隐亭治疗使肿瘤缩小再手术，术后加放疗，可提高肿瘤的治愈率。对溢乳闭经综合征患者，不论采用何种疗法均应定期随访检查，包括 PRL 测定和蝶鞍 X 线复查。

第五章 正常分娩与正常产褥

第一节 分娩动因与决定分娩的因素

一、分娩动因

（一）机械性理论

子宫在妊娠早、中期处于静息状态，对机械性和化学性刺激不敏感。妊娠末期，宫腔容积增大，子宫壁伸展力及张力增加，宫腔内压力升高，子宫肌壁和蜕膜明显受压，肌壁的机械感受器受到刺激，尤其是胎先露部压迫子宫下段及宫颈发生扩张的机械作用，通过交感神经传至下丘脑，使神经垂体释放缩宫素，引起子宫收缩。过度增大的子宫如双胎妊娠、羊水过多常导致早产支持机械性理论。但发现母血中缩宫素值增高却是在分娩发动之后，故不能认为机械性理论是分娩发动的始发原因。

（二）内分泌控制理论（母体的内分泌调节）

1. 前列腺素（prostaglandin，PG）

PG 对分娩发动起重要作用。现已确认 PG 能诱发宫缩并能促进宫颈成熟，但其合成与调节步骤尚不确切了解。妊娠子宫的蜕膜、羊膜、脐带、血管、胎盘及子宫肌肉都能合成和释放 PG，胎儿下丘脑、垂体、肾上腺系统也能产生 PG。因 PG 进入血液循环中迅速灭活，能够引起宫缩的 PG 必定产生于子宫本身。在妊娠末期临产前，孕妇血浆中的 PG 前身物质花生四烯酸、磷脂酶 A2 均明显增加，在 PG 合成酶的作用下使 PG 逐渐增多，作用于子宫平滑肌细胞内丰富的 PG 受体，使子宫收缩，导致分娩发动。

2. 缩宫素（oxytocin）及缩宫素受体（oxytocin receptor）

缩宫素有调节膜电位，增加肌细胞内钙离子浓度，增强子宫平滑肌收缩的作用；缩宫素作用于蜕膜受体，刺激前列腺素的合成和释放。足月妊娠特别是临产前子宫缩宫素受体显著增多，增强子宫对缩宫素的敏感性。但此时孕妇血液中缩宫素值并未升高，则不能认为缩宫素是分娩发动的始发原因。

3. 雌激素（estrogen）和孕激素（progesterone）

妊娠末期，雌激素能兴奋子宫肌层，使其对缩宫素敏感性增加，产生规律宫缩，但无足够证据证实雌激素能发动分娩，雌激素对分娩发动的影响可能与前列腺素增多有关。孕激素能使妊娠期子宫维持相对静息状态，抑制子宫收缩。既往认为孕酮撤退与分娩发动相关，近年观察分娩时产妇血液中未发现孕酮水平明显降低。

4. 内皮素（endothelin，ET）

ET 是子宫平滑肌的强诱导剂，子宫平滑肌有 ET 受体。通过自分泌和旁分泌形式，直接在产生 ET 的妊娠子宫局部对平滑肌产生明显收缩作用，还能通过刺激妊娠子宫和胎儿胎盘单位，使合成和释放 PG 增多，间接诱发分娩。

5. 胎儿方面

动物实验证实，胎儿下丘脑－垂体－肾上腺轴及胎盘、羊膜和蜕膜的内分泌活动与分娩发动有关。胎儿随妊娠进展需氧和营养物质不断增加，胎盘供应相对不足，胎儿腺垂体分泌促肾上腺皮质素（ACTH），刺激肾上腺皮质产生大量皮质醇，皮质醇经胎儿胎盘单位合成雌激素，促使蜕膜内 PG 合成增加，从而激发宫缩。但临床试验发现未足月孕妇注射皮质醇并不导致早产。

（三）神经递质理论

子宫主要受自主神经支配，交感神经能兴奋子宫肌层的 α 肾上腺素能受体，促使子宫收缩。5－羟色胺、缓激肽、前列腺素衍生物以及细胞内的 Na^+、Ca^{2+} 浓度增加，均能增强子宫收缩。但自主神经在分娩发动中起何作用，至今因分娩前测定上述物质值并无明显改变而无法肯定。

综上所述，妊娠末期的机械性刺激、内分泌变化、神经递质的释放等多种因素使妊娠稳态失衡，促使子宫下段形成和宫颈逐渐软化成熟，子宫下段及成熟宫颈受宫腔内压力而被动扩张，继发前列腺素及缩宫素释放，子宫肌细胞内钙离子浓度增加和子宫肌细胞间的间隙连接的形成，使子宫由妊娠期的稳定状态转变为分娩时的兴奋状态，子宫肌出现规律收缩，形成分娩发动。分娩发动是一个复杂的综合作用的结果，这一综合作用的主要方面就是胎儿成熟。最近研究发现成熟胎儿有通过羊水、羊膜向子宫传递信号的机制。

二、决定分娩的因素

（一）产力

将胎儿及其附属物由子宫内逼出的力量，称为产力。产力包括子宫收缩力（简称宫缩）、腹肌及膈肌收缩力（统称腹压）和肛提肌收缩力。

1. 子宫收缩力

子宫收缩力是临产后的主要产力，贯穿分娩的全过程。临产后的正常宫缩能使宫颈管变短直至消失、宫口扩张、胎儿先露部下降、胎儿胎盘娩出。正常宫缩具有以下特点：

（1）节律性

临产的重要标志为出现节律性宫缩。正常宫缩是宫体肌不随意、规律地阵发性收缩，且伴有疼痛的感觉。每次收缩由弱到强（进行期），持续一段时间（极期），然后逐渐减弱（退行期），直至宫缩完全消失进入间歇期，间歇时子宫肌肉松弛。阵缩如此反复直至分娩结束。

临产后随产程的进展，宫缩持续时间逐渐延长，由临产开始时的30 s延长至宫口开全后的60s；间歇期逐渐缩短，由临产开始时的5 ~ 6 min缩短至宫口开全后的1 ~ 2 min。宫缩强度也随产程进展逐渐加强，宫缩时的宫腔内压力在临产初期为3.3 ~ 4.0 kPa（25 ~ 30 mmHg），第一产程末增至5.3 ~ 8.0 kPa（40 ~ 60 mmHg），于第二产程可达13.3 ~ 20.0 kPa（100 ~ 150 mmHg），而间歇期宫腔压力仅为0.8 ~ 1.6 kPa（6 ~ 12 mmHg）。宫缩时子宫肌壁血管及胎盘受压，子宫血流量及胎盘绒毛间隙的血流量减少；间歇期，子宫肌肉松弛，子宫血流量恢复到原来水平，胎盘绒毛间隙的血流重新充盈，胎儿得到充足的氧气供应，对胎儿有利。

（2）对称性和极性

正常宫缩受起搏点控制起自两侧宫角部，左右对称，协调地向宫底中间集中，而后向下扩散，速度为2cm/s，约在15 s内均匀协调地扩散至整个子宫，称为宫缩的对称性。宫缩以宫底部最强且持续时间最长，向下则逐渐减弱，称为宫缩的极性。宫底部收缩力的强度约为子宫下段的2倍，此为宫缩的极性。

（3）缩复作用

宫体平滑肌与身体其他部位的平滑肌和骨骼肌有所不同，即宫缩时，宫体部肌纤维缩短变宽，间歇期宫体部肌纤维虽又重新松弛，但不能完全恢复到原来长度，随着产程进展，经过反复收缩，宫体部肌纤维越来越短，称为缩复作用。缩复作用使宫腔逐渐缩小，迫使胎先露部逐渐下降及宫颈管逐渐缩短直至消失。

2. 腹肌及膈肌收缩

腹肌及膈肌收缩力是第二产程娩出胎儿的重要辅助力量。当宫口开全时，胎先露部下降至阴道。每当宫缩时，前羊水囊或胎先露部压迫直肠及盆底组织，引起反射性排便感。产妇表现为主动屏气，向下用力，腹肌及膈肌强力收缩使腹内压增高，配合子宫收缩力，促使胎儿娩出。合理使用腹压的关键时机是在第二产程，特别是在第二产程末期子宫收缩时运用最有效，过早使用腹压则会使产妇疲劳和宫颈水肿，导致产程延长。腹肌及膈肌收缩力在第三产程还可协助已剥离的胎盘娩出。

3. 肛提肌收缩力

肛提肌收缩力可协助胎先露部在骨盆腔进行内旋转的作用。胎头枕部下降至耻骨弓下时，能协助胎头仰伸及娩出；当胎盘降至阴道内时，能协助胎盘娩出。

（二）产道

产道是指胎儿娩出的通道，分为骨产道、软产道两部分。

1. 骨产道

骨产道指真骨盆。是产道的重要组成部分，其大小、形状与胎儿能否顺利娩出有着密切的关系。为便于了解分娩时胎先露通过骨产道的过程，将骨盆分为 3 个假想平面，每个平面又有多条径线组成。

（1）骨盆入口平面

为骨盆腔上口，呈横椭圆形。其前方为耻骨联合上缘，两侧为髂耻缘，后方为骶岬上缘。有 4 条径线。

入口前后径：即真结合径。耻骨联合上缘中点至骶岬上缘正中间的距离，正常值平均为 11 cm，其长短与分娩有着密切的关系。

入口横径：左右两髂耻缘间最宽距离，正常值平均为 13 cm。

入口斜径：左右各一。左斜径为左骶髂关节至右髂耻隆突间的距离；右斜径为右骶髂关节至左髂耻隆突间的距离，正常值平均为 12.75 cm。

（2）中骨盆平面

为骨盆的最小平面，是骨盆腔最狭窄部分，呈前后径长的椭圆形。其前为耻骨联合下缘，两侧为坐骨棘，后为骶骨下端。有 2 条径线。

中骨盆前后径：耻骨联合下缘中点通过两侧坐骨棘连线中点至骶骨下段间的距离，正常值平均为 11.5 cm。

中骨盆横径：也称坐骨棘间径。为两坐骨棘间的距离，正常值平均为 10 cm，其长短与分娩机制关系密切。

（3）骨盆出口平面（pelvic outlet plane）

为骨盆腔下口，由两个在不同平面的三角形组成。两个三角形共同的底边为坐骨结节间径。前三角形的顶端为耻骨联合下缘，两侧为左右耻骨降支；后三角形的顶端为骶尾关

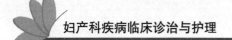

节，两侧为左右骶结节韧带。有 4 条径线。

出口前后径：耻骨联合下缘至骶尾关节间的距离，正常值平均为 11.5 cm。

出口横径：也称坐骨结节间径。两坐骨结节末端内侧缘间的距离，正常值平均为 9 cm，其长短与分娩机制关系密切。

出口前矢状径：耻骨联合下缘至坐骨结节间径中点的距离，正常值平均为 6 cm。

出口后矢状径：骶尾关节至坐骨结节间径中点间的距离，正常值平均为 8.5 cm。若出口横径稍短，而出口后矢状径较长，两径之和 > 15 cm，正常大小的胎头可通过后三角区经阴道娩出。

（4）骨盆轴（pelvic axis）

是连接骨盆各平面中点的一条假想曲线。正常的骨盆轴上段向下向后，中段向下，下段向下向前，经阴道分娩时，胎儿沿骨盆轴娩出，助产时也应根据此轴的方向协助胎儿娩出。

（5）骨盆倾斜度（inclination of pelvis）

指妇女直立时，骨盆入口平面与地平面所形成的角度，一般为 60°。若倾斜角度过大，将影响胎头衔接。

2. 软产道

软产道是由子宫下段、宫颈、阴道及骨盆底软组织构成的弯曲通道。

（1）子宫下段的形成

由非孕时长约 1 cm 的子宫峡部随妊娠进展逐渐被拉长，妊娠 12 周后已扩展成宫腔的一部分，至妊娠末期形成子宫下段。临产后子宫收缩使子宫下段进一步拉长达 7 ~ 10 cm，肌壁变薄成为软产道的一部分。由于子宫肌纤维的缩复作用，子宫体部肌壁越来越厚，子宫下段肌壁被牵拉越来越薄。由于子宫体和子宫下段的肌壁厚薄不同，在两者间的子宫内面有一环状隆起，称为生理缩复环。

（2）宫颈的变化

宫颈管消失：临产前宫颈管长 2 ~ 3 cm，临产后由于规律宫缩的牵拉、胎先露部及前羊水囊的直接压迫，宫颈内口向上向外扩张，宫颈管呈漏斗形，随后逐渐变短、消失，成为子宫下段的一部分。初产妇多是宫颈管先消失，而后宫颈外口扩张；经产妇则多是宫颈管消失与宫颈外口扩张同时进行。

宫口扩张：临产前宫颈外口仅能容 1 指尖，经产妇可容 1 指。临产后，在子宫收缩和缩复牵拉、前羊水囊压迫和破膜后胎先露直接压迫下，宫口逐渐扩张，直至宫口开全（宫颈口直径约 10 cm）。

（3）骨盆底、阴道及会阴体的变化

前羊水囊及胎先露部下降使阴道上部扩张，破膜后胎先露部进一步下降直接压迫骨盆底,使软产道下段扩张成为一个向前弯曲的通道,阴道黏膜皱襞展平使腔道加宽。肛提肌肌束分开,向下、向两侧扩展,肌纤维拉长,5 cm 厚的会阴体变成 2 ~ 4 mm,利于胎儿通过。临产后,会阴体虽能承受一定压力,若分娩时会阴保护不当,也易造成裂伤。

(三)胎儿

在分娩过程中,除产力、产道因素外,胎儿能否顺利通过产道,还取决于胎儿大小、胎位及有无胎儿畸形。

1. 胎儿大小

胎儿大小是决定分娩难易的重要因素之一。胎儿过大致胎头径线过大,或胎儿过熟使胎头不易变形时,即使骨产道正常,也可出现相对性头盆不称,造成难产。

(1)双顶径

是胎头最大横径,为两顶骨隆突间的距离。妊娠足月时平均值约为 9.3 cm。临床上常用 B 型超声检测此值估计胎儿大小。

(2)枕额径

为鼻根上方至枕骨隆突间的距离,胎头以此径衔接,妊娠足月时平均值约为 11.3 cm。

(3)枕下前囟径

又称小斜径,为前囟中央至枕骨隆突下方间的距离,胎头俯屈后以此径通过产道,妊娠足月时平均值 9.5 cm。

(4)枕颏径

又称大斜径,为颏骨下方中央至后囟顶部间的距离,妊娠足月平均值 13.3 cm。

2. 胎位

产道为一纵行管道。若为纵产式(头先露或臀先露)时,胎体纵轴与骨盆轴一致,容易通过产道。枕先露是胎头先通过产道,较臀先露易娩出,矢状缝和囟门是确定胎位的重要标志。头先露时,在分娩过程中颅骨重叠,胎头周径变小有利于胎头娩出;臀先露时,较胎头周径小且软的胎臀先娩出,阴道未经充分扩张,胎头娩出时无变形机会,使胎头娩出发生困难;肩先露时,胎体纵轴与骨盆轴垂直,妊娠足月胎儿不能通过产道,对母儿威胁极大。

3. 胎儿畸形

若胎儿畸形造成胎儿某一部分发育异常,如脑积水、联体儿等,由于胎头或胎体过大,常发生难产。

（四）精神心理因素

影响分娩的因素除了产力、产道、胎儿之外，还包括产妇的精神心理因素。分娩对产妇是一种持久的、强烈的应激源，可产生生理上及心理上的应激，产妇的精神心理因素可影响机体内部的平衡、适应力和产力。紧张、焦虑、恐惧等不良精神心理状态，可导致呼吸急促，气体交换不足，心率加快，循环功能障碍，神经内分泌发生异常，交感神经兴奋，使子宫收缩乏力，产程延长，造成难产；子宫胎盘血流量减少，胎儿缺血缺氧，出现胎儿窘迫。

在分娩过程中，产科工作者应耐心安慰产妇，鼓励产妇进食，保持体力，讲解分娩是生理过程，教会孕妇掌握必要的呼吸技术和躯体放松技术，尽可能消除产妇的焦虑和恐惧心情。

第二节 枕先露的分娩机制

一、衔接

胎头双顶径进入骨盆入口平面，胎头颅骨最低点接近或达到坐骨棘水平，称为衔接（engagement）。胎头呈半俯屈状以枕额径进入骨盆入口，由于枕额径大于骨盆入口前后径，胎头矢状缝坐落在骨盆入口的右斜径上，胎头枕骨在骨盆的左前方。部分初产妇在预产期前 1 ~ 2 周内胎头衔接，经产妇多在临产后衔接。若初产妇临产后胎头仍未衔接，应检查有无头盆不称。

二、下降

胎头沿骨盆轴前进的动作称为下降（descent），是胎儿娩出的首要条件。下降动作贯穿整个分娩过程，与其他动作相伴随。下降动作呈间歇性，子宫收缩时胎头下降，间歇时胎头稍缩回。胎头在下降过程中，受骨盆底的阻力发生俯屈、内旋转、仰伸、复位及外旋转等一系列伴随动作。临床上观察胎头下降的程度，作为判断产程进展的重要标志之一。

三、俯屈

胎头以枕额径下降至骨盆底时，原处于半俯屈状态的胎头枕部遇肛提肌阻力，借杠杆作用进一步俯屈（flexion），使下颏贴近于胸部，变胎头衔接时的枕额径（11.3cm）为枕下前囟径（9.3cm），以适应产道，有利于胎头继续下降。

四、内旋转

胎头围绕骨盆纵轴而旋转，使其矢状缝与中骨盆及骨盆出口前后径相一致的动作，称为内旋转（internal rotation）。内旋转的结果是使胎头适应中骨盆及骨盆出口前后径大于横径的特点，有利于胎头下降。枕先露时，胎头枕部位置最低，先到达骨盆底，肛提肌收缩将胎头枕部推向阻力小、部位宽的前方。枕左前位内旋转时，胎头向前向中线（向右）旋转45°，后囟转至耻骨弓的下方，胎头矢状缝与骨盆前后径方向一致，胎头于第一产程末完成内旋转动作。

五、仰伸

完成内旋转后，当完全俯屈的胎头继续下降达阴道外口时，宫缩和腹压继续迫使胎头下降，而肛提肌收缩力又将胎头向前推进，两者的合力使胎头沿骨盆轴下段向下向前的方向转变为向前。胎头枕骨下部达耻骨联合下缘时，以耻骨弓为支点，使胎头逐渐仰伸（extention），胎头的顶、额、鼻、口、颏依次由会阴前缘相继娩出。当胎头仰伸时，胎儿双肩径沿左斜径进入骨盆入口。

六、复位及外旋转

胎头娩出时，胎儿双肩径沿骨盆入口左斜径下降。胎头娩出后，为使胎头与胎肩自然恢复到正常关系，胎头枕部向左旋转45°，称为复位（restitution）。胎肩在盆腔内继续下降，前（右）肩向前向中线旋转45°时，胎儿双肩径转成与骨盆出口前后径相一致的方向，胎头枕部须在外继续向左旋转45°，以保持胎头与胎肩的垂直关系，称为外旋转。

七、胎儿娩出

胎头完成外旋转后，胎儿前（右）肩在耻骨弓下先娩出，随即后（左）肩从会阴前缘娩出。胎体、胎儿下肢随之取侧位顺利娩出。

第三节 分娩的临床经过及处理

一、先兆临产

在临产前，出现一些预示孕妇不久将临产的症状，称为先兆临产（threatened labor）。

（一）假临产（false labor）

临产前 1 ~ 2 周子宫较敏感，常有不规则收缩，称为"假临产"。特点是：宫缩常在夜间出现，而于清晨消失；持续时间短，且不恒定，间歇时间长且不规律，宫缩强度不增加；宫颈管不缩短，宫口不扩张；给予强镇静药物能抑制宫缩。

（二）胎儿下降感（lightening）

多数孕妇在临产前 1 ~ 2 周，会感到上腹部受压感消失，表现为呼吸较前轻快，进食量较前增多，系胎儿先露部进入骨盆入口，使宫底位置下降的缘故。

（三）见红（show）

在临产前 24 ~ 40h 内，因子宫下段及宫颈内口扩张，宫颈内口周围的胎膜与该处的子宫壁分离，毛细血管破裂，孕妇阴道内排出混有颈管黏液的少量血性液体称为见红。见红是分娩即将发动的较可靠征象。若阴道出血量超过月经量，应考虑妊娠晚期出血，如前置胎盘，胎盘早剥等异常情况。

二、临产

临产（in labor）开始的标志为规律且逐渐增强的宫缩，持续 30 s 或 30 s 以上，间歇 5 ~ 6 min，同时伴随进行性宫颈管缩短、消失、宫口扩张和胎先露下降。

三、产程分期

分娩全过程简称为总产程（total stage of labor），是指从出现规律宫缩开始，直至胎儿、胎盘娩出为止的整个过程。临床上将其分为 3 个产程。

第一产程（first stage of labor）：又称宫颈扩张期，是指临产开始至宫口完全扩张即开全（10 cm）为止。初产妇宫口扩张缓慢，需 11 ～ 12 h；经产妇宫口扩张较快，需 6 ～ 8h。

第二产程（second stage of labor）：又称胎儿娩出期，是指从宫口开全至胎儿娩出的过程。初产妇需 1 ～ 2h，不应超过 2 h；经产妇通常仅需数分钟，也有长达 1 h 者，但不应超过 1 h。

第三产程（third stage of labor）：又称胎盘娩出期，是指从胎儿娩出后至胎盘胎膜娩出，即胎盘剥离和娩出的过程，需 5 ～ 15 min，不应超过 30 min。

四、第一产程的临床经过及处理

（一）临床表现

1. 规律宫缩

产程开始时，随着子宫收缩，产妇出现阵发性的疼痛，习称"阵痛"。开始时宫缩持续时间较短（约 30 s）且弱，间歇期较长（5 ～ 6 min）。随产程进展，持续时间逐渐延长（50 ～ 60 s）且强度增加，间歇期渐短（2 ～ 3 min）。当宫口近开全时，宫缩持续时间可长达 1 min 或以上，间歇期缩短为 1 ～ 2 min。

2. 宫口扩张（dilatation of cervix）

随着宫缩逐渐增强及频率加快，宫颈管逐渐缩短直至消失，宫口逐渐扩张。通过肛检或阴道检查，可以确定宫口扩张程度。潜伏期宫口扩张速度较慢，活跃期宫口扩张速度明显加快。若临床观察发现宫口不能如期扩张，可能存在宫缩乏力、胎位不正、头盆不称等。当宫口开全（10 cm）时，子宫下段及阴道形成宽阔管腔，有利于胎儿通过。

3. 胎头下降程度

是决定胎儿能否通过阴道娩出的重要指标。通过肛门检查或阴道检查，能明确胎头颅骨最低点与坐骨棘平面的关系，判断胎头下降程度，并能协助判断胎位。

4. 胎膜破裂（rupture of membranes）

简称破膜。宫缩时，子宫羊膜腔内压力增高，胎先露部下降，将羊水阻断为前后两部，在胎先露部前面的羊水量约 100 mL，称前羊水，形成的前羊水囊称胎胞，有助于扩张宫口。宫缩继续增强，当羊膜腔压力增加到一定程度时胎膜自然破裂。破膜多发生在宫口近开全时。

（二）产程观察及处理

1. 子宫收缩

产程中必须连续定时观察并记录宫缩规律性、持续时间、间歇时间及宫缩强度。简单的观察方法是由助产人员将一手掌放于产妇腹壁上，凭触觉感知，宫缩时宫体部隆起变硬，间歇期松弛变软。目前临床上常用的是胎儿监护仪描记宫缩曲线，可全面、客观、翔实地记录宫缩的强度、频率、每次宫缩的持续时间、间歇时间等。

2. 胎心

胎心监测是产程中极重要的观察指标。

（1）听诊器听取：听诊器有普通听诊器、木制胎心听诊器、电子胎心听诊器3种，目前临床上常使用电子胎心听诊器。胎心听取应在宫缩间歇时。潜伏期每隔1～2 h在宫缩间歇期听取胎心一次，活跃期宫缩较频繁时，应每15～30 min听取胎心一次，每次听诊1 min。正常胎心率为120～160次/分，如胎心率＜120次/分或＞160次/分，或宫缩后减慢的胎心率不能迅速恢复，均为胎儿缺氧的异常表现，应及时对症处理，并尽可能找出原因，采取有效措施予以治疗。此法能方便获得每分钟胎心率，但不能分辨胎心率变异、瞬间变化及其与宫缩、胎动的关系。

（2）使用胎儿监护仪：多用外监护描记胎心曲线。通过该曲线观察了解胎心率变异及其与宫缩、胎动的关系。将测量胎心的探头置于胎心音最响亮的部位，并固定于腹壁上，一般每隔15 min对胎心监护曲线进行评估，宫缩频繁时每隔5 min评估1次。此法能较客观地判断胎儿在宫内的状态。

3. 宫口扩张与胎头下降

为了细致观察产程，做到检查结果记录及时，发现异常能尽早处理，目前多采用产程图。产程图横坐标为临产时间（h），纵坐标左侧为宫口扩张程度（cm），纵坐标右侧为先露下降程度（cm），描记出的宫口扩张曲线及胎头下降曲线，是产程图中重要的两项指标，使产程进展一目了然，能及时指导产程的处理。

（1）宫口扩张曲线：根据宫口扩张程度，将第一产程分为潜伏期和活跃期。潜伏期是指从临产出现规律宫缩至宫口扩张3 cm。此期间宫口扩张速度较慢，平均2～3 h扩张1 cm，初产妇一般约需8 h，最大时限为16h。活跃期是指从宫口扩张3 cm至宫口开全（10 cm）。此期间扩张速度明显加快，约需4 h，最大时限为8 h，活跃期又分为Ⅲ期：加速期是指宫口扩张3～4 cm，约需1.5 h；最大加速期是指宫口扩张4～9 cm，约需2 h；减速期是指宫口扩张9～10 cm，约需30 min。

（2）胎头下降曲线：以胎头颅骨最低点与坐骨棘平面的关系来标明胎头下降程度。坐骨棘平面是判断胎头高低的标志。胎头颅骨最低点平坐骨棘平面时，以"0"表达；在坐骨棘平面上 1 cm 时，以"−1"表达；在坐骨棘平面下 1cm 时，以"+1"表达，依此类推。潜伏期胎头下降不明显，活跃期下降加快。胎头下降程度可作为估计分娩难易的有效指标。

4. 胎膜破裂

胎膜多在宫口近开全时自然破裂，前羊水流出，此时应立即听胎心，并观察羊水性状、颜色和流出量，记录破膜时间。若为头先露，羊水呈黄绿色、胎心变慢，须警惕胎儿窘迫，应立即行阴道检查，判断有无脐带脱垂等异常，并给予紧急处理。破膜超过 12h 仍未结束分娩者，应给予抗生素预防感染。

5. 精神安慰

产妇的精神状态影响宫缩和产程进展。初产妇产程长，容易产生焦虑、紧张和急躁情绪。助产人员应安慰产妇并耐心讲解分娩是生理过程，增强产妇对自然分娩的信心，以便能顺利分娩。若产妇精神过度紧张，宫缩时喊叫不安，应在宫缩时指导深呼吸动作，或用双手轻揉下腹部。若产妇腰骶部胀痛时，用手拳压迫腰骶部，常能减轻不适感。

6. 血压

宫缩时血压可升高 0.7 ~ 1.3 kPa（5 ~ 10 mmHg），间歇期恢复原状。产程中应每隔 4 ~ 6h 测血压 1 次，若血压升高，应增加测量次数并给予相应处理。

7. 饮食、活动与休息

为保证精力和体力充沛，鼓励产妇少量多次食用高热量易消化的食物，摄入足够水分，必要时可静脉补液支持，以维持产妇体力。临产后未破膜且宫缩不强者，可在待产室内适当活动，有助于加速产程进展。

8. 排尿与排便

临产后，应鼓励产妇每 2 ~ 4 h 排尿 1 次，以免膀胱充盈影响宫缩及胎先露部下降。因胎头压迫引起排尿困难者，应警惕头盆不称，必要时给予导尿。若初产妇宫口开大 < 4 cm、经产妇 < 2 cm 时，无特殊情况可行温肥皂水灌肠或开塞露塞肛，既能清除粪便减少污染，又能通过反射作用刺激宫缩，加速产程进展。但胎膜早破、阴道出血、胎头未衔接、胎位异常、有剖宫产史、宫缩过强及心脏病者等，均不宜灌肠。

9. 肛门检查

适时进行肛门检查，可了解宫颈软硬度、宫口扩张程度、是否破膜、骨盆腔大小、骶尾关节活动度、坐骨棘是否突出、确定胎位及胎头下降程度等。临产初期 4 h 左右检查 1 次，活跃期 2 h 左右检查 1 次。对宫缩频繁或经产妇应缩短肛检间隔时间。肛查方法：产妇仰卧，两腿屈曲分开。检查者站在产妇右侧，右手食指戴指套蘸肥皂水轻轻伸入直肠内，食指向后触及尾骨尖端，了解尾骨活动度，再触摸两侧坐骨棘是否突出并确定胎头高低，然后用指端掌侧探查子宫颈口，摸清其周围边缘，估计宫颈管消退情况和宫口扩张的厘米数。当宫口开全时，则摸不到宫口边缘。未破膜者在胎头前方可触及有弹性的前羊水囊。

10. 阴道检查

阴道检查能直接触清宫口扩张程度及胎先露部，若先露为头，还能触清矢状缝及囟门，确定胎方位，适用于肛查不清、宫口扩张及胎头下降程度不明、疑有脐带先露或脐带脱垂、轻度头盆不称经试产 4 h 产程进展缓慢者。阴道检查应严格消毒后进行，应注意尽量避免接触肛周和减少手指进出次数。

11. 其他

外阴部备皮，剃除阴毛。初产妇及有难产史的经产妇，应再次行骨盆外测量。有妊娠合并症或并发症者，应给予相应的治疗。

五、第二产程临床经过及处理

（一）临床表现

胎膜多已自然破裂，若宫口开全后仍未破膜，应行人工破膜以免影响胎头下降。宫口开全后宫缩持续时间达 1 min 或更长，间歇 1 ~ 2 min。当胎头下降至骨盆出口压迫骨盆底组织时，产妇出现排便感，不自主向下屏气。随着产程的进展，会阴逐渐膨隆和变薄，肛门括约肌松弛。子宫缩时胎头露出于阴道口，露出的部分逐渐增大，在宫缩间歇期，胎头又缩回阴道内，称为胎头拨露。当胎头双顶径越过骨盆出口，宫缩间歇时胎头不再回缩，称为胎头着冠。产程继续进展，会阴极度扩张，胎头枕骨从耻骨联合露出，开始仰伸、复位、外旋转，胎肩、胎体和四肢相继娩出，随之羊水涌出。经产妇的第二产程短，上述的临床表现不易截然分开，有时仅需几次宫缩即可完成上述动作。

（二）观察产程及处理

1. 密切监测胎心

第二产程宫缩强而频，密切监测胎儿有无急性缺氧，应每 5 ~ 10 min 听一次胎心，使用胎儿监护仪能更有效地观察胎心率及其基线变异等情况。如出现胎心异常应尽快结束分娩。

2. 指导产妇屏气

正确运用腹压是缩短第二产程的关键。指导产妇双足蹬在产床上，两手握住产床上的把手，宫缩时深吸气屏住，然后如解大便样向下用力以增加腹压。宫缩间歇时，产妇呼气并使全身肌肉放松、安静休息。宫缩再出现时，再做同样的屏气动作，能加速产程进展。

3. 接产准备

初产妇宫口开全，经产妇宫口扩张 4 cm 且宫缩规律有力时，应将产妇送至分娩室，并做好接产准备。让产妇仰卧于产床上，两腿屈曲分开，露出外阴部，臀下置清洁便盆或塑料布，用消毒纱布球蘸肥皂水擦洗外阴部，顺序是大阴唇、小阴唇、阴阜、大腿内上1/3、会阴及肛门周围，再用温开水将肥皂冲洗干净。冲洗时先用消毒干纱球堵住阴道口，以免冲洗液流入阴道内。最后用 0.1% 苯扎溴铵液冲洗，或聚维酮碘进行消毒，取下阴道口纱球及臀下便盆或塑料布，铺无菌巾于臀下。

接产者按无菌操作常规洗手、戴手套及穿手术衣，然后打开产包，铺好无菌巾，准备接产。

4. 接产

（1）会阴撕裂的诱因：会阴水肿、会阴过紧缺乏弹性、耻骨弓过低、胎儿过大、胎头娩出过快等，均可造成会阴撕裂，接产者在接产前应做出正确判断。

（2）接产的时机及要领：当胎头拨露使阴唇后联合张力较紧时，开始保护会阴。保护会阴的同时，协助胎头俯屈，让胎头以最小径线即枕下前囟径，在宫缩间歇期缓慢通过阴道口，是预防会阴撕裂的关键。在接产者指导下，产妇适时屏气完成分娩。胎肩娩出时，也要注意保护好会阴。

（3）接产步骤：接产者站于产妇右侧，在会阴部铺盖一块无菌巾，接产者右手肘部支撑在产床上，右手大拇指与其余 4 指分开，利用手掌大鱼际肌顶住会阴部。当宫缩时，向上内方托压，左手则轻压胎头枕部使其保持俯屈缓慢下降。宫缩间歇时，保护会阴的右手稍放松，以免压迫过久引起会阴水肿。当胎头枕骨在耻骨弓下露出时，胎头即将娩出，产妇常有不自主地过分运用腹压，此时，是保护会阴避免破裂的关键时刻，助产士右手保护会阴、左手协助胎头仰伸，嘱产妇在阵缩时张口哈气，勿用力屏气，让胎头缓慢于阵缩间歇时娩出。娩出后，保护会阴的手不可松开，左手从胎儿鼻根向下挤压出口鼻内的黏液和羊水，再协助胎头复位及外旋转，让胎肩径与骨盆出口前后径一致，左手向下轻压胎颈，协助前肩自耻骨弓下先娩出，再上托胎颈，使后肩自会阴前缘缓慢娩出。两肩娩出后，保护会阴的右手方可松开，然后，双手协助胎体及四肢相继侧位娩出。在距脐轮 10 ~ 15 cm处，用两把止血钳夹住脐带，在两钳间剪断。胎头娩出时，若发现脐带绕颈，应先将其从胎肩推下或从胎头滑下，若绕颈过紧或数圈时，可用两把止血钳夹住其中一圈剪断，注意勿伤及胎儿颈部。

（4）会阴切开指征：对会阴过紧或胎儿过大，估计分娩时会阴撕裂不可避免者，或母儿有病理情况亟须结束分娩者，应行会阴切开术。

六、第三产程的临床经过及处理

（一）临床表现

胎儿娩出后，宫底降至平脐，产妇感到轻松，宫缩暂停数分钟后重又出现宫缩。由于宫腔容积突然缩小，胎盘不能相应缩小而与子宫壁发生错位剥离。剥离面出血，形成胎盘后血肿。子宫继续收缩，致使胎盘完全剥离而排出。胎盘剥离的征象有：第一，子宫体变硬呈球形，胎盘剥离后降至子宫下段，宫底升高达脐上；第二，阴道外露脐带自行延长；第三，阴道少量出血；第四，用手掌尺侧在耻骨联合上方，轻压子宫下段时，宫体上升而外露的脐带不再回缩。胎盘剥离及排出的方式有两种：第一，胎儿面先娩出：多见，胎盘从中央开始剥离，而后向四周剥离，其特点是胎盘胎儿面先排出，随后少量阴道出血。第二，母体面先娩出：少见，胎盘从边缘开始剥离，血液沿剥离面流出，其特点是先有较多的阴道出血，胎盘后排出。

（二）处理

1. 新生儿处理

（1）清理呼吸道：胎儿娩出后立即清理呼吸道的黏液和羊水，用新生儿吸痰管或导管轻轻吸除咽部及鼻腔的羊水和黏液，以免发生吸入性肺炎。当确认呼吸道通畅而新生儿仍未啼哭时，可用手轻拍新生儿足底。新生儿大声啼哭表示呼吸道已通畅。

（2）处理脐带：用两把止血钳钳夹脐带，两钳相距 2 ~ 3 cm，在其中间剪断。用 75% 乙醇消毒脐带根部及其周围，在距脐根 0.5 cm 处用粗线结扎第一道，再在结扎线外 0.5 cm 处结扎第二道，在第二道结扎线外 0.5 cm 处剪断脐带，挤出残余血液，用 5% 的聚维酮碘溶液或 20% 高锰酸钾液消毒脐带断面，待脐带断面干燥后，以无菌纱布覆盖，再用脐带布包扎。在处理脐带时应注意：既要扎紧脐带防止出血，又要避免过度用力造成脐带断裂；消毒液不可接触新生儿皮肤，以免灼伤新生儿皮肤；处理脐带过程中新生儿应保暖。目前，多数医院用气门芯、脐带夹、血管钳等方法取代双重结扎脐带法，效果良好。

（3）处理新生儿：擦净新生儿足底胎脂，在新生儿病历上，打上新生儿足印及产妇拇指印。对新生儿做详细体格检查，系以标明新生儿性别、体重、出生时间、母亲姓名和床号的手腕带和包被，将新生儿抱给母亲，进行首次吸吮乳头。

2. 协助胎盘娩出

正确协助胎盘娩出，能够减少产后出血的发生。接产者不应在胎盘尚未完全剥离时用力揉压、下压宫底或牵拉脐带，以免引起胎盘部分剥离而出血或拉断脐带，甚至造成子宫内翻。当确认胎盘已完全剥离时，于宫缩时左手握住宫底并按压，同时右手牵拉脐带，协助胎盘娩出。当胎盘娩出至阴道口时，接生者双手捧住胎盘，向一个方向旋转并缓慢向外牵拉，协助胎膜完整剥离排出。若胎膜部分断裂，可用止血钳夹住断裂上端的胎膜，继续向原方向牵引旋转，直至胎膜完全排出。胎盘胎膜娩出后，按摩子宫刺激其收缩，以减少出血。

3. 检查胎盘胎膜是否完整

将胎盘铺平，先检查胎盘母体面胎盘小叶有无缺损，然后将胎盘提起，检查胎膜是否完整，再检查胎儿面有无血管断裂，及时发现副胎盘。若有副胎盘、部分胎盘残留或较多胎膜残留时，应在无菌操作下徒手或用卵圆钳伸入宫腔内，取出残留组织。若确认仅有少许胎膜残留，可给予子宫收缩剂待其自然排出。

4. 检查软产道

胎盘娩出后，应仔细检查会阴、小阴唇内侧、尿道口周围、阴道、阴道穹隆及宫颈有无裂伤。若有裂伤，应立即缝合。

5. 预防产后出血

正常分娩出血量多数不超过 300 mL。遇有产后出血高危因素如既往有产后出血史、多次分娩、多胎妊娠、羊水过多、巨大儿、滞产等产妇，可在胎儿前肩娩出时，静脉注射缩宫素 10 ~ 20 U，以加强宫缩，促使胎盘迅速剥离减少出血。若第三产程超过 30 min，胎盘仍未排出且出血不多时，应排空膀胱后，再轻轻按压子宫，静注缩宫素，仍不能使胎盘排出时，应行手取胎盘术。若胎盘娩出后出血较多时，可经下腹部直接在宫体肌壁内注入缩宫素 10 U 或麦角新碱 0.2 ~ 0.4 mg，并将缩宫素 20 U 加于 5% 葡萄糖液 500 mL 内静脉滴注。

6. 观察产后一般情况

分娩结束后，产妇应在产房内观察 2 h，协助产妇首次哺乳。注意观察产妇子宫收缩、子宫底高度、膀胱充盈与否、阴道出血量、会阴及阴道有无血肿等，并测量血压、脉搏。若子宫收缩不佳，应注射宫缩剂并按摩子宫底；膀胱不充盈而宫底上升，表示宫腔内有积血，应挤压子宫，排出宫腔内积血，再注射宫缩剂；若产妇自觉有肛门坠胀感，多有阴道后壁血肿，应行肛查确诊后给予处理。产后 2 h 无异常者，将其送回病室。鼓励产妇产后 2 ~ 4 h 内排尿，因膀胱膨胀易致宫缩乏力，而发生产后出血。

第四节 产褥期母体生理变化与保健

一、产褥期母体的生理变化

（一）生殖系统

生殖系统在产褥期的变化最大。子宫从胎盘娩出后到恢复至未孕状态的过程称为子宫复旧,主要包括子宫体肌纤维的缩复和子宫内膜的再生。在子宫复旧的过程中,其重量减轻,体积减小。子宫肌纤维的缩复是指肌细胞长度和体积缩减,而肌细胞数目并未减少。细胞内多余的胞浆蛋白在胞内溶酶体酶系作用下变性自溶,最终代谢产物通过血液和淋巴循环经肾脏排出体外。分娩后的子宫重约 1000 g,17 cm × 12 cm × 8 cm 大小;产后 1 周的子宫重约 500 g,如 12 孕周大;产后 10 天子宫降至骨盆腔,腹部触诊不能扪及;产后 2 周子宫重约 300 g;6 周约 50 g,大小亦恢复至未孕时状态。分娩后 2 ~ 3 天,子宫蜕膜分为浅、深两层。浅层蜕膜发生退行性变,坏死、脱落,成为恶露的一部分,随恶露排出。深部基底层的腺体和间质迅速增殖,形成新的子宫内膜。到产后 3 周,新生的子宫内膜覆盖了胎盘附着部位以外的子宫内壁。胎盘附着部位的子宫内膜至产后 6 周才能完全由新生的子宫内膜覆盖;产后宫颈松弛如袖管,外口呈环状。产后 2 天起,宫颈张力才逐渐恢复,产后 2 ~ 3 天,宫颈口可容 2 指,宫颈内口 10 天后关闭,宫颈外形约在产后 1 周恢复,宫颈完全恢复至未孕状态约需 4 周。但宫颈由于分娩中 3 点或 9 点不可避免的轻度裂伤,外口由未产时的圆形变为经产后的一字形;产后阴道壁松弛,阴道皱襞消失,阴道腔扩大。产褥期阴道壁张力逐渐恢复,产后 3 周阴道皱襞开始重现,阴道腔逐渐缩小,但在产褥期末多不能恢复至原来的弹性及紧张度;会阴由于分娩时胎头压迫,多有轻度水肿,产后 2 ~ 3 天自行吸收消失。会阴裂伤或切口在产后 3 ~ 5 天多能愈合;处女膜在分娩时撕裂形成处女膜痕,是经产的重要标志,不能恢复;盆底肌肉和筋膜由于胎头的压迫和扩张,过度伸展而致弹性降低,并可有部分肌纤维断裂。若产褥期能坚持正确的盆底肌锻炼,则有可能恢复至正常未孕状态。但盆底组织有严重裂伤未能及时修补、产次多,分娩间隔时间过短的产妇,可造成盆底组织松弛,也是造成子宫脱垂,阴道前后壁膨出的主要原因。

（二）循环系统

胎盘娩出后子宫胎盘循环终止，子宫肌的缩复使大量血液进入母血液循环，加之妊娠期水钠潴留也被重吸收进入血液。因此，产后第 2 ~ 3 天，母血液循环量可增加 15% ~ 25%。心功能正常的产妇尚可耐受这一变化。若心功能不全可由于前负荷的增加诱发心力衰竭。循环血量经过自身调节在产后 2 ~ 6 周可恢复至未孕时水平。

（三）血液系统

产褥早期产妇的血液仍呈高凝状态，这对于减少产后出血，促进子宫创面的恢复有利。这种高凝状态在产后 3 周才开始恢复。外周血中白细胞数增加，可达（15 ~ 30）× 10^9/L，以中性粒细胞升高为主，产后 1 ~ 2 周恢复正常。产褥期贫血较常见，经加强营养和药物治疗后可逐渐恢复。血小板数在产后增多。红细胞沉降率加快，产后 3 ~ 4 周恢复正常。

（四）呼吸系统

产后膈肌下降，腹压减低，产妇的呼吸运动由妊娠晚期的胸式呼吸变为胸腹式呼吸。呼吸的幅度较深，频率较慢，每分钟 14 ~ 16 次。

（五）消化系统

产妇体内孕酮水平下降，胃动素水平增加，胃肠道的肌张力和蠕动力逐渐恢复，胃酸分泌增加，于产后 1 ~ 2 周恢复至正常水平。因此，产褥早期产妇的食欲欠佳，喜进流食，以后逐渐好转。由于产妇多卧床，活动较少，膳食中的纤维成分少，盆底肌和腹肌松弛，胃肠动力较弱，易发生便秘。

（六）泌尿系统

产后循环血量增加，组织间液重吸收使血液稀释，在自身调节机制的作用下，肾脏利尿作用增强，尿量增加，尤以产后第 1 周明显。妊娠期肾盂和输尿管轻度生理性扩张，于产后 4 ~ 6 周恢复正常。膀胱在分娩过程中受压，组织充血、水肿，处于麻痹状态，对尿液的刺激不敏感，再加上会阴伤口疼痛，产妇不习惯卧床排尿等因素，易发生尿潴留，多发生在产后 12 h 内。

（七）内分泌系统

胎儿娩出后，胎盘分泌的激素在母体中的含量迅速下降。雌激素 3 天、孕激素 1 周降至卵泡期水平。人绒毛膜促性腺激素（hCG）一般在产后 2 周消失。胎盘生乳素（HPL）的半衰期为 30 min，其消减较快，产后 1 天已测不出。其他的酶类或蛋白，如耐热性碱性磷酸酶（HSAP）、催产素酶（CAP）、甲胎蛋白（AFP）等，在产后 6 周均可恢复至未孕时水平。妊娠时的高雌、孕激素水平，负反馈抑制了下丘脑促性腺激素释放激素（Gn-RH）的分泌，使垂体产生惰性，产后恢复也较慢，恢复的时间与是否哺乳有关，一般产妇于产后 4 ~ 6 周逐渐恢复对 Gn-RH 的反应性。不哺乳的产妇，产后 6 ~ 8 周可有月经复潮，平均在产后 10 周恢复排卵。哺乳产妇的月经恢复较迟，有的在整个哺乳期内无月经来潮。但月经复潮晚来潮前有排卵的可能，应注意避孕。

妊娠过程中母体的甲状腺、肾上腺、胰岛、甲状旁腺等内分泌腺体的功能均发生一系列改变，多在产褥期恢复至未孕前状态。

（八）免疫系统

妊娠是成功的半同种异体移植过程，孕期母体的免疫系统处于被抑制状态，以保护胎儿不被排斥，其表现有抑制性 T 淋巴细胞与辅助性 T 淋巴细胞的比值上升等。产后免疫系统的功能向增强母儿的抵抗力转变，母血中的自然杀伤细胞（NK 细胞）、淋巴因子激活的杀伤细胞（LAK 细胞）、大颗粒细胞（LGLs）数目增加，活性增强。但产褥期机体的防御功能仍较脆弱。

（九）精神心理

产妇的心理变化对产褥期的恢复有重要影响。产妇的心理状态多不稳定且脆弱。在产后 1 周，绝大多数产妇都有不同程度的焦虑、烦闷等情绪，严重者可能发生产后忧郁综合征。对产妇进行社会心理护理，特别是产妇丈夫和家庭的支持与关怀，有利于避免产后不良心理反应。

（十）泌乳

妊娠期胎盘分泌大量雌激素促进了乳腺腺管发育，大量孕激素促进了乳腺腺泡发育，为产后泌乳准备了条件，但同时也抑制了孕期乳汁的分泌。分娩后，产妇血中雌、孕激素水平迅速下降，解除了对泌乳的抑制，同时母体内催乳激素（prolactin，PRL）水平很高，这是产后泌乳的基础。此后乳汁的分泌在很大程度上依赖婴儿吸吮，当婴儿吸吮时，感觉冲动从乳头传至大脑，大脑底部的腺垂体反应性地分泌催乳素，催乳素经血液到达乳房，使泌乳细胞分泌乳汁。同时感觉冲动可经乳头传至大脑底部的神经垂体反射性地分泌缩宫素,后者作用于乳腺腺泡周围的肌上皮细胞,使其收缩而促使乳汁排出。乳房的排空也是乳汁再分泌的重要条件之一。此外,乳汁分泌还与产妇的营养、睡眠、精神和健康状态有关。

乳汁是婴儿的最佳食品。它无菌、营养丰富、温度适中,最适合婴儿的消化和吸收。母乳的质和量随着婴儿的需要自然变化,产后最初几日内分泌的乳汁称为初乳,质较黏稠,因其含较多的胡萝卜素,色偏黄,蛋白的含量很高。此后分泌的乳汁称成熟乳,蛋白含量较初乳低,脂肪和乳糖的含量较高。乳汁中除含有丰富的营养物质、多种微量元素、维生素外,还含有免疫物质,对促进婴儿生长、提高婴儿抵抗力有重要作用。

二、产褥期的处理及保健

(一)产褥期的临床表现及处理

产妇会因回味产时的状况而兴奋、激动、紧张等而影响休息,产后的观察和及时而恰当的指导和处理直接影响产妇产后的康复,不可忽视。

1. 生命体征

每日两次测体温、脉搏、呼吸、血压。由于产程中的消耗和脱水,产后最初的 24 小时内体温略升高,一般不超过 38℃;产后由于子宫胎盘血液循环停止及卧床休息等因素,脉搏略缓慢,60 ~ 70 次 / 分;产后呼吸深慢,14 ~ 16 次 / 分;血压比较平稳。以上体征出现异常,应积极寻找原因并处理。

2. 子宫复旧及恶露

产后应根据子宫复旧的规律,观察并记录宫底高度,以了解子宫复旧过程。测量前嘱产妇排尿并先按摩,使其收缩后再测。产褥早期由于子宫的收缩会引起下腹剧烈痛,称为产后宫缩痛。一般无须特殊处理,严重者可用针灸或止痛药物。产后随子宫蜕膜的脱落,含有血液、坏死蜕膜组织等经阴道排出,称为恶露。恶露分为以下几种:

(1)血性恶露

色鲜红,含大量的血液和少量的胎膜及坏死蜕膜组织,持续 1 周左右。

(2)浆液性恶露

淡红色,似浆液,血量减少,含有少量血液而有较多的宫颈黏液、坏死蜕膜组织和细菌,也持续 1 周左右。

(3)白色恶露

黏稠,色泽较白,血量更少,含大量的白细胞、退化蜕膜、表皮细胞和细菌等,可持续 2 ~ 3 周。

正常恶露有血腥味，但无臭味，持续约 4 ~ 6 周。每天应观察恶露的量、颜色及气味。若恶露量多，色红且持续时间长，应考虑子宫复旧不良，给予子宫收缩剂；若恶露有腐臭味且有子宫压痛，应考虑合并感染或胎盘胎膜残留，给予宫缩剂同时加抗生素控制感染。

3. 外阴

保持外阴清洁干燥，每日用 0.1% 苯扎溴铵或 1 ：5 000 高锰酸钾清洗外阴 2 ~ 3 次，拭干后放消毒会阴垫。外阴水肿者可用 50% 硫酸镁湿热敷，每日两次，每次 15 分钟。会阴切开缝合者，除常规冲洗外，大便后随时冲洗，向健侧卧位，每日检查伤口周围有无红肿、硬结及分泌物。于产后 3 ~ 5 日拆线，若伤口感染，应提前拆线引流或行扩创处理。

4. 乳房

母乳营养丰富，易于消化，是婴儿最理想的食品。必须正确指导哺乳，推荐母乳喂养。于产后半小时内开始哺乳，此时乳房内乳量虽少，通过新生儿吸吮动作刺激泌乳；生后 24 小时内，每 1 ~ 3 小时哺乳 1 次或更多些；生后 2 ~ 7 天内是母体泌乳过程，哺乳次数应频繁些。哺乳期以 10 个月至 1 年为宜。同时应随时观察乳房大小、有无红肿、发热及硬块等。常见乳房异常有以下几种：

（1）乳房胀痛

系因乳腺管不通致使乳房形成硬结，哺乳前热敷乳房，两次哺乳间冷敷乳房，减少局部充血，用电按摩器或用两手从乳房边缘向乳头中心按摩。婴儿吸吮力不够时，可借助吸奶器吸引，也可用散结通乳中药。

（2）乳头皲裂

主要由于婴儿含吮不正确，或过度地在乳头上使用肥皂和乙醇等刺激物，轻者可继续哺乳。哺乳前可湿热敷乳房和乳头 3 ~ 5 分钟，哺乳后挤出少量乳汁涂在乳头上，暂时暴露和干燥乳汁，起到修复表皮的功能；皲裂严重者，可暂时停止哺乳 24 小时，并将乳汁挤出喂养婴儿。

（3）乳汁不足

如前所述，乳汁分泌与多种因素有关。要使产妇乳汁充足，必须保持精神愉快，睡眠充足、营养丰富，多指导产妇正确哺乳，并可用针刺或催乳中药促使乳汁分泌。

（4）退奶产妇某种原因不能授乳者

应限制进汤类食物，停止吸奶。可用己烯雌酚 5 mg，每天 3 次，连服 3 ~ 5 日；皮硝 250 g 捣碎后装在布袋内，分别敷于两乳房上并固定；也可用生麦芽 60 ~ 90 g 煎服，每日 1 剂，连服 3 日。对已有大量乳汁分泌者，用溴隐亭 2 ~ 5 mg，每日 2 次，连用 14 天，效果较好。

5. 其他

产后应给予富于营养、清淡易消化食物；24 小时内应卧床休息，无异常情况者即可下床活动，但应避免长时间站立及重体力劳动，以防子宫脱垂；产后 4 小时应鼓励产妇排尿，6 小时未能自行排尿者应按尿潴留处理。若产后 48 小时无大便，可服用缓泻剂或使用开塞露；产褥早期，出汗较多，应注意卫生及避免着凉或中暑；产后 24 小时即可开始产后锻炼，帮助子宫复旧及腹肌、盆底肌和形体的恢复；产褥期严禁性交，产后 6 周应采用避孕措施，并做一次全面的母婴查体。

（二）产褥期保健

1. 临床表现

（1）生命体征

产妇产后体温多在正常范围内，部分产妇体温可在产后最初 24 h 内略升高，一般不超过 38℃；产后 3 ~ 4 天因乳房血管、淋巴管极度充盈也可发热，体温可达 37.8 ~ 39℃，称泌乳热，一般持续 2 ~ 16 天，体温即下降，不属病态。产后脉搏略缓慢，为 60 ~ 70 次 / 分，与子宫胎盘循环停止及卧床休息等因素有关，约于产后 1 周恢复正常。产后腹压降低，膈肌下降，由妊娠期的胸式呼吸变为胸腹式呼吸，使呼吸深慢，14 ~ 16 次 / 分。

（2）产后宫缩痛

在产褥早期因宫缩引起下腹部阵发性剧烈疼痛称产后宫缩痛。子宫在疼痛时呈强直性收缩，于产后 1 ~ 2 天出现，持续 2 ~ 3 天自然消失。多见于经产妇。哺乳时反射性缩宫素分泌增多，使疼痛加重。

（3）乳房胀痛或皲裂

产后哺乳延迟或没有及时排空乳房，产妇可有乳房胀痛，触之有坚硬感，且疼痛重。哺乳产妇特别是初产妇在产后最初几日容易出现乳头红、裂开，有时有出血，哺乳时疼痛。

（4）恶露

产后随子宫蜕膜层（特别是胎盘附着处蜕膜）脱落，故含有血液、坏死蜕膜等组织的液体经阴道排出，称恶露。恶露分为：①血性恶露。色鲜红，含大量血液，量多，有时有小血块，少量胎膜及坏死蜕膜组织，持续 3 ~ 4 天。②浆液性恶露。色淡红，似浆液，含少量血液，但有较多的坏死蜕膜组织、宫颈黏液、阴道排液，持续 10 天左右。③白色恶露。黏稠，色泽较白，含大量白细胞、坏死蜕膜组织、表皮细胞，持续 3 周干净。正常恶露有血腥味，但无臭味，持续 4～6 周。

（5）褥汗

产褥早期，皮肤排泄功能旺盛，排出大量汗液，以夜间睡眠和初醒时更明显，不属病态，于产后 1 周内自行好转。

2. 产褥期处理

（1）产后 2 h 内处理

产后 2h 内极易发生产后出血、子痫等严重并发症，处理好此期非常重要，连续观察阴道出血量、宫底高度、子宫收缩等；注意测量脉搏、血压；若发现宫缩乏力，应及时按摩子宫并肌内注射子宫收缩剂。同时协助产妇哺乳，促使子宫收缩。

（2）尿潴留

产后 5 天内尿量较多，产后 4 h 内鼓励产妇自解小便。若排尿困难，可用水蒸气熏洗外阴或温开水冲洗尿道口，诱导排尿；也可针刺关元、气海、三阴交等穴位；必要时可给予新斯的明或加兰他敏肌内注射。如上述方法无效，应及时导尿，留置导尿管，并给予抗生素预防感染。

（3）观察子宫复旧及恶露

每日测量宫底高度，并观察恶露量、颜色及气味。若子宫复旧不全，恶露量增多、持续时间延长，应及时给予子宫收缩剂。若同时合并感染，恶露量增多，持续时间长而有臭味，应在给予子宫收缩剂的同时使用抗生素，控制感染，并注意保持外阴清洁。

（4）会阴处理

产后 1 周内，特别是会阴有伤口者，每日用 1∶5 000 的高锰酸钾或 1∶2 000 苯扎溴铵溶液冲洗或擦洗外阴，每日 2～3 次 / 天。嘱产妇向会阴切口的对侧卧。会阴切口于产后 3～5 天拆线。会阴部有水肿者，可用 50% 硫酸镁液湿热敷，或用红外线照射外阴。若伤口感染，应提前拆线引流或行扩创处理，产后在 1 周以上者，可用 1∶5 000 高锰酸钾温开水坐浴。如会阴切口疼痛剧烈或产妇有肛门坠胀感，应及时配合医生检查，排除阴道壁和会阴血肿。

（5）乳房处理

①常规护理：第一次哺乳前，应将乳房、乳头用温肥皂水及温开水洗净。以后每次哺乳前均用温开水擦洗乳房及乳头。母亲要洗手。每次哺乳必须吸尽双乳，乳汁过多不能吸尽时，应将余乳挤出。

②哺乳时间及方法：于产后 30 min 内开始哺乳，按需哺乳，生后 24 h 内，每 1～3h 哺乳一次。哺乳时，母亲及新生儿均应选择最舒适位置，须将乳头和大部分乳晕含在新生儿口中，用一手扶托并挤压乳房，协助乳汁外溢，防止乳房堵住新生儿鼻孔。让新生儿吸

空一侧乳房后，再吸吮另侧乳房。每次哺乳后，应将新生儿抱起轻拍背部 1 ~ 2min，排出胃内空气以防吐奶。哺乳期以 10 个月至 1 年为宜。乳汁确实不足时，应及时补充按比例稀释的牛奶。

③乳房异常。一是乳胀的处理：为防止乳房胀痛，产后应尽早哺乳，哺乳前热敷、按摩乳房。两次哺乳期间冷敷、佩戴乳罩，以减少乳房充血。婴儿吸吮力不足时，可延长哺乳时间，增加哺乳次数，也可借助吸奶器吸引。若发生乳房胀痛，多因乳腺管不通致使乳房形成硬结，可服维生素片或散结通乳中药。二是乳汁不足的护理：指导哺乳方法，调节饮食，可针刺穴位或服用中药。三是乳头皲裂的护理：多因哺乳方法不当，轻者可继续哺乳，每次哺乳后，可涂 10% 的鱼肝油铋剂、蓖麻油糊剂或抗生素软膏；严重者停止哺乳，按时将奶挤出。

④退奶的护理：产妇因病不能哺乳。退奶方法有以下几种：一是停止哺乳，不排空乳房，少进汤汁，佩戴合适胸罩，乳房胀痛者，可口服镇痛药，2 ~ 3 天后疼痛减轻。二是生麦芽 60 ~ 90 g，水煎当茶饮，1 次 / 天，3 ~ 5 天。三是芒硝 250 g 分装两纱布袋内，敷于两乳房并包扎，湿硬时更换。四是溴隐亭 2.5 mg，2 次 / 天，早晚与食物共服；雌激素己烯雌酚 5 ~ 10 mg，3 次 / 天，连服 3 天，必要时重复，肝功能异常者忌用。目前不首先推荐溴隐亭或雌激素退奶。

3. 产褥期保健

（1）产后活动

经阴道自然分娩者，产后 5 ~ 12 h 轻微活动，24 h 后可下床活动。如有特殊情况，如会阴切开、剖宫产，可适当延迟起床时间。产后健身操有助于腹部和盆底肌肉的恢复及体质恢复。

（2）饮食

产后初期宜进流质或清淡半流质饮食，根据产妇消化情况，以后可进普通饮食。食物以富含蛋白质、维生素、纤维素、足够热量和水分为宜。

（3）产后访视及检查

为了解产妇及新生儿健康状况，产后至少要做 3 次访视。分别在产妇出院后 3 日内，产后 14 日和 28 日进行。产后健康检查是产妇产后 42 日去医院检查，检查内容包括哺乳情况、血压、妇科检查（了解子宫是否已恢复至非孕状态）、血及尿常规。

（4）计划生育

产妇产褥期内禁忌性生活，恢复性生活者应避孕。产后避孕的原则是哺乳者以工具避孕为宜，不哺乳者选用药物和工具避孕均可。

第五节 泌乳生理与母乳喂养

一、泌乳生理

乳房为泌乳的准备经历了三个主要的活跃期。一是乳房的发育：从胚芽期开始到孕期达顶点。二是泌乳：从孕期开始生乳，分娩时增加。三是维持泌乳：从产后数天开始，在存在对乳房刺激的条件下保持已建立的泌乳。

乳房的发育和泌乳需要多种激素的相互作用。泌乳的开始和维持又需要下丘脑－垂体轴发挥作用。

孕期雌激素促使腺管组织和腺泡芽生，而孕激素则促使腺泡的成熟。腺体干细胞在催乳素、生长激素、胰岛素、皮质醇和上皮生长因子的作用下，分化为分泌腺泡细胞和肌上皮细胞。催乳素是产乳的专性激素，但产乳尚需要一个低雌激素环境。虽然催乳素水平随着孕期增加而增加，但胎盘的性激素阻断催乳素所诱发的腺上皮分泌功能，提示在乳房的发育中，性激素和催乳素起协同作用，但在维持泌乳中，两者表示拮抗作用。孕激素抑制乳糖和 α－乳清蛋白的生物合成，雌激素对催乳素所引起的泌乳作用，有直接拮抗作用。同样胎盘生乳素（HPL）通过与腺泡催乳素受体的竞争结合，对催乳素也具有拮抗作用。泌乳的过程包括两个阶段。第一阶段，从分娩前 12 周开始，出现乳糖、总蛋白质和免疫球蛋白明显增加和钠、氯的减少，为一个泌乳基质的收集过程。第二阶段包括血供、氧供和葡萄糖的摄入及柠檬酸盐浓度的增加。临床表现为产后 2～3 日时，出现大量的乳汁分泌，血 α－乳清蛋白的水平达高峰。仅乳清蛋白是特殊蛋白质，它能催化乳糖的合成。在此期内，乳汁的成分出现重要改变，持续 10 天，而后分泌成熟乳。

随着胎盘的娩出，胎盘催乳素、雌孕激素急剧下降。胎盘催乳素在分娩后 72 小时内即消失，孕激素在数天内下降，雌激素在 5～6 天间下降到基线水平。非哺乳妇女，催乳素在产后 14 天时达基线水平。孕激素是抑制泌乳的关键，因而有人认为血孕激素值的下降是泌乳第二阶段的触发因素。吸吮为催乳素释放提供一个持续性的刺激。吸吮刺激催乳素和催产素的分泌，此两激素为刺激人乳汁合成和乳汁喷射的代谢激素。至于催乳素值和乳量之间的关系，目前尚无一致的意见。

促使乳汁开始分泌和保持其分泌必须具备一个完整的下丘脑－垂体轴，调节催乳素和催产素水平，授乳的过程需要乳汁的合成和释放到腺小泡，再到输乳窦。如乳汁不能排空，可使毛细血管血供减少，抑制授乳的过程。没有吸吮刺激，就意味着垂体不释放催乳素，难以维持泌乳。吸吮刺激乳头和乳晕上的感觉神经末梢，由此传入神经反射弧引起下丘脑分泌和释放催乳素及催产素，下丘脑还抑制催乳素抑制因子（PIF）的分泌，使腺垂体释放催乳素。

二、母乳喂养

联合国儿童基金会（UNICEF）在有关母乳喂养的研讨会上确定了按母乳喂养的不同程度，将母乳喂养分为三大类：一是全部母乳喂养，包括纯母乳喂养，指除母乳外，不给婴儿任何其他液体或固体食物；几乎纯母乳喂养，指除母乳外，还给婴儿少量维生素和水果汁，每天不超过 1 ~ 2 次。二是部分母乳喂养，包括高比例母乳喂养，指母乳占全部婴儿食物不低于 80%；中等比例母乳喂养，指全部婴儿食物中，母乳占 20% ~ 79%；低比例母乳喂养，指母乳占婴儿全部食物的比率低于 20%。三是象征性母乳喂养，母乳量少，几乎不能提供婴儿需要的热量。

（一）母乳喂养的优点

母乳喂养经济，使乳母能从孕期向非孕期状态的生理过渡顺利地完成。吸吮时所产生的催产素，促进子宫收缩，减少产后出血，加速产后复旧。哺乳期的闭经，使母体内的蛋白质、铁和其他所需的营养物质得到储存，有利于产后康复和延长生育间隔。根据流行病学的调查研究，母乳喂养尚有利于预防乳腺癌和卵巢癌。

对婴儿来说，接受母乳喂养的优点更为突出。母乳易于消化，温度适宜，无细菌污染，母乳具有理想的成分和抗感染的特性。母乳喂养婴儿过敏性问题的发生率小，生长和营养适宜，不至出现人工喂养儿那样的肥胖。吸吮使婴儿与母亲多接触，有利于促进母子间的感情交流，并促进婴儿的心理发育。

（二）人乳的组成和特殊性

人乳中的糖类主要为乳糖。乳糖的来源是葡萄糖和半乳糖，后者有来自葡萄糖 –6– 磷酸盐（G–6–P–D），a– 乳清蛋白为乳糖的催化剂。在孕期，此调节酶受到孕激素的抑制。胎盘娩出后，雌孕激素下降，催乳素上升，α– 乳清蛋白的合成增加，产生大量的乳糖及时地满足新生儿的营养需要。

1. 脂肪

脂肪是在内质网内合成。腺细胞可合成短链脂肪酸，长链脂肪酸来自血浆。人乳中的脂肪超过 98% 为三酰甘油的脂肪酸。三酰甘油主要来自血浆和在细胞内由葡萄糖氧化而合成。催乳素、胰岛素促进腺细胞葡萄糖的摄入，并刺激三酰甘油的合成。澳大利亚学者通过对乳母接受不同量胆固醇膳食的观察，发现胆固醇低的膳食仅使乳母血胆固醇降低，而不影响血中三酰甘油的量。乳汁中的胆固醇含量，并不因不同膳食的组合而异。

2. 蛋白质

乳汁中绝大部分的蛋白质来源于血浆中的氨基酸，由乳腺分泌细胞分泌入乳汁。胰岛素和皮质激素刺激蛋白和乳腺酶的合成。营养良好的乳母，其乳汁中蛋白质的含量正常值为 0.8 ~ 0.9 g/100 mL，营养不良乳母的乳之中，蛋白质的含量与正常值相差不大。增加膳食中的蛋白质，可增加泌乳量，但不增加其蛋白质含量。持续哺乳 20 个月的乳母，其泌乳量略减少而乳的质量不变。随着婴儿体重的增加和乳母乳量的减少，婴儿所得有效的总蛋白由每日 2.2 g/kg 体重下降到 0.45 g/kg，提示 1 岁后的幼儿需要添加蛋白质。

3. 电解质

钠、钾、氯化物、镁、钙、磷酸盐、硫酸和柠檬酸盐等都以双方向通过腺细胞膜。人乳中的钙含量一般是稳定的，即使乳母钙的摄入不足，但通过动用母体骨骼组织中的钙可维持钙的稳定性。不论乳儿是否有佝偻病的表现，从母乳中所摄入的乳钙含量相同。乳母每日膳食中应供应 1 200 ~ 2 000 mg 钙才能满足需要而不至于在哺乳 6 周内动用骨骼钙。乳碘水平随乳母膳食中含碘量而异，而且乳碘浓度高于血碘水平。其他无机盐，如钠、镁、磷、铁、锌和铜在人乳中的含量均不受乳母膳食总量增减的影响。

4. 水分

水分也双方向通过腺细胞膜，其通向取决于细胞内葡萄糖的浓度。当乳母感到口渴时，应自然地增加水分的摄入，此时如限制水分，首先出现的是乳母尿量的减少而并非泌乳量的减少。不同于其他哺乳动物的乳汁，人乳的单价离子浓度低，而乳糖浓度高。

5. 维生素

水溶性维生素容易经血清进入乳汁中，因而人乳中的水溶性维生素，如维生素 B_1、维生素 B_2、维生素 B_{12}、尼可酸和泛酸的水平随着乳母膳食的改变而升或降。维生素 C 虽属于水溶性，但它在人乳中的浓度与乳母所摄入的维生素 C 量并不密切相关，即使乳母摄入 10 倍的维生素 C 剂量，乳汁中浓度并未发现有相应的增加，而尿中排泄却和摄入量相关，提示乳房组织有一个饱和界限。

6. 脂溶性物质

乳汁中的脂溶性物质经脂肪转运，其浓度不易为膳食的改变而得到改变，如维生素 A、D 储藏于组织中，补充膳食所造成的影响，难以测定。往往在组织中的储藏达到一定水平后，方可影响乳汁中的浓度。但在营养不良的妇女中，增加膳食中的维生素 A，乳汁中的维生素 A 浓度亦增加。

7. 酶

人乳中含有多种酶，如淀粉酶、过氧化氢酶、过氧化物酶、脂酶、黄嘌呤氧化酶、碱性和酸性磷酸酶，其中最重要的为脂酶，可起到分解三酰甘油的作用。人乳各种组成部分的分布为糖类（乳糖）7%，脂肪 3% ~ 5%，蛋白质 0.9%，矿物质 0.1%。组成部分的比例不受种族、年龄或产次的影响。人乳中内容物的变化，一般认为可分为 3 期：初乳、过渡乳和成熟乳。在这 3 期中，乳汁成分相对有一些变化，对出生后婴儿的生理性需要具有重要意义。初乳指产后 7 日内所分泌的乳汁，由于含有 β 胡萝卜素而呈黄色。初乳中的蛋白质，脂溶性维生素和矿物质的含量均高于成熟乳，并有高蛋白、低脂肪和低乳糖的特点，还含有丰富的免疫球蛋白，特别是分泌型 IgA（SIgA）。初乳还含有大量的抗体，对产道的细菌和病毒具有防御作用。过渡乳是产后 7 ~ 14 天间所分泌的乳汁，其免疫球蛋白和总蛋白的含量减少而乳糖、脂肪和总热量增加，水溶性维生素增加而脂溶性维生素减少。产后 14 天以后的乳汁称为成熟乳。在绝大多数的哺乳类动物中水分为乳汁中的重要部分，其他成分均溶解、弥散或混悬于水分中。

（三）人乳量的变化

最近的研究表明新生儿有食欲控制的功能，最终根据婴儿的需要调节乳量。当婴儿停止吸吮时，乳房内尚剩有 10% ~ 30% 的乳总量。出生 6 天后的婴儿已具有表达饱享感的能力。如在第二侧乳房哺喂时，其摄入量通常显著地少于第一侧。摄入量低和摄入量中等的婴儿，哺喂后所剩余的乳量相仿，提示产乳量的调节取决于婴儿的需要，而非产乳量控制婴儿的摄入。

（四）人乳的特殊性能

最近的研究结果均支持人乳的成分是无法为其他营养源所替代。临床营养学家认为人乳是新生儿最理想的食品，因人乳具有的独特的双重作用：一是其营养素具有典型作用，如提供辅酶因子、能量或组成结构的底质。二是具有复杂的功能作用组成部分，提供婴儿生长需要。人乳中存在所有的主要有机营养素成分。蛋白质提供生长所需要的氨基酸，以多肽形式存在，有助于消化、防御和其他功能。脂肪除提供热能外，尚有些抗病毒作用。糖类提供能量，亦可能加强矿物质的吸收，调剂细菌的生长和防止某些细菌吸附于呼吸道和肠道的上皮细胞。人乳的主要成分及特殊性能，分别叙述如下：

1. 蛋白质的营养和功能特性

成熟乳的蛋白质含量为 0.8% ~ 0.9%。随着哺乳时间的延长，蛋白质浓度有所改变。产后 2 周时，蛋白质浓度约为 1.3%，第 2 个月末下降到 0.9%。非蛋白氮的浓度亦降低但下降的幅度低于蛋白质。人乳中目前共测得游离氨基酸 18 种，以牛磺酸和谷氨酸、谷氨酰胺等最丰富。构成蛋白质的氨基酸 17 种，以谷氨酸、谷氨酰胺和亮氨酸及门冬氨酸最丰富。谷氨酰胺为条件必需氨基酸，是核苷酸（ATP、嘌呤、嘧啶）和其他氨基酸合成的前质，是快速分化细胞的能源，有特殊营养，特别对小肠黏膜的生长、防御等有主要作用。

2. 脂肪的营养和功能特性

人乳中的总脂肪成分约占 3.5%。在哺乳的最初几个月中，脂肪的含量保持相当稳定。脂肪所提供的热量为人乳热量的 50%。乳母的膳食决定其乳汁中的脂肪组成。

当乳母的热量至少 30% ~ 40% 来自脂肪时，其乳汁的脂肪来自血中的三酰甘油；当膳食热量不足时，乳汁的脂肪组成即反应乳母的储备脂肪组织。足月儿的脂肪吸收系数为 95%，极低体重儿通常为 80% 或更少些。

人乳中的三酰甘油具有独特的脂肪酸分布，能补充胰脂酶对某些脂肪酸的水解作用。早产儿和足月儿母乳中各脂肪酸的绝对含量逐渐增加，初乳中总不饱和脂肪酸百分含量较高。足月儿母乳中 AA、DHA、亚油酸、亚麻酸初乳中高，6 个月逐渐下降（酶逐步成熟的适应）。早产儿母乳中 AA 是足月儿母乳的 1.5 倍，早产儿母乳中 DHA 是足月儿母乳的 2 倍，越早产，越要鼓励生母母乳喂养。

3. 糖类

乳糖是人乳中的主要糖类，提供 50% 的热能。乳糖几乎仅存在于乳汁中，是决定婴儿胃肠道菌群的一个主要因素。人乳还含有丰富的糖类，包括微量葡萄糖、低聚糖、糖脂、糖蛋白和核苷糖，这些糖类部分参与调整肠道菌丛，促使双歧杆菌的生长，从而限制其他细菌的生长。其所形成的共栖菌丛占据为数有限的结合点，使之不为致病菌所占，起到一个保护作用。国际上在母乳中已分离 100 多种低聚糖，是母乳中含量仅次于乳糖和脂肪的固体成分。在初乳中占 22 g/L，成熟乳中占 12 g/L。低聚糖作用于小肠上皮细胞刷状缘；合成糖蛋白和糖脂；经尿液排出体外。在结肠菌群正常的作用下生成短链脂肪酸，保持肠道内低 pH 值，有利于双歧杆菌和乳酸杆菌的生长；为肠道致病菌的可溶性受体，对肠道致病菌产生的毒素起直接抑制作用；可与外来抗原竞争肠细胞上的受体。

（五）哺乳期的营养

哺乳是生育周期的结束。在孕期，不但乳房已为泌乳做准备，而且母体亦储备了额外的营养素和热能。泌乳量、乳中蛋白质含量和钙含量与乳母营养状况和膳食无相关性。氨基酸中赖氨酸和蛋氨酸、某些脂肪酸和水溶性维生素的含量，随着乳母的摄食而异。钙、无机物质和脂溶性维生素的储存需要补充。营养不良的乳母在膳食中进行补充，能改善其乳量和质。一个不需要过多补充额外营养素的平衡膳食对保证良好泌乳既符合生理情况，也最经济。

有些孕产妇具有诱发营养不良的高危因素，包括：第一，体重或身高状况和孕期的体重增加代表着营养的储存。第二，哺乳期热量摄入是指可反映体重的下降率。第三，膳食的营养质量。第四，吸烟、嗜酒和滥用咖啡因。第五，内科并发症，如贫血或任何影响营养素的消化、吸收和利用的内科疾病。例如超体重（＞135% 的标准范围）、低体重（＜90%标准范围）；孕期体重增加不足（正常体重妇女孕期体重增加少于 11.35 kg，低体重妇女少于 12.71 kg）；产乳期体重下降加速，如产后 1 个月时体重下降超过 9.0 kg；贫血，产后 6 周内血红蛋白低于 110 g/L，红细胞比容低于 0.33，等等。

第六节 哺乳期的用药问题

随着人们对母乳喂养认识的提高和母乳喂养日益普遍，对乳母用药应加以重视。药物具有以下影响：第一，改变乳汁的成分。第二，刺激或抑制泌乳。第三，进入人乳损害婴儿。据有关乳母用药的资料，绝大多数的药物在乳母服用后，都在某种程度上从人乳中排泄，但量很少，占乳母用药量的 1% ~ 2%。对于药物在人乳中的影响问题，可以从乳母和婴儿药物动力学方面评估。

一、新生儿和婴儿的药物动力学

新生儿和婴儿，自母乳所摄入的药物的重要性由下列因素决定：第一，母乳中所含的药量。第二，药物经婴儿肠道的生物效力。第三，新生儿中药物与蛋白结合的功能，药物的半衰期，代谢，分布量和排泄。第四，婴儿的受体对药物的敏感性和耐受性。

二、药物在母乳中的运送

母乳中的药物浓度，取决于母体血浆中游离药物的浓度，而游离药物的浓度又取决于药物的剂量、吸收、组织分布、蛋白结合、代谢和排泄。通常认为生物效力高，蛋白结合低，分布量少和半衰期长的药物，具有较大的向乳汁排泄的倾向。在向母乳运送的过程中，药物的物理化学性能又起到重要的作用。非离子化药物易通过乳腺泡上皮的基膜板，因而在人乳中的含量大于离子化的化合物。人乳的 pH 值在 6.8 ~ 7.3 之间，平均为 7.0。母血浆 pH 值则为 7.4，因而由血浆排泄到人乳的药物量取决于药物的 pH 值。弱酸性的药物，在母血浆中离子化程度高，蛋白结合更广泛，不易进入人乳，因而母血浆中的药物浓度高于母乳。相反，弱碱性药物在母血浆中非离子化程度高，易进入母乳，因而在母乳和血浆中的浓度相仿，或前者的浓度可高些。离子化程度又随着血浆和人乳的 pH 值变异而改变，如 pH 值下降，弱碱性药物更趋向于离子化而使人乳中的离子成分增加。相对分子质量大的药物，例如胰岛素、肝素等，不进入母乳。此外，乳房中的血的流速，产乳功能，催乳素分泌的变化都是影响人乳中药物浓度的重要因素。

药物的乳 / 血浆（M/P）为母乳与同时期母血浆中的药物浓度之比，为一个常数。可估量婴儿每日或每次摄入的药量。因计算时未将不同时间母乳的药物浓度、给药时间、药物的分布、代谢和乳量的改变、蛋白质和脂肪成分等变化因素全面考虑，在大部分情况下，M/P 值有相应的差异。例如多次给药的 M/P 值高于一次性给药；M/P 值大于 1 的药物变异较 M/P 值小于 1 者为大。目前认为人乳中药物排泄的数据仍有一定的参考价值，但必须加以更详细的分析解释。

三、药物对哺乳婴儿的影响

乳母用药对婴儿的影响取决于婴儿所吸收入血液循环的药物量，每次哺乳婴儿所吸收的药物量又受到母乳中药物在肠道中的生物有效度、肝脏的解毒和结合、泌尿道及肠道的排泄等因素的影响。如新生儿出生 7 天内，胃酸量少，使那些在酸性环境下不稳定的药物，如青霉素、氨苄西林等吸收量增加。婴儿出生时的胎龄具有重要意义，胎龄越小，对药物的耐受性越差。不仅是因体内脏器系统的发育不成熟，尚有体内组织成分的差异。如出生时蛋白质占体重的 12%，但能应用于结合的蛋白质绝对值不一，婴儿越小，其蛋白质的绝对量越少。一个出生体重为 1 000 g 的婴儿，其体脂肪占 3%；而出生体重为 3 500 g 的足月儿，体脂肪占 12%。因而高脂溶性药物易在前者的脑内沉积。低体重早产儿相对地缺乏血浆蛋白结合点，致使循环中存有更多的游离活性物质。婴儿肾脏发育不成熟和肾廓清功能效率低，诸此因素均可造成药物的累积。对于脂溶性药物，乳中的脂肪成分是一个重要的变异因素。虽然每 24 小时内母乳的总脂肪量是相仿的，但不同时期的乳内脂肪量不同。晨间的每次哺乳总脂肪量低，中午时达高峰，傍晚又下降。每次哺乳时，前乳汁的含脂肪量仅是后乳汁的 1/5 ～ 1/4。

为了尽量减少乳母用药对婴儿的影响，有关专家提出：第一，不应使用长效剂型，此类药物须肝脏解毒，使婴儿排泄产生困难，造成药物累积。第二，适当地安排服药时间，使进入母乳的药量减少到最低限度，为此须清查药物的吸收率和血浓度最高峰。最安全的是哺乳后即应服药。第三，观察婴儿有无异常症状，如哺乳行为、睡眠的改变、烦躁、皮疹等。第四，如可能，选择应用进入母乳量最小的药物。

第六章 异常分娩与分娩并发症

第一节 产力异常

产力包括子宫收缩力、腹肌和膈肌收缩力以及肛提肌收缩力，其中以子宫收缩力为主。所谓产力异常主要指子宫收缩力异常，而腹壁肌和膈肌收缩力以及肛提肌收缩力只在第二产程中起到一定的辅助作用。

凡在分娩过程中，子宫收缩的节律性、对称性及极性不正常或强度、频率有改变，称为子宫收缩力异常。

一、诊断要点

根据发生时间可分为原发性和继发性两种。所谓原发性子宫收缩乏力是指产程开始就出现子宫收缩乏力，宫颈口不能如期扩张，胎先露不能如期下降，产程延长；继发性子宫收缩乏力是指产程进展到某一阶段（多在活跃期或第二产程）出现停滞或进展缓慢。

一是协调性子宫收缩乏力（低张性子宫收缩乏力）子宫收缩具有正常的节律性、对称性和极性，但收缩力弱，宫腔压力低（< 15 mmHg），出现产程延长或停滞。

二是不协调性子宫收缩乏力（高张性子宫收缩乏力）子宫收缩的极性倒置、节律不协调，属无效宫缩，对母婴危害甚大。

二是异常的产程曲线如潜伏期延长、活跃期延长或停滞、第二产程延长或停滞、胎头下降延缓或停滞。

二、处理

（一）协调性子宫收缩乏力

无论是原发性还是继发性，首先得寻找原因，若有头盆不称，不能从阴道分娩者，应及时行剖宫产。若排除了头盆不称或胎位异常，估计能经阴道分娩者，应考虑加强宫缩。

1. 第一产程

①一般处理，精神安慰休息，补充能量，适当应用镇静药。②加强宫缩，如人工剥膜

或宫颈口开大 3 cm 以上，可人工破膜（须记住人工剥膜时不能人工破膜，且人工破膜应在宫缩间隙时进行，以防引起羊水栓塞这一严重并发症），也可用地西泮静脉注射，催产素静脉滴注，一般以催产素 2.5 U 加入 5% 葡萄糖液 500mL，从 8 滴 /min 开始，根据宫缩强弱进行调整，对于不敏感者，可逐渐增加缩宫素剂量。

2. 第二产程

若无头盆不称，则应加强宫缩，以缩宫素为最佳选择，胎头双顶位已通过坐骨棘平面，等待自然分娩或行会阴侧切，行胎头吸引术或产钳助产；如胎头未衔接或胎儿宫内窘迫，应行剖宫产术。

3. 第三产程

宫缩乏力容易并发产后出血，故在胎肩娩出后，肌内注射或静脉滴注缩宫素（或麦角新碱），同时应预防感染。

（二）不协调性子宫收缩乏力

多见于初产妇。通常表现为子宫收缩的极性倒置，宫缩不是平常的起于两侧宫角部，宫缩的兴奋点是来自子宫的一处或多处，频率高，节律不协调。宫缩时宫底部不强，而是中段或下段强，宫腔内压力可达 20 mmHg。宫缩间歇期子宫壁不能完全放松，表现为子宫收缩不协调，这种宫缩不能使宫口如期扩张、先露部如期下降，属无效宫缩。但是这种宫缩往往使产妇自觉宫缩强，持续腹痛，精神紧张，烦躁不安，消耗体力，产程延长或停滞，严重者会出现脱水、电解质紊乱、尿潴留，影响胎儿－胎盘循环，导致胎儿宫内窘迫。

（三）子宫收缩过强

1. 协调性子宫收缩过强

这类产力异常表现为子宫收缩力过强、过频，而子宫收缩的节律性、对称性和极性均正常。若产道无阻力，分娩在短时间内可结束，总产程＜ 3h，称急产，这类分娩极大地危害母婴健康，产道损伤、新生儿颅内出血、窒息、新生儿外伤的发生率明显高于正常产。

2. 不协调性子宫收缩过强

（1）子宫痉挛性狭窄环：特点是子宫局部平滑肌呈痉挛性收缩，形成环状狭窄，持续不放松，常见于子宫上段、下段交界处及胎体狭窄部，如胎儿颈部。临床表现为产力好，无头盆不称，但产程进展缓慢，或胎盘嵌顿。此环不随宫缩上升，与病理性缩复环有较大的区别，不是子宫破裂的先兆。

（2）强直性子宫收缩：①原因：a.临产及发生分娩梗阻。b.不适当地应用缩宫素。c.胎盘早剥血液浸润子宫肌层。②临床表现及诊断：产妇烦躁不安，持续性腹痛，拒按，胎位触不清，胎心听不清，严重者出现病理缩复环、血尿等先兆子宫破裂征象。③处理：a.镇静，哌替啶100 mg或吗啡10 mg，肌内注射。b.缓解缩窄环，25%硫酸镁10 mL，静脉缓慢注射。c.若经上述处理，缩窄环仍未缓解，若胎儿存活，立即剖宫产；若胎儿已死，一边等待，一边严密观察。

总之，紧密观察产程进展，找出宫缩异常的原因，判断是何种产力异常，应不失时机地找出难产的原因与类型，给予恰当处理，过早干预不好，过晚处理又会失掉抢救机会，做到心中有数，既不盲目等待，也不无原则处理，方能提高产科质量。

第二节 产道异常

产道包括骨产道（骨盆）及软产道（子宫下段、宫颈、阴道），是胎儿经阴道娩出的通道。产道异常可使胎儿娩出受阻，临床上以骨产道异常多见。

一、骨产道异常

骨盆径线过短或形态异常，致使骨盆腔小于胎先露部通过的限度，阻碍胎先露部下降，影响产程进展，称为骨盆狭窄。骨盆狭窄可以是一个径线过短或多个径线过短，也可以是一个平面狭窄或多个平面同时狭窄。当一个径线过短时，要观察同一个平面的其他径线的大小，再结合整个骨盆的大小与形态进行综合分析，做出正确判断。

（一）诊断

在分娩过程中，骨盆是个不变的因素。狭窄骨盆影响胎位和胎先露部在分娩机制中的下降和内旋转，也影响宫缩。

1. 病史

询问幼年有无佝偻病、脊髓灰质炎、脊柱和髋关节畸形以及外伤史，如为经产妇，应了解既往分娩史。

2. 一般检查

测量身高，如身高在145 cm以下，应警惕均小骨盆，注意观察体形、步态、有无跛足，脊柱及髋关节畸形。

3. 腹部检查

（1）腹部形态：注意观察腹型，软尺测耻上子宫底高度及腹围，B超观察胎先露与骨盆的关系。并测量胎头双顶径、腹围、股骨长综合预测胎儿的体重，判断能否顺利通过骨产道。

（2）胎位异常：骨盆入口狭窄往往因头盆不称，胎头不易入盆，导致胎位异常，如臀先露、肩先露；中骨盆狭窄影响已入盆的胎头内旋转，导致持续性枕横位、枕后位等。

（3）估计头盆关系：正常情况下，部分初产妇在预产期前两周，经产妇临产后，胎头应入盆。

如已临产，胎头仍未入盆，则应充分估计头盆关系。检查头盆是否相称的具体方法是：孕妇排空膀胱，仰卧，两腿伸直，检查者将手放在耻骨联合上方，将浮动的胎头向骨盆腔方向推压，如胎头低于耻骨联合平面，表示胎头可以入盆，头盆相称，称为跨耻征阴性；如胎头与耻骨联合在同一平面，表示可疑头盆不称，称为跨耻征可疑阳性；如胎头高于耻骨联合平面，表示头盆明显不称，称为跨耻征阳性。

4. 骨盆测量

（1）骨盆外测量：各径线较正常值小 2 cm 或更多，为均小骨盆。骶耻外径 < 18 cm 为单纯扁平骨盆。

TO > 8 cm，耻骨弓角度 < 90° 为漏斗骨盆，其中 TO=7.5 cm 为轻度漏斗骨盆；TO ≤ 7.0cm 为重度漏斗骨盆。骨盆两侧斜径及同侧直径，两者相差 > 1 cm 为偏斜骨盆。

（2）骨盆内测量：DC < 11.5 cm，骶岬突出为骨盆入口平面狭窄属单纯扁平骨盆。中骨盆狭窄与骨盆出口平面狭窄往往同时存在，应测量坐骨棘间径、坐骨切迹宽度、出口后矢状径。如坐骨棘间径 < 10 cm，坐骨切迹宽度 < 2 横指，为中骨盆狭窄。如 TO ≤ 7.0 cm，应测量出口后矢状径及检查骶尾关节活动度，如 TO 与出口后矢状径之和 < 15 cm，为骨盆出口狭窄。

（二）治疗

明确骨盆狭窄的类型和程度，了解胎位、胎儿大小、胎心、宫缩强弱、宫颈扩张程度、破膜与否，结合年龄、产次、既往分娩史综合分析，决定分娩方式。

1. 一般处理

在分娩过程中，消除精神紧张与顾虑，保证营养及水分的摄入，必要时补液。同时严密观察宫缩、胎心、产程进展及胎先露下降程度。

2. 骨盆入口平面狭窄的处理

（1）绝对性入口狭窄：骶耻外径 < 16 cm，入口前后径 < 8.5 cm，足月活胎不能入盆，

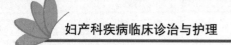

择期剖宫产术。

（2）相对性入口狭窄：骶耻外径 16 ～ 18 cm，骨盆入口前后径 8.5 ～ 9.5 cm，足月胎儿体重 3 000 g 左右，胎心正常，可在严密观察下试产。如规律宫缩 6 ～ 8 h，胎头仍未能入盆，或伴有胎儿窘迫，应行剖宫产术结束分娩。

骨盆入口狭窄，主要为单纯扁平骨盆孕妇，于妊娠末期或临产后，胎头矢状缝只能衔接于入口横径上，胎头侧屈使两顶骨先后依次入盆，呈不均倾式嵌入骨盆入口，称为头盆倾势不均。如前顶骨先嵌入，矢状缝偏后，称前不均倾；后顶骨先嵌入，矢状缝偏前，称后不均倾。当胎头双顶径均通过骨盆入口平面时，即能较顺利地经阴道分娩。

3. 中骨盆及骨盆出口狭窄的处理

在分娩过程中，胎儿在中骨盆完成俯屈和内旋转动作，如中骨盆狭窄，则胎头俯屈和内旋转受阻，易发生持续性枕横位或枕后位。如宫口开全，胎头双顶径已超过坐骨棘水平"S+2"或更低，可经阴道行低位产钳或胎头吸引器助产。如胎头双顶径未达"S+2"，应行剖宫产术。骨盆出口平面是产道的最低部位，应于临产前对胎儿大小、头盆关系做出充分估计，决定能否阴道分娩，不可进行试产。如 TO ≤ 7.0 cm，应测出口后矢状径，如两者之和 > 15 cm 时，多数胎儿可经阴道利用出口后三角空隙分娩；如两者之和 < 15 cm，足月胎儿一般不能经阴道分娩，应择期行剖宫产术。

4. 均小骨盆的处理

除了胎儿较小有试产可能外，多数有头盆不称，应择期行剖宫产术。

5. 畸形骨盆的处理

根据畸形骨盆狭窄程度、胎儿大小、产力等情况具体分析，如畸形导致头盆不称，应择期行剖宫产术。

二、软产道异常

（一）阴道异常

1. 阴道横膈

阴道横膈多位于阴道上段，在横膈中央或稍偏一侧多有一小孔，易被误认为宫颈外口，产程中常因胎先露下降缓慢或受阻，阴道检查后发现。

治疗：当横膈被撑薄，直视下自小孔将隔作"X"形切开，因胎先露下降压迫，故通常无明显出血。待分娩结束后，再切除剩余的隔，用肠线间断或连续缝合残端。如横膈高且坚厚，阻碍胎先露下降，则须行剖宫产术。

2. 阴道纵膈

阴道纵膈常伴有双子宫、双宫颈。位于一侧子宫内的胎儿下降，通过该侧阴道娩出时，纵膈被推向对侧，分娩多无障碍。当纵膈发生于单宫颈时，有时位于胎先露前方，随之下降，如纵膈薄可自行断裂，分娩无障碍。如纵膈厚，阻碍胎先露部下降时，须在纵膈中间剪断，待分娩结束后，再剪除剩余部分，用肠线间断或连续缝合残端。

3. 阴道狭窄

由于产伤、药物腐蚀、手术感染致使阴道瘢痕挛缩形成阴道狭窄者，如位置低、狭窄轻，可行较大的侧切，经阴道分娩。如位置高、狭窄重、范围广，应行剖宫产术。

4. 阴道尖锐湿疣

妊娠期湿疣生长迅速，早期可治疗。体积大、范围广的阴道尖锐湿疣可阻碍分娩，容易发生裂伤，血肿及感染。为预防新生儿感染，患喉乳头状瘤，以行剖宫产术为宜。

（二）宫颈异常

1. 宫颈外口黏合

宫颈外口黏合多在分娩受阻时发现，当宫颈管已消失而宫口不扩张，仍为一很小的小孔，通常用手指稍加压力分离黏合的小孔，宫口则很快开全。偶有宫口不开大，须行剖宫产术。

2. 宫颈水肿

宫颈水肿多见于枕后位或滞产，宫口未开全而产妇过早屏气，致使宫颈前唇长时间被压于胎头与耻骨联合之间，血液回流受阻引起水肿，影响宫颈扩张。可应用50%硫酸镁湿热敷局部，促使水肿消失，宫口即可继续扩张；也有用地西泮5～10 mg局部多点注入或静脉缓慢推注，待宫口近开全，用手将水肿的宫颈前唇上推，使其越过胎头，则可经阴道分娩。如经上述处理宫口不继续扩张，应行剖宫产术。

3. 宫颈瘢痕

宫颈陈旧性裂伤，或宫颈锥切术（Leep术）后、宫颈裂伤修补术后、宫颈深部电烙术后等所致的宫颈瘢痕，通常于妊娠后可能软化，但如果宫缩很强，宫颈仍不扩张，不宜久等，应行剖宫产术。

4. 子宫颈癌

此时宫颈硬而脆，缺乏伸展性，临产后影响宫颈扩张，如阴道分娩，有发生大出血、裂伤、感染和癌扩散的危险，故不应经阴道分娩，而应行剖宫产术，术后可行放射治疗。如为早期浸润癌，可先行剖宫产术，同时行广泛全子宫切除术及盆腔淋巴结清扫术。

5. 宫颈肌瘤

生长于子宫下段和宫颈的较大肌瘤，占据盆腔或阻塞于骨盆入口时，影响胎先露部进入骨盆入口，应行剖宫产术；如肌瘤在骨盆入口以上而胎头已入盆，肌瘤不阻塞产道则可经阴道分娩。

第三节 胎位异常

胎位异常是造成难产的常见因素之一。分娩时枕前位（正常胎位）约占90%，而胎位异常约占10%，其中胎头位置异常居多，占6%～7%，有胎头在骨盆腔内旋转受阻的持续性枕横（后）位，有因胎头俯屈不良呈不同程度仰伸的面先露，还有胎头高直位、前不均倾位等。胎产式异常的臀先露占3%～4%，肩先露已极少见。此外还有复合先露。明显的胎位异常、胎儿发育异常，软产道或骨产道异常，在产前容易诊断，而多数的异常分娩发生在分娩过程中，必须仔细观察产程，绘制产程图，结合病史、体格检查，综合分析才能及时发现下列异常情况。

产妇出现全身衰竭症状：由于产程延长，产妇烦躁不安，体力衰竭，严重者出现脱水、代谢性酸中毒及电解质紊乱。由于自主神经功能紊乱引起肠蠕动减弱及膀胱平滑肌无力，导致肠胀气和尿潴留，应及时发现并予以纠正。

胎头下降受阻：头先露并不均能经阴道分娩，头位难产并不少见。临产后，一旦发现胎头下降受阻，应想到骨盆狭窄、胎位异常、子宫收缩乏力、软产道异常、胎头过大、胎儿畸形、子宫痉挛狭窄环等可能。潜伏期胎头迟迟不入盆，应警惕宫缩乏力及头盆不称，应检查胎头有无跨耻征。活跃期及第二产程，应检查胎头下降速度及胎方位。

宫颈口扩张延缓或阻滞：临产后，初产妇宫颈口扩张有明显的规律性，即潜伏期约8 h，可使宫颈口扩张至3 cm，活跃期约需4 h，可使宫颈口开全。若进入活跃期，当初产妇宫颈口扩张速度＜1.2 cm/h或经产妇宫颈口扩张速度＜1.5 cm/h，产程无进展，提示可能有无效子宫收缩或子宫收缩乏力，宫颈水肿、宫颈坚韧及宫颈瘢痕，头盆不称，胎位异常，巨大胎儿，中骨盆或骨盆出口平面狭窄。

子宫收缩力异常：首先区别是协调性或不协调性子宫收缩乏力或过强，然后区分单纯性子宫收缩乏力或由其他原因所造成。临床上多见继发性宫缩乏力，当骨盆狭窄、头盆不称或胎位异常时，产程开始一段时间宫缩正常，随着产程进展，胎头下降受阻，使胎头不能紧贴子宫下段及宫颈内口，造成继发性子宫收缩乏力。产妇精神紧张或不适当地应用缩宫素，可出现子宫收缩不协调。如双胎妊娠及羊水过多时，子宫壁过度伸展致使子宫收缩乏力等，如不及时处理，可使产程延长。子宫收缩过强，胎头下降受阻，可发生先兆子宫破裂甚至子宫破裂。因此，必须及时发现子宫收缩力异常，查明原因，及时处理。

胎膜早破：头盆不称或胎位异常时，先露部与骨盆之间有空隙，前后羊水交通，致使前羊水囊压力不均，当宫缩时，胎膜承受压力过大而破裂。羊水过多、双胎妊娠、重度宫颈裂伤也容易发生胎膜早破，胎膜早破往往是异常分娩的征兆，必须查明有无头盆不称或胎位异常，破膜后应立即听胎心音，注意有无脐带脱垂。

胎儿窘迫：由于产程延长，导致胎儿缺氧，胎儿代偿能力下降或失代偿可出现胎儿窘迫征象（胎心率 > 160 次 / 分或 < 120 次 / 分，胎心率快慢不规律，羊水污染，胎儿头皮血 pH 值 < 7.24），应查清胎儿窘迫原因，及时处理。

一、持续性枕后位、枕横位

持续性枕后位、枕横位在骨盆无异常、胎儿不大时，可以试产。试产时应严密观察产程，注意胎头下降、宫口扩张程度、宫缩强弱及胎心有无改变。

（一）第一产程

1. 潜伏期：须保证产妇充分营养与休息。若有情绪紧张，睡眠不好，可给予派替啶或地西泮。让产妇朝向胎背的对侧方向侧卧，以利胎头枕部转向前方。若宫缩欠佳，应尽早静脉滴注缩宫素。

2. 活跃期：宫口开大 3 ~ 4 cm 产程停滞除外，头盆不称可行人工破膜，若产力欠佳，静脉滴注缩宫素。若宫口开大每小时 1 cm 以上，伴胎先露部下降，多能经阴道分娩。在试产过程中，出现胎儿窘迫征象，应行剖宫产术结束分娩。若经过上述处理效果不佳，每小时宫口开大 < 1 cm 或无进展时，则应剖宫产结束分娩。宫口开全之前，嘱产妇不要过早屏气用力，以免引起宫颈前唇水肿，影响产程进展。

（二）第二产程

若第二产程进展缓慢，初产妇已近 2 h，经产妇已近 1 h，应行阴道检查。当胎头双顶径已达坐骨棘平面或更低时，可先行徒手将胎头枕部转向前方，使矢状缝与骨盆出口前后径一致，或自然分娩，或阴道助产（低位产钳术或胎头吸引术）。若转成枕前位有困难时，也可向后转成正枕后位，再以产钳助产。若以枕后位娩出时，须做较大的会阴后斜切开，以免造成会阴裂伤。若胎头位置较高，疑有头盆不称，须行剖宫产术，中位产钳禁止使用。

（三）第三产程

因产程延长，容易发生产后宫缩乏力，胎盘娩出后应立即静脉注射或肌内注射子宫收缩剂，以防发生产后出血。有软产道裂伤者，应及时修补。新生儿应重点监护。凡行手术助产及有软产道裂伤者，产后应给予抗生素预防感染。

二、胎头高直位

（一）概述

胎头以不屈不仰姿势衔接于骨盆入口，其矢状缝与骨盆入口前后径相一致，称为胎头高直位。发病率国内文献报道为 1.08%，国外资料报道为 0.6% ~ 1.6%。胎头枕骨向前靠近耻骨联合者称为胎头高直前位，又称枕耻位；胎头枕骨向后靠近骶岬者称为胎头高直后位，又称枕骶位。胎头高直位对母儿危害较大，应妥善处理。

（二）防治

胎头高直前位时，若骨盆正常、胎儿不大、产力强，应给予充分试产机会，加强宫缩促使胎头俯屈，胎头转为枕前位可经阴道分娩或阴道助产，若试产失败再行剖宫产术结束分娩。胎头高直后位因很难经阴道分娩，一经确诊应行剖宫产术。

三、前不均倾位

（一）概述

枕横位的胎头（胎头矢状缝与骨盆入口横径一致）以前顶骨先入盆称前不均倾位，其发病率约为 0.68%。

（二）防治

一旦确诊为前不均倾位，除极个别胎儿小、宫缩强、骨盆宽大可给予短时间试产外，均应尽快以剖宫产结束分娩。

四、面先露

（一）概述

面先露多于临产后发现。系因胎头极度仰伸，使胎儿枕部与胎背接触。面先露以颏部为指示点，有颏左前、颏左横、颏左后、颏右前、颏右横、颏右后6种胎位，以颏左前及颏右后位较多见。我国15所医院统计发病率为0.80‰～2.70‰，国外资料为0.17‰～0.2‰。经产妇多于初产妇。

（二）防治

颏前位时，若无头盆不称，产力良好，有可能自然分娩；若出现继发性宫缩乏力，第二产程延长，可用产钳助娩，但会阴后，斜切开要足够大。若有头盆不称或出现胎儿窘迫征象，应行剖宫产术。持续性颏后位时，难以经阴道分娩，应行剖宫产术结束分娩。若胎儿畸形，无论颏前位或颏后位，均应在宫口开全后行穿颅术结束分娩。

五、臀先露

（一）概述

臀先露是最常见的异常胎位，占妊娠足月分娩总数的3%～4%，多见于经产妇。因胎头比胎臀大，分娩时后出胎头无明显变形，往往娩出困难，加之脐带脱垂较多见，使围生儿死亡率增高，是枕先露的3～8倍。臀先露以骶骨为指示点，有骶左前、骶左横、骶左后、骶右前、骶右横、骶右后6种胎位。

（二）防治

1. 妊娠期

于妊娠30周前，臀先露多能自行转为头先露。若妊娠30周后仍为臀先露应予矫正。常用的矫正方法有以下几种：

（1）胸膝卧位：让孕妇排空膀胱，松解裤带，做胸膝卧位姿势，每日2次，每次15 min，连做1周后复查。这种姿势可使胎臀退出盆腔，借助胎儿重心改变，使胎头与胎背所形成的弧形顺着宫底弧面滑动而完成胎位矫正。

（2）激光照射或艾灸至阴穴：近年多用激光照射两侧至阴穴，也可用艾条灸，每日1次，每次15～20 min，5次为1个疗程。

（3）外转胎位术：应用上述矫正方法无效者，于妊娠 32～34 周时，可行外转胎位术，因有发生胎盘早剥、脐带缠绕等严重并发症的可能，应用时要慎重，术前半小时口服沙丁胺醇 4.8 mg。行外转胎位术时，最好在 B 型超声监测下进行。孕妇平卧，两下肢屈曲稍外展，露出腹壁。查清胎位，听胎心率。操作步骤包括松动胎先露部、转胎。动作应轻柔，间断进行。若术中或术后发现胎动频繁而剧烈或胎心率异常，应停止转动并退回原胎位观察半小时。

2. 分娩期

应根据产妇年龄、胎产次、骨盆大小、胎儿大小、胎儿是否存活、臀先露类型以及有无并发症，于临产初期做出正确判断，决定分娩方式。

（1）选择性剖宫产的指征：狭窄骨盆、软产道异常、胎儿体重大于 3 500 g、胎儿窘迫、高龄初产、有难产史、不完全臀先露等，均应行剖宫产术结束分娩。

（2）决定经阴道分娩的处理。

第一产程：产妇应侧卧，不宜站立走动。少做肛查，不灌肠，尽量避免胎膜破裂。一旦破膜，应立即听胎心。若胎心变慢或变快，应行肛查，必要时行阴道检查，了解有无脐带脱垂。若有脐带脱垂，胎心尚好，宫口未开全，为抢救胎儿，须立即行剖宫产术。若无脐带脱垂，可严密观察胎心及产程进展。若出现协调性宫缩乏力，应设法加强宫缩。当宫口开大 4～5 cm 时，胎足即可经宫口脱出至阴道。为了使宫颈和阴道充分扩张，消毒外阴之后，使用"堵"外阴方法。当宫缩时用无菌巾以手掌堵住阴道口，让胎臀下降，避免胎足先下降，待宫口及阴道充分扩张后才让胎臀娩出。此法有利于后出胎头的顺利娩出。在"堵"的过程中应每隔 10～15 min 听胎心 1 次，并注意宫口是否开全。宫口已开全再堵易引起胎儿窘迫或子宫破裂。宫口近开全时，要做好接产和抢救新生儿窒息的准备。

第二产程：接产前，应导尿排空膀胱。初产妇应做会阴侧切术。有 3 种分娩方式：①自然分娩，胎儿自然娩出，不做任何牵拉，极少见，仅见于经产妇、胎儿小、宫缩强、产道正常者。②臀助产术，当胎臀自然娩出至脐部后，胎肩及后出胎头由接产者协助娩出，脐部娩出后，一般应在 2～3 min 娩出胎头，最长不能超过 8 min，后出胎头娩出有主张用单叶产钳效果佳。③臀牵引术，胎儿全部由接产者牵拉娩出，此种手术对胎儿损伤大，不宜采用。

第三产程产程延长易并发子宫乏力性出血。胎盘娩出后，应肌内注射催产素，防止产后出血。行手术操作及有软产道损伤者，应及时缝合，并予以抗生素预防感染。

六、肩先露

（一）概述

胎体纵轴与母体纵轴相垂直为横产式。胎体横卧于骨盆入口之上，先露部为肩，称为肩先露，占妊娠足月分娩总数的 0.25%，是对母儿最不利的胎位。除死胎及早产儿胎体可折叠娩出外，足月活胎不可能经阴道娩出。若不及时处理，容易造成子宫破裂，威胁母儿生命。

（二）防治

1. 妊娠期

妊娠后期发现肩先露应及时矫正。可采用胸膝卧位、激光照射（或艾灸）至阴穴。上述矫正方法无效，应试行外转胎位术转成头先露，并包扎腹部以固定胎头。若行外转胎位术失败，应提前住院决定分娩方式。

2. 分娩期

根据胎产次、胎儿大小、胎儿是否存活、宫口扩张程度、胎膜是否破裂、有无并发症等，决定分娩方式。

（1）足月活胎，伴有产科指征（如狭窄骨盆、前置胎盘、有难产史等），应于临产前行择期剖宫产术结束分娩。

（2）初产妇、足月活胎，临产后应行剖宫产术。

（3）经产妇、足月活胎，也可行剖宫产。若宫口开大 5 cm 以上，破膜不久，羊水未流尽，可在全身麻醉下行内转胎位术，转成臀先露，待宫口开全助产娩出。若双胎妊娠第二胎儿为肩先露，可行内转胎位术。

（4）出现先兆子宫破裂或子宫破裂征象，无论胎儿死活，均应立即行剖宫产术。术中若发现宫腔感染严重，应将子宫一并切除。

（5）胎儿已死，无先兆子宫破裂征象，若宫口近开全，在全麻下行断头术或碎胎术。术后应常规检查子宫下段、宫颈及阴道有无裂伤。若有裂伤应及时缝合。注意产后出血，给予抗生素预防感染。

第四节 子宫破裂

子宫破裂是指子宫体部或子宫下段于分娩期或妊娠期发生裂伤，为产科严重并发症，威胁母儿生命。其主要死于出血、感染休克。随着产科质量的提高，城乡妇幼卫生保健的建立和逐步健全，子宫破裂发生率显著下降。城市医院已很少见到，而农村偏远地区时有发生。子宫破裂绝大多数发生于妊娠 28 周之后，分娩期最多见，目前发生率控制在 0.1% 以下，产妇病死率为 5%，婴儿病死率高达 50% ~ 75%，甚至更高。

一、临床表现

子宫破裂可发生在妊娠晚期尚未临产时，但大多数发生在临产过程中分娩遇有困难时，表现为产程延长，胎头或先露部不能入盆或受阻于坐骨棘平面或以上。子宫破裂多数可分为先兆子宫破裂和子宫破裂两个阶段。

（一）先兆子宫破裂

在临产过程中，当胎儿先露部下降受阻时，强有力的阵缩使子宫下段逐渐变薄而宫体更加增厚变短，两者间形成明显的环状凹陷，此凹陷会逐渐上升达脐平或脐部以上，称为病理缩复环。此时，下段膨隆，压痛明显，子宫圆韧带极度紧张，可明显触及并有压痛。产妇自诉下腹十分疼痛难忍、烦躁不安、呼叫、脉搏呼吸加快。由于胎先露部位紧压膀胱使之充血，出现排尿困难，血尿形成。由于子宫过频收缩，胎儿供血受阻，胎心改变或听不清。这种情况若不立即解除，子宫将很快在病理缩复环处及其下方发生破裂。

（二）子宫破裂

根据破裂程度，可分为完全性子宫破裂与不完全性子宫破裂两种。

1. 完全性子宫破裂

完全性子宫破裂指宫壁全层破裂，使宫腔与腹腔相通。子宫完全破裂一瞬间，产妇常感撕裂状剧烈腹痛，随之子宫阵缩消失，疼痛缓解，但随着血液、羊水及胎儿进入腹腔，很快又感到全腹疼痛。脉搏加快、微弱，呼吸急促，血压下降。胎心消失，阴道可能有鲜血流出，量可多可少。拨露或下降中的胎先露部消失（胎儿进入腹腔内），曾扩张的宫口可回缩。子宫前壁破裂时裂口可向前延伸致膀胱破裂。

2. 不完全性子宫破裂

不完全性子宫破裂指子宫肌层全部或部分破裂，浆膜层尚未穿破，宫腔与腹腔未相通，胎儿及其附属物仍在宫腔内。腹部检查，在子宫不完全破裂处有压痛，若破裂发生在子宫侧壁阔韧带两叶之间，可形成阔韧带内血肿。此时在宫体一侧可触及逐渐增大且有压痛的包块。胎心音多不规则。

二、诊断

（一）先兆子宫破裂

一是病史和分娩经过。产程中有异常胎位、骨盆狭窄等头盆不称因素，有产程进展过缓或停滞等情况，即阻塞性难产的表现。或缩宫素应用不当致宫缩过强。

二是产妇烦躁，宫缩阵痛难以忍受，呼叫不已。

三是子宫下段膨隆、拉长，压痛明显（宫缩间歇亦压痛）。

四是病理性子宫缩复环出现。

五是血尿。

六是圆韧带紧张、触痛。其中前 4 条必须具备。

（二）子宫破裂

1. 病史及分娩经过

子宫破裂多见于阻塞性难产，也可发生在使用缩宫素时。临产后常有产程停滞或延长，或孕妇为瘢痕子宫者或产钳助产后。

2. 临床表现

产程时间长，宫缩好，但进展慢；产妇烦躁、腹痛剧，小便血性。剧烈腹痛后突然疼痛暂时缓解，但很快出现全腹压痛，继而进入失血性休克状态。

3. 腹部检查

腹壁下清楚地扪及胎体。胎心音常消失或很弱。

4. 阴道检查

已下降的先露部又回升，宫口回缩。

5.B超检查

显示胎儿与子宫的关系及确定有无血肿形成。估计腹腔内出血。

三、治疗

（一）治疗原则

1. 先兆子宫破裂

应用镇静剂抑制宫缩后尽快剖宫产。

2. 子宫破裂

在纠正休克、防治感染的同时行剖腹探查手术。原则力求简单、迅速，能达到止血目的。根据子宫破裂的程度与部位。手术距离发生破裂的时间长短，以及有无严重感染而定不同的手术方式。

（二）常规治疗

1. 一般治疗

输液、输血、氧气吸入等抢救休克，并给予大剂量抗生素预防感染。

2. 手术治疗

（1）先兆子宫破裂：发现先兆子宫破裂时立即给予抑制子宫收缩的药物，如给吸入或静脉全身麻醉，肌内注射或静脉注射镇静剂如哌替啶 100 mg 等，并尽快行剖宫产术。若胎心存在，则尽快剖宫产，可望获得活婴。

（2）子宫破裂的手术治疗：①子宫破裂时间在 12 h 以内裂口边缘整齐，无明显感染，须保留生育功能者，可考虑修补缝合破口。②破裂口较大或撕裂不整齐且有感染可能者，考虑行子宫次全切除术。③子宫裂口不仅在下段，且自下段延及宫颈口考虑行子宫全切术。④前次剖宫产瘢痕裂开，包括子宫体或子宫下段的，如产妇已有活婴应行裂口缝合术，同时行双侧输卵管结扎术。⑤在阔韧带内有巨大血肿存在时为避免损伤周围脏器，必须打开阔韧带，游离子宫动脉的上行支及其伴随静脉，将输尿管与膀胱从将要钳扎的组织推开，以避免损伤输尿管或膀胱。如术时仍有活跃出血，可先行同侧髂内动脉结扎术以控制出血。⑥开腹探查时注意子宫破裂的部位外，应仔细检查膀胱、输尿管宫颈和阴道，如发现有损伤，应同时行这些脏器的修补术。⑦个别被忽略的、产程长、感染严重的病例，为抢救产妇生命，应尽量缩短手术时间。

第五节 产后出血

产后出血是指胎儿娩出后24小时内失血量超过500 mL，是分娩期常见的严重并发症，居我国产妇死亡原因首位。其发病率占分娩总数2%～3%。产后出血可发生在三个时期即胎儿娩出后至胎盘娩出前，胎盘娩出至产后2小时及产后2小时至24小时，多发生在前两期。产后2小时内失血量占产后24小时内失血量的74.7%。由于分娩时测量和收集失血量存在一定的困难，估计失血量偏少，实际发病率更高。引起产后出血的主要原因为子宫收缩乏力、胎盘因素、软产道损伤及凝血功能障碍。在诊断中应予高度重视，值得注意的是近年来在抢救产科大量汹涌出血时，如果在彻底止血前只补充晶体及红细胞，还会引起稀释性凝集病。

一、子宫收缩乏力

宫缩乏力性出血依然是产后出血的主要原因，占70%～90%，及时有效地处理宫缩乏力性产后出血，对降低孕产妇死亡率十分关键。

（一）诊断

1. 估计失血量

胎盘娩出后24 h > 500 mL 可诊断产后出血。估计失血量的方法有以下几种：

（1）称重法：失血量（mL）=[胎儿娩出后的接血敷料湿重（g）—接血前敷料干重（g）]/1.05（血液比重 g/mL）。

（2）容积法：用产后接血容器收集血液后，放入量杯测量失血量。

（3）面积法：可按接血纱块血湿面积粗略估计失血量。

（4）监测生命体征、尿量和精神状态。

（5）休克指数法，休克指数 = 心率 / 收缩压（mmHg）。

（6）血红蛋白含量测定，血红蛋白每下降 10 g/L，失血 400～500 mL。但是产后出血早期，由于血液浓缩，血红蛋白值常不能准确反映实际出血量。

2. 确诊条件

（1）出血发生于胎盘娩出后。

（2）出血为暗红色或鲜红色，伴有血块。

（3）宫底升高，子宫质软、轮廓不清，阴道流血多或剖宫产时，可以直接触到子宫呈疲软状。按摩子宫及应用缩宫剂后，子宫变硬，阴道流血可减少或停止。

（4）除外产道裂伤、胎盘因素和凝血功能障碍因素所致产后出血。

（二）处理

宫缩乏力性产后出血的处理原则为：正确估计失血量和动态监护、针对病因加强宫缩、止血、补充血容量、纠正失血性休克、预防多器官功能衰竭及感染。

1. 正确估计出血量和动态监护

准确估计失血量是判断病情和选择实施抢救措施的关键。估计失血量大于或可能大于500mL时，则须及时采取必要的动态监护措施，如：凝血功能、水电解质平衡，持续心电监护，持续监测血压、脉搏等生命体征；必要时可以连续检测血红蛋白浓度及凝血功能。

2. 处理方法

（1）子宫按摩或压迫法：可采用经腹按摩或经腹经阴道联合按压。经腹按摩方法为，胎盘娩出后，术者一手的拇指在前，其余四指在后，在下腹部按摩并压迫宫底，挤出宫腔内积血，促进子宫收缩；经腹经阴道联合按压法为，术者一手戴无菌手套伸入阴道握拳置于阴道前穹窿，顶住子宫前壁，另一只手在腹部按压子宫后壁，使宫体前屈，两手相对紧压并均匀有节律地按摩子宫；剖宫产时可以手入腹腔，直接按摩宫底，增强子宫收缩。按摩时间以子宫恢复正常收缩并能保持收缩状态为止，同时要配合应用宫缩剂。

（2）宫缩剂的应用：①缩宫素：为预防和治疗产后出血的一线药物。治疗产后出血方法为：缩宫素 10 U 肌内注射、子宫肌层或宫颈注射，以后 10 ~ 20 U 加入 500 mL 晶体液中静脉滴注，给药速度根据患者的反应调整，常规速度 250 mL/h，约 8 0 mU/min。静脉滴注能立即起效，但半衰期短（1 ~ 6 min），故须持续静脉滴注。缩宫素应用相对安全，大剂量应用时可引起高血压、水钠潴留和心血管系统不良反应；一次大剂量静脉注射未稀释的缩宫素，可导致低血压、心动过速和（或）心律失常，甚至心跳骤停，虽然合成催产素制剂不含抗利尿激素，但仍有一定的抗利尿作用，大剂量应用特别是持续长时间静脉滴注可引起水中毒。因缩宫素有受体饱和现象，无限制加大用量反而效果不佳，并可出现不良反应，故 24 h 总量应控制在 60 U 内。②卡前列素氨丁三醇[为前列腺素 F2α 衍生物（15-甲基 PGF2α）]，引起全子宫协调有力的收缩。用法为 250μg（1 支）深部肌内注射或子宫肌层注射，3 min 起作用，30 min 达作用高峰，可维持 2 h；必要时可重复使用，总量不超过 8 个剂量。此药可引起肺气道和血管痉挛外，另外的不良反应有腹泻、高血压、呕吐、高热、颜面潮红和心动过速。哮喘、心脏病和青光眼患者禁用，高血压患者慎用。③

米索前列醇：系前列腺素 E1 的衍生物，可引起全子宫有力收缩，应用方法：米索前列醇 200 ～ 600μg 顿服或舌下给药，口服 10 min 达高峰，2 h 后可重复应用，米索前列醇不良反应者恶心、呕吐、腹泻、寒战和体温升高较常见；高血压、活动性心、肝、肾脏病及肾上腺皮质功能不全者慎用，青光眼、哮喘及过敏体质者禁用。

（3）手术治疗：在上述处理效果不佳时，可根据患者情况和医师的熟练程度选用下列手术方法：

宫腔填塞：有宫腔水囊压迫和宫腔纱条填塞两种方法，阴道分娩后宜选用水囊压迫，剖宫产术中选用纱条填塞。宫腔填塞后应密切观察出血量、子宫底高度、生命体征变化等，动态监测血红蛋白、凝血功能的状况，以避免宫腔积血，水囊或纱条放置 24 ～ 48 h 后取出，要注意预防感染。

B-Lynch 缝合：适用于子宫缩乏力性产后出血，子宫按摩和宫缩剂无效并有可能切除子宫的患者。方法：将子宫托出腹腔，先试用两手加压观察出血量是否减少以估计 B-Lynch 缝合成功止血的可能性，加压后出血基本停止，则成功可能性大，可行 B-Lynch 缝合术。下推膀胱腹膜返折进一步暴露子宫下段。应用可吸收线缝合，先从右侧子宫切口下缘 2 ～ 3 cm、子宫内侧 3 cm 处进针，经宫腔至距切口上缘 2 ～ 3 cm、子宫内侧 4cm 出针；然后经距宫角约 3 ～ 4 cm 宫底将缝线垂直绕向子宫后壁，于前壁相应位置进针进入宫腔横向至左侧后壁与右侧相应位置进针，出针后将缝线垂直通过宫底至子宫前壁，与右侧相应位置分别于左侧子宫切口上、下缘缝合。收紧两根缝线，检查无出血即打结。然后再关闭子宫切口。子宫放回腹腔观察 10 min，注意下段切口有无渗血，阴道有无出血及子宫颜色，若正常即逐层关腹。B-Lynch 缝合术后并发症的报道较为罕见，但有感染和组织坏死的可能，应掌握手术适应证。

盆腔血管结扎：包括子宫动脉结扎和髂内动脉结扎。子宫血管结扎适用于难治性产后出血，尤其是剖宫产术中宫缩乏力性出血，经宫缩剂和按摩子宫无效，或子宫切口撕裂而局部止血困难者。推荐五步血管结扎法：单侧子宫动脉上行支结扎；双侧子宫动脉上行支结扎；子宫动脉下行支结扎；单侧卵巢子宫血管吻合支结扎；双侧卵巢子宫血管吻合支结扎。髂内动脉结扎术手术操作困难，需要由盆底手术熟练的妇产科医师操作。适用于宫颈或盆底渗血、宫颈或阔韧带出血、腹膜后血肿、保守治疗无效的产后出血，结扎前后须准确辨认髂外动脉和股动脉，必须小心勿损伤髂内静脉，否则可导致严重的盆底出血。

子宫切除术：适用于各种保守性治疗方法无效者。一般为次全子宫切除术，如前置胎盘或部分胎盘植入宫颈时行子宫全切除术。操作注意事项：由于子宫切除时仍有活动性出血，故须以最快的速度"钳夹、切断、下移"，直至钳夹至子宫动脉水平以下，然后缝合打结，注意避免损伤输尿管。对子宫切除术后盆腔广泛渗血者，用大纱条填塞压迫止血并积极纠正凝血功能障碍。

3. 补充血容量纠正休克

产妇可因出血量多，血容量急剧下降发生低血容量性休克。在针对病因加强宫缩和止血的同时，应积极纠正休克。建立有效静脉通道，监测中心静脉压、血气、尿量，补充晶体平衡液及血液、新鲜冰冻血浆等，有效扩容纠正低血容量性休克。对于难治性休克，在补足血容量后可给予血管活性药物升压。另外可短期大量使用肾上腺皮质激素，有利于休克的纠正。在积极抢救，治疗病因之后，达到以下状况时，可以认为休克纠正良好：出血停止；收缩压 > 90 mmHg；中心静脉压回升至正常；脉压 > 30 mmHg；脉搏 < 100 次 / 分；尿量 > 30mL/h；血气分析恢复正常；一般情况良好，皮肤温暖、红润、静脉充盈、脉搏有力。

4. 预防多器官功能障碍

严重的宫缩乏力性产后出血可发生凝血功能障碍，并发 DIC，继而发生多脏器功能衰竭。休克和多脏器功能衰竭是产后出血的主要死因，因此治疗宫缩乏力性产后出血时须注意主要脏器的功能保护。明显的器官功能障碍应当采用适当的人工辅助装置，如血液透析、人工心肺机等。

5. 预防感染

产妇由于大量出血而机体抵抗力降低，且抢救过程中难以做到完全无菌操作，因此，有效止血和控制病情同时还须应用足量的抗生素预防感染。

二、胎盘因素所致出血

（一）临床特点

胎盘因素导致的产后出血一般表现为胎盘娩出前阴道多量流血，常伴有宫缩乏力，子宫不呈球状收缩，宫底上升，脐带不下移。胎盘娩出、宫缩改善后出血停止。出血的特点为间歇性，血色暗红，有凝血块。胎盘小叶或副胎盘残留是在胎儿娩出后胎盘自然娩出，但阴道流血较多，似子宫收缩不良，应仔细检查胎盘是否完整和胎膜近胎盘周围有无血管分支或有无胎盘小叶阙如的粗糙面。完全性胎盘粘连或植入，在手取胎盘前往往出血极少或不出血，而在试图娩出胎盘时可出现大量出血，甚至有时牵拉脐带可导致子宫内翻。胎盘嵌顿时在子宫下段可发现狭窄环。胎盘嵌顿引起的产后出血比较隐匿，出血量与血流动力学的改变不相符。

B 超声像特征：正常产后子宫声像图为子宫体积明显增大，宫壁均匀增厚，内膜显示清晰。单纯胎盘残留与胎盘粘连均表现为宫腔内光点密集及边缘轮廓较清晰的光团，提示胎盘胎膜瘤。胎盘植入则表现为宫腔内见胎盘组织样回声，其与部分子宫肌壁关系密切，局部子宫肌壁明显薄于对侧。

（二）治疗措施

1. 胎盘剥离不全及粘连

绝大多数可徒手剥离取出。手取胎盘的方法为在适当的镇痛或麻醉下，一手在腹壁按压固定宫底，另一手沿着脐带通过阴道进入子宫。触到胎盘后，即用手掌尺侧进入胎盘边缘与宫壁之间逐步将胎盘与子宫分离，部分残留用手不能取出者，用大号刮匙刮取残留物，最好在B超引导下刮宫。若徒手剥离胎盘时，手感分不清附着界限则切忌以手指用力分离胎盘，因很可能是完全性胎盘粘连或胎盘植入。

2. 完全性胎盘粘连

完全性胎盘粘连或胎盘植入以子宫切除为宜。若出血不多须保留子宫者可保守治疗，子宫动脉栓塞术或药物（甲氨蝶呤或米非司酮）治疗都有较好效果。

（1）药物治疗：①米非司酮：是一种受体水平抗孕激素药物，它能抑制滋养细胞增殖，诱导和促进其凋亡，能引起胎盘绒毛膜滋养层细胞周期动力学发生明显变化，阻断细胞周期的运转，从而抑制滋养层细胞的增殖过程，引起蜕膜和绒毛组织的变性。用法：米非司酮50 mg口服，3次/天，共服用12天。②MTX：MTX用法10mg肌内注射，1次/天，共7天；或MTX1mg/kg单次肌内注射。如血β-hCG下降不满意一周后可重复一次用药。③中药治疗：生化汤主要成分有当归8 g，川芎3 g，桃仁6 g，炙甘草5 g，蒲黄5 g，红花6 g，益母草9 g，泽兰3 g，炮姜6 g，南山楂6 g，五灵脂6 g，水煎服，每日1剂，2次/天，5天为1个疗程。

（2）盆腔血管栓塞术由经验丰富的放射介入医生进行，其栓塞成功率可达95%。对还有生育要求的产妇，可避免子宫切除。介入栓塞的方法是局部麻醉下将一导管置入腹主动脉内，应用荧光显影技术确定出血血管，并放入可吸收的明胶海绵栓塞出血血管，达到止血目的。若出血部位不明确，可将明胶海绵置入髂内血管。此法对多数宫腔出血有效。

3. 胎盘剥离后滞留

首先导尿排空膀胱，用手按摩宫底使子宫收缩，另一手轻轻牵拉脐带协助胎盘娩出。

4. 胎盘嵌顿

在子宫狭窄环以上者，可使用静脉全身麻醉下，待子宫狭窄环松解后，用手取出胎盘当无困难。

5. 胎盘剥离出血活跃

胎盘剥离过程中出现阴道大量流血须立即徒手剥离胎盘娩出，并给予按摩子宫及应用宫缩制剂。

6. 前置胎盘剥离面出血

前置胎盘剥离面出血者，可"8"字缝合剥离面止血。或用垂体后叶素 6 U 稀释于 20 mL 生理盐水中，于子宫内膜下多点注射，显效快，可重复使用，无明显不良反应。B-lynch 缝合术也是治疗前置胎盘产后出血较好的保守治疗手段。胎盘早剥子宫卒中并有凝血功能障碍者，要输新鲜血浆，补充凝血因子。Fg < 1.5 g/L 时，输纤维蛋白原，输 2 ~ 4 g，可升高 1 g/L，BPC < 50 × 10 g/L，输 BPC 悬液。

7. 宫腔填塞术

前置胎盘或胎盘粘连所导致的产后出血，填塞可以控制出血。宫腔填塞主要有两类方法，填塞球囊或填塞纱布。可供填塞的球囊有专为宫腔填塞而设计的，能更好地适应宫腔形状，如 Bakri 紧急填塞球囊导管；原用于其他部位止血的球囊，但并不十分适合宫腔形状，如森 – 布管、Rusch 泌尿外科静压球囊导管；利用产房现有条件的自制球囊，如手套或避孕套。宫腔填塞纱布是一种传统的方法，其缺点是不易填紧，且因纱布吸血而发生隐匿性出血，建议统一使用规格为 10 cm × 460 cm 的纱布，所填入纱布应于 24 h 内取出，宫腔填塞期间须予抗生素预防感染；取出纱条前应先使用缩宫素，促进子宫收缩，减少出血。

三、软产道损伤

（一）临床表现及诊断

胎儿娩出后出血，血色鲜红能自凝，出血量与裂伤程度以及是否累及血管相关，裂伤较深或波及血管时，出血较多。检查子宫收缩良好，则应仔细检查软产道可明确裂伤及出血部位。特别是急产、阴道助产、臀牵引手术产等，应全面检查会阴、阴道、宫颈以便明确是否有裂伤。有时产道裂伤形成血肿，造成隐性失血，小血肿无症状，若大血肿位于腹膜后及阔韧带等部位，表现为分娩后及剖宫产术后出现心慌、头晕、面色苍白、皮肤湿冷、血压下降、脉搏细速、尿量减少、阴道出血不多、子宫收缩正常、按压子宫无明显血液流出，B 超检查有助于明确诊断。

（二）分类及处理

1. 会阴阴道裂伤

阴道壁和会阴部的裂伤，是产妇在分娩时最常见的并发症。阴道、会阴裂伤按损伤程度可分为 4 度：Ⅰ度裂伤是指会阴部皮肤及阴道入口黏膜撕裂；Ⅱ度裂伤指裂伤已达会阴体筋膜及肌层，累及阴道后壁黏膜，向阴道后壁两侧沟延伸并向上撕裂，解剖结构不易辨认；Ⅲ度裂伤指裂伤向会阴深部扩展，肛门外括约肌已断裂，直肠黏膜尚完整；Ⅳ度裂伤指肛门、直肠和阴道完全贯通，直肠肠腔外露，组织损伤严重。发生会阴裂伤后，应立即修补、缝合，缝合时应按解剖层次缝合，注意缝至裂伤底部，避免遗留死腔，更要避免缝线穿过直肠黏膜，否则将形成瘘管。同时缝合时必须注意止血及无菌操作，避免发生血肿及感染。对于Ⅲ、Ⅳ度裂伤，首先用 Allis 钳夹住括约肌断端（断裂时括约肌回缩），用 2-0 缝线间断缝合，然后用 3-0 缝线修补直肠，再行阴道黏膜、会阴部肌肉和皮肤缝合。术后注意应用抗生素预防感染。

2. 外阴、阴蒂裂伤

阴道分娩时，保护会阴不得当，仅注意保护会阴体，强力压迫后联合，忽略胎头仰伸助其成为俯屈状态，虽会阴未裂伤而导致外阴大小阴唇或前庭阴蒂裂伤小动脉破裂出血，分娩后应仔细检查，发现活动性出血用细线缝合。

3. 宫颈裂伤

宫口未开全时，产妇即用力屏气；宫缩过强，宫颈尚未充分扩张而已被先露部的压力所冲破；胎儿方位异常，如枕横位、枕后位、颜面位，宫颈着力不均匀造成损伤及先天性宫颈发育异常的产妇，行阴道助产手术或阴道手术的操作方法不够正确，如将产钳之钳叶，误置在宫颈之外，或用产钳旋转胎头的方法不当；在第一产程时曾用力把宫颈托上，试图刺激宫缩与促使宫颈口迅速扩张；这些均有可能引起宫颈撕裂。

疑为宫颈裂伤应暴露宫颈直视下观察，若裂伤浅且无明显出血，可不予缝合并不做宫颈裂伤诊断，若裂伤深且出血多，有活动性出血，应用两把卵圆钳牵拉裂伤两侧的宫颈，在裂口顶端 0.5 cm 健康组织处先缝合一针，避免裂伤缩血管出血形成血肿，之后间断缝合，最后一针应距宫颈外侧端 0.5 cm 处止，以减少日后发生宫颈口狭窄的可能性。若经检查宫颈裂口已达穹窿涉及子宫下段时，特别是 3 点、9 点部位的裂伤，可伤及子宫动脉，若勉强盲目缝合，还可能伤及输尿管和膀胱，此时应剖腹探查，结合腹部、阴道行裂伤修补术。

4. 阔韧带、腹膜后血肿

凡分娩后及剖宫产术后出现阴道出血正常、子宫收缩正常、按压子宫无明显血液流出，进行性贫血和剧烈腹痛伴腹部包块者应考虑本病的可能。超声波能检查出膀胱后由于出血形成的暗区或反光团块，并可探及子宫破裂处子宫壁不完整，该处可见到血肿暗区或中强反光团块及条索状反光带。较大的或伴有感染的血肿，须待血肿部分吸收或感染控制后才可见到此征象。

四、凝血功能障碍

凝血功能障碍指任何原发或继发的凝血功能异常，均能导致产后出血。其抢救失败，是导致孕产妇死亡的主要原因。

（一）临床表现

凝血功能障碍的主要临床表现为出血以及出血引起的休克和多器官功能衰竭。出血的发生时间随病因和病情进展情况而异，可在胎盘娩出前，亦可在胎盘娩出后。大多发现时已处于消耗性低凝或继发性纤溶亢进阶段，临床上可出现全身不同部位的出血，最多见的是子宫大量出血或少量持续不断的出血。开始还可见到血凝块，但血块很快又溶解，最后表现为血不凝。此外，常有皮下、静脉穿刺部位，伤口、齿龈、胃肠道出血或血尿。大量出血时呈现面色苍白、脉搏细弱、血压下降等休克的表现，呼吸困难、少尿、无尿、恶心、呕吐、腹部或背部疼痛、发热、黄疸、低血压、意识障碍（严重者发生昏迷）及各种精神神经症状等多器官功能衰竭的表现。

（二）治疗

凝血功能障碍的处理原则为：早期诊断和动态监测，积极处理原发病，同时改善微循环，纠正休克，补充耗损的凝血因子，保护和维持重要脏器的功能。

1. 早期诊断和动态监测

及早诊断和早期合理治疗是提高凝血功能障碍所致产后出血救治成功率的根本保证。临床有凝血功能障碍高发的产科并发症和合并症或发生各种原因所致的产后出血，都应该及时进行相关出凝血指标的测定。同时在治疗过程中动态监测血小板、纤维蛋白原、纤维蛋白降解物、D-二聚体、PT、APTT、凝血酶时间（TT）的变化，可以监控病情的演变情况指导临床治疗。

2. 积极治疗原发病

病因治疗是首要治疗原则，只有去除诱发因素，才有可能治愈凝血功能障碍所致的产后出血。

3. 纠正休克

出血隐匿时休克症状可能为首发症状：产妇可因出血量多，血容量急剧下降发生低血容量性休克。在针对病因加强宫缩和止血的同时，应积极纠正休克。建立有效静脉通道，监测中心静脉压、血气、尿量，补充晶体平衡液及血液、新鲜冰冻血浆等，有效扩容纠正低血容量性休克。对于难治性休克，在补足血容量后可给予血管活性药物升压。另外可短期大量使用肾上腺皮质激素，有利于休克的纠正。在积极抢救，治疗病因之后，达到以下状况时，可以认为休克纠正良好：出血停止；收缩压＞ 90 mmHg；中心静脉压回升至正常；脉压＞ 30 mmHg；脉搏＜ 100 次 / 分；尿量＞ 30 mL/h；血气分析恢复正常；一般情况良好，皮肤温暖、红润、静脉充盈、脉搏有力。

4. 补充凝血因子

各种病因引起的凝血功能障碍中，大都有凝血因子的异常。因此，积极补充凝血因子和血小板是治疗的一项重要措施。可通过输注新鲜冰冻血浆、凝血酶原复合物、纤维蛋白原、冷沉淀（含Ⅷ因子和纤维蛋白原）、单采血小板、红细胞等血制品来解决。

5. 肝素的应用

在 DIC 高凝阶段主张及早应用肝素，禁止在有显著出血倾向或纤溶亢进阶段应用肝素。

6. 抗纤溶药物的应用

在 DIC 患者中，可以在肝素化和补充凝血因子的基础上应用抗纤溶药物，如：氨基己酸、氨甲环酸、氨甲苯酸等。

7. 重要脏器功能的维持和保护

凝血功能障碍性产后出血是产后出血处理中最难治的特殊类型，除了按常规的产后出血处理步骤和方法进行外，更要注重原发病因素的去除和 DIC 的纠正，同时要注重重要脏器功能的保护，才能提高抢救的成功率，降低孕产妇死亡率。

第七章 产科并发疾病

第一节 流产

妊娠不足 28 周、胎儿体重不足 1 000g 而终止者称为流产。妊娠 13 周前终止者称为早期流产，妊娠 14 周至不足 28 周终止者称为晚期流产。妊娠 20 周至不足 28 周间流产、体重在 500 ~ 1 000g 之间、有存活可能的胎儿，称为有生机儿。流产又分为自然流产和人工流产两大类。自然流产率占全部妊娠的 10% ~ 15%，其中 80% 以上为早期流产。

一、病因

（一）胚胎因素

胚胎染色体异常是流产的主要原因。早期流产子代检查发现 50% ~ 60% 有染色体异常。夫妇任何一方有染色体异常均可传至子代，导致流产。染色体异常包括：第一，数目异常，多见三体、单体 X（45X）、三倍体及四倍体。第二，结构异常，染色体分带技术监测可见易位、断裂、缺失。除遗传因素外，感染、药物等不良作用亦可引起子代染色体异常。

（二）母体因素

1. 全身性疾病：严重的全身性感染、TORCH 感染、高热、心力衰竭、合并严重内、外科疾病等均可导致流产。

2. 内分泌异常：黄体功能不足可致早期流产。甲状腺功能低下、严重的糖尿病血糖未控制均可导致流产。

3. 免疫功能异常：与流产有关的免疫因素包括配偶的人白细胞抗原（HLA）、胎儿抗原、血型抗原（ABO 及 Rh）及母体的自身免疫状态。父母的 HLA 位点相同频率高，使母体封闭抗体不足亦可导致反复流产。母儿血型不合、孕妇抗磷脂抗体产生过多均可使胚胎或胎儿受到排斥而发生流产。

4. 子宫异常：畸形子宫如子宫发育不良、单角子宫、双子宫、子宫纵隔、宫腔粘连（Asherman 综合征）以及黏膜下或肌壁间子宫肌瘤均可影响胚囊着床和发育而导致流产。

宫颈重度裂伤、宫颈内口松弛、宫颈过短可导致胎膜破裂而引起晚期流产。

5.创伤刺激：子宫创伤如手术、直接撞击、性交过度亦可导致流产；过度紧张、焦虑、恐惧、忧伤等精神创伤亦有引起流产的报道。

6.药物因素：吸烟、酗酒，吗啡、海洛因等毒品均可导致流产。

（三）环境因素

砷、铅、甲醛、苯、氯丁二烯、氧化乙烯等化学物质过多接触，均可导致流产。

二、病理

孕8周以前的流产，胚胎多已死亡，胚胎绒毛与底蜕膜剥离，导致其剥离面出血，坏死胚胎犹如宫内异物，刺激子宫收缩及宫颈扩张。此时由于绒毛发育不全，着床还不牢固，妊娠物多可完全排出，出血不多。早期流产常见胚胎异常类型为：无胚胎、结节状胚、圆柱状胚、发育阻滞胚、肢体畸形及神经管缺陷。孕8～12周时绒毛发育茂盛，与底蜕膜连接较牢固，流产时妊娠常不易完整排出而部分滞留宫腔，影响子宫收缩，出血量多，且经久不止；孕12周后，胎盘已完全形成，流产时先有腹痛，继而排出胎儿和胎盘，如胎盘剥离不全，可引起剥离面大量出血。胎儿在宫腔内死亡过久，可被血块包围，形成血样胎块而引起出血不止。也可吸收血红蛋白而形成肉样胎块，或胎儿钙化后形成石胎。其他还可见压缩胎儿、纸样胎儿、浸软胎儿、脐带异常等病理表现。

三、临床表现

主要为停经后阴道流血和腹痛。

（一）停经

大部分自然流产病人均有明显的停经史。但是，妊娠早期流产导致的阴道流血很难与月经异常鉴别，常无明显停经史。约半数流产是妇女未知已孕就发生受精卵死亡和流产。对这些病人，要根据病史、血、尿hCG以及超声检查结果综合判断。

（二）阴道流血和腹痛

早期流产者常先有阴道流血，而后出现腹痛。由于胚胎或胎儿死亡，绒毛与蜕膜剥离，血窦开放，出现阴道流血；剥离的胚胎或胎儿及血液刺激子宫收缩，排出胚胎或胎儿，产生阵发性下腹疼痛；当胚胎或胎儿完全排出后，子宫收缩，血窦关闭，出血停止。晚期流产的临床过程与早产及足月产相似：经过阵发性子宫收缩，排出胎儿及胎盘，同时出现阴道流血。

四、临床分型

按流产发展的不同阶段，分为以下临床类型：

（一）先兆流产

停经后出现少量阴道流血，常为暗红色或血性白带，流血后数小时至数日可出现轻微下腹痛或腰骶部胀痛；宫颈口未开，无妊娠物排出；子宫大小与停经时间相符。经休息及治疗，症状消失，可继续妊娠。如症状加重，则可能发展为难免流产。

（二）难免流产

在先兆流产的基础上，阴道流血增多，腹痛加剧，或出现胎膜破裂。检查见宫颈口已扩张，有时可见胎囊或胚胎组织堵塞于宫颈口内，子宫与停经时间相符或略小。超声检查可仅见胚囊而无胚胎（或胎儿），或有胚胎但无心管搏动亦属于此类型。

（三）不全流产

难免流产继续发展，部分妊娠物排出宫腔，或胎儿排出后胎盘滞留宫腔或嵌顿于宫颈口，影响子宫收缩，导致大量出血，甚至休克。检查可见宫颈已扩张，宫颈口有妊娠物堵塞及持续性血液流出，子宫小于停经时间。

（四）完全流产

有流产的症状，妊娠物已全部排出，随后流血逐渐停止，腹痛逐渐消失。检查见宫颈口关闭，子宫接近正常大小。

此外，流产尚有以下三种特殊情况：

（1）稽留流产：指宫内胚胎或胎儿死亡后未及时排出者。典型表现是有正常的早孕过程，有先兆流产的症状或无任何症状；随着停经时间延长，子宫不再增大或反而缩小，子宫小于停经时间；宫颈口未开，质地不软。

（2）复发性流产：指同一性伴侣连续自然流产3次或3次以上者。常见原因为胚胎染色体异常、免疫因素异常、甲状腺功能低下、子宫畸形或发育不良、宫腔粘连、宫颈内口松弛等。每次流产常发生在同一妊娠月份，其临床过程与一般流产相同。

（3）流产合并感染：多见于阴道流血时间较长的流产病人，也常发生在不全流产或不洁流产时。临床表现为下腹痛、阴道有恶臭分泌物，双合诊检查有宫颈摇摆痛。严重时引起盆腔腹膜炎、败血症及感染性休克。常为厌氧菌及需氧菌混合感染。

五、诊断

根据病史、临床表现即可诊断，但有时须结合辅助检查才能确诊。

（一）病史

询问有无停经史、反复流产史、早孕反应及其出现时间，阴道流血量、持续时间、与腹痛之关系，腹痛的部位、性质，有无妊娠物排出。了解有无发热、阴道分泌物有无臭味可协助诊断流产合并感染。

（二）体格检查

测量体温、脉搏、呼吸、血压，检查有无贫血及急性感染征象，外阴消毒后妇科检查了解宫颈是否扩张、有无妊娠物堵塞或羊膜囊膨出，子宫有无压痛、与停经时间是否相符，双附件有无压痛、增厚或肿块。疑为先兆流产者，操作应轻柔。

（三）辅助诊断

1. 超声检查：测定妊娠囊的大小、形态、胎儿心管搏动，并可辅助诊断流产类型，若妊娠囊形态异常，提示妊娠预后不良。宫腔和附件检查有助于稽留流产、不全流产及异位妊娠的鉴别诊断。

2. 妊娠试验：连续测定血 hCG 动态变化，有助于妊娠的诊断及预后判断。妊娠 6 ~ 8 周时，血 hCG 是以每日 66% 的速度增加，若血 hCG 每 48 小时增加不到 66%，则提示妊娠预后不良。

3. 其他检查：血常规检查判断出血程度，白细胞和血沉可判断有无感染存在。复发性流产病人可行染色体、免疫因素、宫颈功能、甲状腺功能等检查。

六、处理

确诊流产后，应根据其类型进行相应处理。

（一）先兆流产

应卧床休息，严禁性生活，足够的营养支持。保持情绪稳定，对精神紧张者可给予少量对胎儿无害的镇静剂。黄体功能不足者可给予黄体酮 10 ~ 20 mg，每日或隔日肌内注射一次；或口服地屈黄体酮，起始剂量为口服 40 mg，随后每 8 小时服用 10 mg，至症状消失；

或 hCG 3000 U，隔日肌内注射一次。甲状腺功能低下者可口服甲状腺素片。如阴道流血停止、腹痛消失、超声证实胚胎存活，可继续妊娠。若临床症状加重，超声发现胚胎发育不良，hCG 持续不升或下降，表明流产不可避免，应终止妊娠。

（二）难免流产

一旦确诊，应及早排出胚胎及胎盘组织，对刮出物应仔细检查，并送病理检查，晚期流产时子宫较大，出血较多，可用缩宫素 10 ~ 20 U 加入 5% 葡萄糖液 500 mL 中静脉滴注，促进子宫收缩。必要时行刮宫术，清除宫内组织。术后可行超声检查，了解有无妊娠物残留，并给予抗生素预防感染。

（三）不全流产

由于部分组织残留宫腔或堵塞于宫颈口，极易引起子宫大量出血。故应在输液、输血同时行刮宫术或钳刮术，并给予抗生素预防感染。

（四）完全流产

症状消失，超声检查宫腔无残留物。如无感染，可不予特殊处理。

（五）稽留流产

死亡胎儿及胎盘组织在宫腔内稽留过久，可导致严重凝血功能障碍及 DIC 的发生，应先行凝血功能检查，在备血、输液条件下行刮宫术；如凝血机制异常，可用肝素、纤维蛋白原、新鲜血、血小板等纠正后再行刮宫。可应用米非司酮加米索前列醇或静脉滴注缩宫素，促使胎儿、胎盘排出。

（六）复发性流产

染色体异常夫妇应于孕前进行遗传咨询，确定可否妊娠；明确女方有无生殖道畸形、肿瘤、宫腔粘连等。宫颈内口松弛者应于孕 14 ~ 16 周行宫颈内口环扎术。抗磷脂综合征病人，可在孕期使用小剂量阿司匹林和（或）低分子肝素。对黄体功能不足者可肌内注射 hCG 3 000 ~ 5 000 U，隔日一次；或每日口服地屈黄体酮 2 次，每次 10mg，至妊娠 12 周。

（七）流产合并感染

治疗原则为迅速控制感染，尽快清除宫内残留物。如为轻度感染或出血较多，可在静脉滴注抗生素同时进行刮宫，以达到止血目的；感染较严重而出血不多时，可用高效广谱抗生素控制感染后再行刮宫。刮宫时可用卵圆钳夹出残留组织，忌用刮匙全面搔刮，以免感染扩散。严重感染性流产必要时切除子宫以去除感染源。

第二节 异位妊娠

一、输卵管妊娠

输卵管妊娠（tubal pregnancy）多发生在壶腹部（75% ~ 80%），其次为峡部。伞部及间质部妊娠少见。

（一）病因

确切病因尚未明了，可能与以下因素有关：

1. 输卵管异常

慢性输卵管炎可致管腔皱褶粘连、管腔部分堵塞；阑尾炎、盆腔结核、腹膜炎及子宫内膜异位症可致输卵管周围粘连、输卵管扭曲、僵直及伞端闭锁，导致输卵管腔狭窄、部分堵塞或蠕动异常；盆腔肿瘤的牵拉和压迫使输卵管变得细长、迂曲或管腔狭窄或部分堵塞；输卵管粘连分离术、再通术及伞端造口术后的重新粘连或手术部位瘢痕狭窄、输卵管绝育术后瘘管形成或再通，均可延迟或阻止受精卵进入宫腔，从而着床在输卵管而发生输卵管妊娠。此外，输卵管发育不良时，输卵管细长且屈曲，肌层发育差，黏膜纤毛缺乏，输卵管憩室或副伞等先天畸形亦可导致输卵管妊娠。

2. 受精卵游走

卵子在一侧输卵管受精，经宫腔进入对侧输卵管后种植（受精卵内游走）；或游走于腹腔内，被对侧输卵管拾捡（受精卵外游走），由于游走时间较长，受精卵发育增大，故种植在对侧输卵管而成输卵管妊娠。

3. 避孕失败

使用 IUD、口服紧急避孕药避孕失败，发生输卵管妊娠机会较大。

4. 其他

施行辅助生育技术后输卵管妊娠的发生率为 5%。内分泌异常、精神紧张、吸烟也可导致输卵管妊娠。

（二）病理

1. 输卵管妊娠的结局

（1）输卵管妊娠流产：多发生在妊娠 8 ~ 12 周内的输卵管壶腹部妊娠。受精卵在输卵管黏膜着床后，由输卵管黏膜和纤维蛋白形成的包蜕膜可将受精卵与输卵管腔隔离，但其很脆弱。绒毛外中间型滋养细胞可侵入输卵管壁和侵蚀血管，引起基底蜕膜处出血，从而增加包蜕膜内侧压力，导致包蜕膜破裂，囊胚可随血块一起进入管腔。若囊胚完全掉入管腔，刺激输卵管逆蠕动而挤入腹腔，为输卵管妊娠完全流产；若囊胚剥离不完整，部分组织滞留管腔，继续侵蚀输卵管壁而引起反复出血，形成输卵管妊娠不全流产。反复出血可形成输卵管血肿或输卵管周围血肿，血液积聚在直肠子宫陷凹而形成盆腔血肿，甚至流向腹腔。

（2）输卵管妊娠破裂：指囊胚在输卵管内继续生长，绒毛侵蚀、穿透肌层及浆膜，导致管壁破裂，妊娠物流入腹腔，也可破入阔韧带而形成阔韧带妊娠。输卵管峡部妊娠多在妊娠 6 周左右破裂。而间质部妊娠时，由于间质部外围子宫角肌层较厚，血供丰富，妊娠往往持续到 3 ~ 4 个月才发生破裂。输卵管妊娠破裂可致短期内大量出血，形成盆腔或腹腔积血，病人出现肛门坠胀、剧烈腹痛、休克、晕厥等临床症状。

（3）继发性腹腔妊娠：输卵管妊娠流产或破裂后，囊胚掉入腹腔多已死亡。偶有存活者，可重新种植于腹腔内继续生长，形成继发性腹腔妊娠。

输卵管流产或破裂后，若出血逐渐停止，胚胎死亡，被血块包裹形成盆腔血肿，血肿与周围组织粘连并发生机化，临床称为"陈旧性异位妊娠"。

（4）持续性异位妊娠：输卵管妊娠行保守性手术时，若术中未完全清除胚囊，或残存的滋养细胞继续生长，致术后 hCG 不降或上升，称为持续性异位妊娠。

2. 子宫变化

（1）子宫体：略增大，变软，是因血供增加所致。但输卵管妊娠时，子宫增大不像宫内妊娠那样随妊娠月份增加而相应增大。

（2）子宫内膜：与正常妊娠变化相似。输卵管妊娠时，滋养细胞分泌的 hCG 刺激子宫内膜发生蜕膜反应，但蜕膜下的海绵层及血管系统发育较差。当胚胎受损或死亡时，滋养细胞活力下降，蜕膜碎片随阴道流血排出。如蜕膜完整剥离，则排出三角形蜕膜管型，但不见绒毛。子宫内膜病理学检查可见蜕膜样变；也可因胚胎死亡、绒毛及黄体分泌的激素下降、新的卵泡发育，而呈增生期或分泌期变化。

输卵管妊娠时，子宫内膜有时可见高度分泌反应或 Arias-Stella（A-S）反应，镜下可见腺上皮细胞增大，核深染，突入腺腔，胞质富含空泡。

（三）临床表现

典型的临床表现包括停经、腹痛及阴道流血。

1. 症状

（1）停经：输卵管壶腹部及峡部妊娠一般停经 6～8 周，间质部妊娠停经时间较长。但约有 25% 病人无明显停经史。

（2）阴道流血：常表现为短暂停经后不规则阴道流血，量少，点滴状，色暗红或深褐色。部分病人阴道流血量较多，似月经量，约 5% 表现为大量阴道流血。阴道流血表明胚胎受损或已死亡，导致 hCG 下降，卵巢黄体分泌的激素难以维持蜕膜生长而发生剥离出血，并伴有蜕膜碎片或管型排出。当病灶去除后，阴道流血才逐渐停止。

（3）腹痛：95% 以上输卵管妊娠病人以腹痛为主诉就诊。输卵管妊娠未破裂时，增大的胚囊膨胀输卵管，导致输卵管痉挛及逆蠕动，患侧出现下腹一侧隐痛或胀痛。输卵管妊娠破裂时，突感患侧下腹部撕裂样剧痛，疼痛为持续性或阵发性；血液积聚在直肠子宫陷凹而出现肛门坠胀感（里急后重）；出血多时可引起全腹疼痛，恶心呕吐；血液刺激横膈，出现肩胛部放射痛（称为 Danforth 征）。

（4）晕厥和休克：部分病人由于腹腔内急性出血及剧烈腹痛，入院时即处于休克状态，面色苍白、四肢厥冷、脉搏快而细弱、血压下降。休克程度取决于内出血速度及出血量，与阴道流血量不成比例。

2. 体征

（1）腹部体征：出血量不多时，患侧下腹明显压痛、反跳痛，轻度肌紧张；出血量较多时可见腹膨隆，全腹压痛及反跳痛，但压痛仍以输卵管妊娠处为甚，移动性浊音阳性。

（2）盆腔体征：妇科检查可见阴道少量血液，后穹隆饱满、触痛；宫颈举痛明显，有血液自宫腔流出；子宫略增大、变软，内出血多时子宫有漂浮感；子宫后方或患侧附件扪及压痛性肿块，边界多不清楚，其大小、质地、形状随病变差异而不同。肿块过大时可将子宫推向对侧，如肿块形成过久，机化变硬，边界可逐渐清楚。

（四）诊断

输卵管妊娠流产或破裂后，多数有典型的临床表现。根据停经、阴道流血、腹痛、休克等表现可以诊断。如临床表现不典型，则应密切监护病情变化，结合辅助检查做出诊断。

1. 超声检查

阴道超声检查是诊断输卵管妊娠的主要方法之一。输卵管妊娠的典型声像图为：①子宫内不见妊娠囊，内膜增厚；②宫旁一侧见边界不清、回声不均的混合性肿块，有时宫旁肿块内可见妊娠囊、胚芽及原始心管搏动，是输卵管妊娠的直接证据；③直肠子宫陷凹处有积液。

2. 妊娠试验

异位妊娠时 hCG 往往低于正常宫内妊娠，且 hCG 的倍增在 48 小时内常不足 66%。hCG 阴性不能完全排除异位妊娠。

3. 腹腔穿刺

内出血时，血液积聚于直肠子宫陷凹，后穹隆穿刺可抽出陈旧性不凝血。当有血肿形成或粘连时，抽不出血液也不能否定异位妊娠的存在。当出血多，移动性浊音阳性时，可直接经下腹壁一侧穿刺。

4. 腹腔镜检查

腹腔镜检查是诊断异位妊娠的金标准，可在确诊的同时进行手术。

5. 子宫内膜病理检查

诊断性刮宫见到蜕膜而无绒毛时可排除宫内妊娠；若见绒毛极少，须随访。

（五）治疗

根据病情缓急，采取相应处理。

1. 大量内出血时的紧急处理

内出血多，致休克时，应快速备血、建立静脉通道、输血、吸氧等抗休克治疗，并尽快手术；术中快速钳夹患侧输卵管病灶，暂时控制出血，清除腹腔积血后，视病变情况采取以下手术方式。

（1）输卵管切除术：适用于腹腔大量出血，伴有休克的急性病人。一般施行患侧输卵管切除术，输卵管间质部妊娠时可行子宫角切除及患侧输卵管切除，必要时切除子宫。若对侧输卵管有粘连、闭锁时可行输卵管分离术及伞端造口术。

（2）保守性手术：适用于要求生育的年轻妇女，特别对侧输卵管已切除者。输卵管保守性手术包括输卵管造口术、输卵管切开术及输卵管伞部压出术。输卵管保守性手术的选择应根据输卵管妊娠部位、输卵管损伤情况而定：输卵管伞部妊娠可行伞部压出术排出胚囊；壶腹部妊娠可纵向切开壶腹部，取出血块和胚囊，切口不缝合，称为造口术或开窗术，如缝合切口，则为切开术；峡部妊娠可切除病灶，行两侧断端吻合术。输卵管保守性手术可增加后续妊娠的概率，但也伴有绒毛组织残留的风险。故术后 3～7 日内应复查血 hCG，如血 hCG 值下降不显著，应考虑加用甲氨蝶呤（MTX）治疗（具体方法见下述）。

2. 无或少量内出血的治疗

对无内出血或仅有少量内出血、无休克、病情较轻的病人，可采用药物治疗或手术治疗。

（1）药物治疗：用于治疗异位妊娠的药物以 MTX 为首选。MTX 是叶酸拮抗剂，可抑制四氢叶酸生成，从而干扰 DNA 合成，使滋养细胞分裂受阻，胚胎发育停止而死亡。

适应证：①一般情况良好，无活动性腹腔内出血；②盆腔肿块最大直径 < 3 cm；③血 β-hCG < 2 000 U/L；④超声未见胚胎原始血管搏动；⑤肝、肾功能及血红细胞、白细胞、血小板计数正常；⑥无 MTX 使用禁忌证。

治疗方案：①单次给药：剂量为 50 mg/m²，肌内注射一次，可不加用四氢叶酸，成功率达 87% 以上。②分次给药：MTX 0.4 mg/kg 肌内注射，每日一次，共 5 次，一般总量为 100 mg，同时须加用四氢叶酸。给药期间应测定血 β-hCG 及超声，严密监护。

用药后随访：①单次或分次用药后 2 周内，宜每隔三日复查血 βhCG 及超声；②血 βhCG 呈下降趋势并三次阴性，症状缓解或消失，肿块缩小为有效；③若用药后第七日血 β-hCG 下降 > 15% ≤ 25%、超声检查无变化，可考虑再次用药（方案同前）；④血 βhCG 下降 < 15%，症状不缓解或反而加重，或有内出血，应考虑手术治疗；⑤用药后 35 日，血 βhCG 也可为低值（< 15 mIU/mL），也有用药后 109 日血 β-hCG 才降至正常者。

局部用药可采用在超声引导下穿刺，将 MTX 直接注入输卵管妊娠囊内。也可以在腹腔镜直视下穿刺输卵管妊娠囊，吸出部分囊液后，将药液注入其中。此外，中医采用活血化瘀、消杀胚药物，有一定疗效。

（2）手术治疗：可采用腹腔镜或开腹方式行输卵管切除术或保守性手术，方法同前。

二、其他类型的异位妊娠

（一）宫颈妊娠

指受精卵在宫颈管内着床和发育。虽罕见，然而一旦发病，则病情危重，处理较困难。临床表现为：停经、早孕反应、阴道流血或有血性分泌物，可突然阴道大量流血而危及生命，不伴腹痛是其特点。妇科检查：宫颈紫蓝色、软、膨大，流血多时宫颈外口扩张，可见胚胎组织，但宫体大小及硬度正常。除血 hCG 外，超声检查见宫颈管内妊娠囊即可确诊。

治疗方法：若发生失血性休克，应先积极纠正休克，同时可行以下治疗。第一，备血后刮除宫颈管内胚胎组织，纱条填塞或小水囊压迫创面止血，或直视下切开宫颈剥除胚胎，褥式缝合管壁，继而修复宫颈管；第二，在宫腔镜下吸取胚胎组织，创面以电凝止血；第三，子宫动脉栓塞（同时用栓塞剂和 MTX）。必要时切除子宫以挽救病人生命。

若阴道流血量少或无流血，可采用 MTX 全身用药，用药方案见"输卵管妊娠"；或经宫颈注射于胚囊内。应用 MTX 治疗后，可待血 hCG 值明显下降后再行刮宫术，术前可酌情行子宫动脉栓塞，可降低大出血的风险。

（二）卵巢妊娠

指受精卵在卵巢组织内着床和生长、发育。发病率占异位妊娠的 0.36% ~ 2.74%。临床表现与输卵管妊娠极相似，常被诊断为输卵管妊娠或卵巢黄体破裂。腹腔镜诊断极有价值，但确诊仍须病理检查。诊断标准：一是双侧输卵管完整，并与卵巢分开；二是囊胚位于卵巢组织内；三是卵巢与囊胚必须以卵巢固有韧带与子宫相连；四是囊胚壁上有卵巢组织。治疗可行卵巢楔形切除。

（三）腹腔妊娠

指位于输卵管、卵巢及阔韧带以外之腹腔内的妊娠，分为原发性和继发性两种。原发性腹腔妊娠少见，继发性腹腔妊娠多见于输卵管妊娠流产或破裂后，或继发于卵巢妊娠时囊胚落入腹腔。

病人常有停经、早孕反应，可有输卵管妊娠流产或破裂症状，随之流血停止、腹痛缓解。此后腹部逐渐增大，胎动时孕妇腹痛不适。腹部可清楚扪及胎儿肢体，常出现肩先露、臀先露、胎头高浮，子宫轮廓不清。即使足月后也难以临产，宫颈口不开，胎先露不下降。腹腔妊娠时胎儿往往不能存活，可被大网膜及腹腔脏器包裹，日久可干尸化或成石胎。超声检查子宫内无胎儿，或胎儿位于子宫以外。

确诊后，应立即剖腹取出胎儿。胎盘的处理应视情况而定：如胎盘附着于子宫、输卵管及阔韧带，可将胎盘及其附着器官一并切除；若胎儿死亡，胎盘循环停止已久，可试行胎盘剥除；若胎盘附着于重要器官而不宜切除或无法剥除者，可留置胎盘于腹腔内，术后可逐渐吸收。

（四）宫内、宫外同时妊娠

指宫腔内妊娠与异位妊娠同时存在，极罕见，但辅助生殖技术开展及促排卵药物的应用使其发生率明显增高（约 1%）。超声可协助诊断，但确诊须行病理检查。

（五）剖宫产瘢痕妊娠（CSP）

剖宫产瘢痕妊娠虽较少见，但随着剖宫产率的增加，其发生率呈明显增长趋势。CSP的发病机制尚未明了，可能为：受精卵通过子宫内膜和剖宫产瘢痕间的微小腔道着床在瘢痕组织中；其后，胚囊由瘢痕组织的肌层和纤维组织包绕，完全与子宫腔隔离。目前认为，除剖宫产外，其他子宫手术也可形成子宫内膜和手术瘢痕间的微小腔道，例如刮宫术、肌瘤剜出术以及宫腔镜手术等。瘢痕组织中胚囊可继续发育、生长，但有自然破裂而引起致命性出血的潜在危险。另外，胚囊滋养细胞也有可能造成下列后果：第一，浸润膀胱，引起相应症状和体征；第二，穿透子宫下段瘢痕组织，胚囊落入腹腔，继续生长，形成腹腔妊娠。剖宫产瘢痕妊娠 5～16 周间的临床表现多为无痛性少量阴道流血。诊断主要依靠超声检查。超声检查可见：第一，子宫腔与颈管内均未见孕囊；第二，孕囊位于子宫峡部的前部；第三，约 2/3 病人的孕囊和膀胱壁间肌性组织厚度 < 5 mm 且有缺损；第四，偶见子宫下段肌性组织断损，孕囊突于其间。必要时，也可借助磁共振、宫腔镜以及腹腔镜检查协助诊断。目前，尚无标准的治疗方案，多采用 MTX 药物全身或局部治疗（见"输卵管妊娠"），或子宫动脉栓塞（同时用栓塞剂和 MTX），一般于栓塞后 24～48 小时行刮宫术，降低大出血的风险，也可行开腹或腹腔镜下瘢痕（包括孕囊）楔形切除术。必要时，可行全子宫切除术。

（六）子宫残角妊娠

残角子宫是子宫畸形的一种类型，多与发育较好的子宫腔不相通。受精卵经残角子宫侧输卵管进入残角子宫内妊娠，称为子宫残角妊娠。可在早孕时即发生胚胎死亡而出现类似流产症状，若胎儿继续生长，常在中期妊娠时发生残角自然破裂而引起严重内出血致休克。即使至妊娠足月，临产后胎儿常死亡，若未确诊而盲目试产也引起残角子宫破裂。一旦确诊，可行残角子宫及同侧输卵管切除，若为足月活胎，可行剖宫产后切除残角子宫。

第三节 妊娠剧吐

妊娠剧吐（HG）是发生于妊娠早期，以严重的恶心、呕吐为主要症状，伴有孕妇脱水、电解质紊乱和酸中毒。诊治不当病人可因营养失调、代谢性酸中毒、电解质紊乱，肝、肾衰竭危及生命，发病率为 0.5% ~ 2%。

一、病因

至今病因不明。

（一）内分泌因素

1. 绒毛膜促性腺激素（hCG）水平增高：鉴于早孕反应出现与消失的时间与孕妇血 hCG 值上升与下降的时间相一致，加之葡萄胎、多胎妊娠孕妇血 hCG 值明显升高，剧烈呕吐发生率也高，说明妊娠剧吐可能与 hCG 水平升高有关，但不能解释 hCG 水平下降后，某些孕妇整个孕期仍然持续呕吐，而某些妇女（如绒癌病人）尽管 hCG 水平显著升高，但并不会出现恶心和呕吐。

2. 甲状腺功能改变：60% 的 HG 病人可伴发短暂的甲状腺功能亢进，病人呕吐的严重程度与游离甲状腺激素显著相关。

（二）精神、社会因素

精神过度紧张、焦急、忧虑及生活环境和经济状况较差的孕妇易发生妊娠剧吐，提示此病可能与精神、心理等因素有关。

（三）其他

妊娠剧吐也可能与维生素 B_1 缺乏、过敏反应、幽门螺杆菌感染有关。

二、临床表现

孕 5 ~ 10 周出现恶心、呕吐，开始以晨间、餐后为重，逐渐发展为频繁呕吐，呕吐物除食物胆汁外，严重者可含血液，呈咖啡渣样。不能进食和严重呕吐导致孕妇脱水、电解质紊乱、尿比重增加、尿酮体阳性，甚至酸中毒。机体动用脂肪供能，体重减轻超过 5%，脂肪代谢的中间产物丙酮增多引起代谢性酸中毒。孕妇肝、肾功能受损时可出现黄疸，血转氨酶、肌酐和尿素氮升高，尿中出现蛋白和管型。严重者可因维生素 B_1（硫胺素）缺乏引发 Wernicke 脑病，维生素 K 缺乏导致凝血功能障碍。

三、诊断及鉴别诊断

根据病史、临床表现及妇科检查，不难确诊。其诊断至少应包括每日呕吐 ≥ 3 次，尿酮体阳性，体重较孕前减轻≥5%。

妊娠剧吐主要应与葡萄胎及可能引起呕吐的疾，病如肝炎、胃肠炎等相鉴别。对妊娠剧吐病人还应行实验室检查以协助了解病情。

1. 尿液检查：测定尿量、尿比重、酮体，注意有无蛋白尿及管型尿。

2. 血液检查：血常规、动脉血气、电解质、肝肾功等评估病情程度。

3. 必要时行眼底检查及神经系统检查。

4. 超声检查：排除多胎妊娠、滋养细胞疾病等。

四、并发症

妊娠剧吐可致维生素 B_1 缺乏，导致 Wernicke 脑病，临床表现为眼球震颤、视力障碍、共济失调、急性期言语增多，以后逐渐精神迟钝、嗜睡，个别发生木僵或昏迷。若不及时治疗，死亡率达 50%。

妊娠剧吐可致维生素 K 缺乏，并伴有血浆蛋白及纤维蛋白原减少，孕妇出血倾向增加，可发生鼻出血、骨膜下出血，甚至视网膜出血。

五、治疗

妊娠后服用多种维生素可减轻妊娠恶心、呕吐。对精神情绪不稳定的孕妇，给予心理治疗，解除其思想顾虑。

妊娠剧吐病人应住院治疗，禁食，根据化验结果，明确失水量及电解质紊乱情况，酌情补充水分和电解质，每日补液量不少于 3 000 mL，尿量维持在 1 000 mL 以上。输液中应加入氯化钾、维生素 C 等，并给予维生素 B_1 肌内注射。

止吐剂一线药物为维生素 B_6 或维生素 B_6- 多西拉敏复合制剂。二线药物为苯海拉明、5- 羟色胺 3 受体拮抗剂（恩丹西酮）。对合并有代谢性酸中毒者，可给予碳酸氢钠或乳酸钠纠正。营养不良者，静脉补充必需氨基酸、清蛋白、脂肪乳。一般经上述治疗 2～3 日后，病情多可好转。若病人体重减轻大于 5%～10%，不能进食，可选择鼻饲管或中心静脉全胃肠外营养。孕妇可在呕吐停止后，试进少量流质饮食，可逐渐增加进食量，同时调整补液量。

经治疗后多数病情好转可继续妊娠，若出现下列情况危及孕妇生命时，须考虑终止妊娠：

第一，持续肝功能异常；第二，持续蛋白尿；第三，体温升高，持续在 38℃以上；第四，心动过速（≥120 次 / 分）；第五，伴发 Wernicke 脑病；等等。

第四节 妊娠期高血压疾病

一、高危因素与发病机制

（一）高危因素

流行病学调查发现子痫前期的高危因素有：初产妇、多胎妊娠、孕妇年龄过小（＜18岁）或高龄（≥40岁）、子痫前期病史及家族史、慢性高血压、慢性肾脏疾病、抗磷脂抗体综合征、血栓疾病史、体外受精胚胎移植受孕、糖尿病、肥胖、营养不良、社会经济状况低下。

（二）发病机制

须更深入研究。近年国际上提出了子痫前期发病机制的"两阶段学说"。其核心内容包括：第一阶段，在孕早期，由于免疫、遗传、内皮细胞功能紊乱等因素可造成子宫螺旋小动脉生理性"血管重铸"障碍，滋养细胞因缺血导致侵袭力减弱，造成"胎盘浅着床"，子宫动脉血流阻力增加，致使胎盘灌注不足，功能下降。第二阶段，孕中晚期缺血缺氧的胎盘局部氧化应激反应，诱发内皮细胞损伤，从而释放大量炎症因子，形成炎症级联效应和过度炎症的发生，引起子痫前期、子痫各种临床症状。

二、病理生理变化及对母儿的影响

（一）脑

脑血管痉挛，通透性增加，脑水肿、充血、局部缺血、血栓形成及出血量等。CT检查脑皮质灰白交界处，尤其在顶枕叶上，呈现低密度区，皮质和皮质下局部缺血和点状出血，提示脑梗死。枕叶出血或大范围脑水肿所致中枢神经系统症状主要表现为昏睡、意识混乱、视力模糊、行动迟缓和昏迷，并时轻时重。视网膜病变包括缺血、梗死和视网膜脱落，导致视力模糊、盲点、复视、失明。广泛的脑水肿会使颅内压升高甚至发生脑疝。子痫前期脑血管阻力和脑灌注压均增加。脑血管高灌注压力可致明显头痛，视力模糊，严重时可导致可逆性后部脑病综合征（PRES），表现为头痛、意识障碍、癫痫及视力受损。

子痫可能是全身血压突然升高，脑血管自动调节能力丧失，导致内皮细胞功能失调所致。

（二）肾脏

肾小球扩张，内皮细胞肿胀，纤维素沉积于内皮细胞。血浆蛋白自肾小球漏出形成蛋白尿，蛋白尿的多少与妊娠结局之间的关系不大。由于血管痉挛，肾血流量及肾小球滤过量下降，导致血尿酸浓度升高。血肌酐水平为正常妊娠的 2 倍以上或 ≥ 97.2 μ mol/L（1.1mg/dl），为病情严重的表现。肾脏功能严重损害可致少尿及肾衰竭，病情严重时肾实质损害，若伴肾皮质坏死，肾功能损伤将无法逆转。

（三）肝脏

子痫前期可出现肝脏损害，常表现为血清转氨酶水平升高，右上或中上腹部疼痛和触痛，严重时出现溶血、肝酶升高、血小板减少综合征（HELLP 综合征）。肝脏的特征性损伤是门静脉周围出血，严重时门静脉周围坏死。肝包膜下血肿形成，甚至发生肝破裂危及母儿生命。

（四）心血管

血管痉挛，血压升高，外周阻力增加，心肌收缩力和射血阻力（心脏后负荷）增加，心排出量明显减少，心血管系统处于低排高阻状态，心室功能处于高动力状态，加之内皮细胞活化使血管通透性增加，血管内液进入细胞间质，导致心肌缺血、间质水肿、心肌点状出血或坏死，严重时导致肺水肿、心力衰竭。

（五）血液

1. 血容量：由于全身小动脉痉挛，血管壁渗透性增加，血液浓缩，血细胞比容上升。当血细胞比容下降时，多合并贫血或红细胞受损或溶血。

2. 凝血异常：子痫前期常伴有凝血因子激活或变异所致的高凝血状态，特别是重症病人可发生微血管病性溶血。

（六）内分泌及代谢

由于血浆孕激素转换酶增加，妊娠晚期盐皮质激素、去氧皮质酮升高可致钠潴留，血浆胶体渗透压降低，细胞外液可超过正常妊娠，但水肿与妊娠期高血压疾病的严重程度及预后关系不大。通常电解质与正常妊娠无明显差异。子痫抽搐后，乳酸性酸中毒及呼吸代偿性的二氧化碳丢失可致血中碳酸盐浓度降低，病人酸中毒的严重程度与乳酸产生的量及其代谢率以及呼出的二氧化碳有关。

（七）子宫胎盘血流灌注

血管痉挛致胎盘灌注下降，滋养细胞侵入子宫螺旋动脉过浅，加之胎盘血管急性动脉粥样硬化，使胎盘功能下降，胎儿生长受限，羊水过少、胎儿窘迫、胎儿神经系统损伤，严重致胎儿死亡。若底蜕膜血管破裂致胎盘早剥、胎儿死亡。

三、分类和临床表现

没有蛋白尿的孕妇，出现高血压同时伴以下任何一个表现，仍可诊断为子痫前期。血小板减少（血小板计数 $< 100 \times 10^9/L$ ）；肝功能损害（血清转氨酶水平为正常值 2 倍以上）；肾功能损害（血肌酐 $\geq 97.2 \mu mol/L$ 或为正常值 2 倍以上）；肺水肿；新发生的脑功能或视觉障碍。

四、诊断

（一）病史

注意询问妊娠前有无高血压、肾病、糖尿病、系统性红斑狼疮、血栓性疾病等病史，有无妊娠期高血压疾病家族史，了解病人此次妊娠后高血压、蛋白尿、头痛、视力模糊、上腹疼痛、少尿、抽搐等症状出现的时间和严重程度。

（二）高血压的诊断

血压的测量：测量血压前被测者至少安静休息 5 分钟。测量取坐位或卧位，注意肢体放松，袖带大小合适。通常测量右上肢血压，袖带应与心脏处于同一水平。

妊娠期高血压定义为同一手臂至少 2 次测量的收缩压 ≥ 140 mmHg 和（或）舒张压 ≥ 90 mmHg。对首次发现血压升高者，应间隔 4 小时或以上复测血压。对严重高血压病人 [收缩压 ≥ 160 mmHg 和（或）舒张压 ≥ 110 mmHg]，为观察病情和指导治疗，应连续观察血压情况。

（三）尿蛋白检测和蛋白尿的诊断

高危孕妇每次产前检查均应检测尿蛋白。尿蛋白检测应留取中段尿或导尿。蛋白尿的诊断标准有 3 个：第一，24 小时尿蛋白定量 ≥ 0.3 g；第二，随机尿蛋白 / 肌酐 ≥ 0.3；第三，随机尿蛋白定性（+）。24 小时尿蛋白定量准确，但是比较费时；随机尿蛋白 / 肌酐快速准确，可在门诊进行；随机尿蛋白定性受假阳性或假阴性结果影响，只有定量方法不可用时，才考虑采用随机尿蛋白定性。尿蛋白量不作为子痫前期严重程度的独立指标，而且即使尿蛋白阴性，只要血压升高同时合并某些严重表现，仍可做出子痫前期的诊断。

（四）辅助检查

一是应定期进行以下常规检查：血常规；尿常规；肝功能；肾功能；心电图；胎心监测；超声检查胎儿、胎盘、羊水。

二是子痫前期和子痫病人视病情发展和诊治需要，应酌情增加以下有关的检查项目：凝血功能；血电解质；腹部超声等影像学检查肝、胆、胰、脾、肾等脏器；动脉血气分析；超声心动图及心功能检查；超声检查胎儿发育、脐动脉、大脑中动脉等血流指数；必要时行 X 线胸片确定有无肺水肿，头颅 CT 或 MRI 检查确定有无颅内出血、脑水肿、可逆性后部脑病综合征；晚期妊娠时做胎儿电子监护。

五、鉴别诊断

一是妊娠期高血压、子痫前期主要与慢性肾炎鉴别，妊娠期发生急性肾炎者较少见。妊娠前已存在慢性肾炎病变者，妊娠期常可发现蛋白尿，重者可发现管型及肾功能损害，伴有持续性血压升高，眼底可有肾炎性视网膜病变。隐匿型肾炎较难鉴别，须仔细询问有关病史，如果年轻孕妇在中期妊娠时即发现有持续性蛋白尿，应进一步做肾小球及肾小管功能检查，除外自身免疫性疾病。

二是子痫应与癫痫、脑炎、脑肿瘤、脑血管畸形破裂出血、糖尿病高渗性昏迷、低血糖昏迷相鉴别，通过询问病史及检查，一般不难鉴别。

六、预测和预防

子痫前期的预测对早防早治，降低母胎死亡率有重要意义，但孕妇血清生化指标和子宫动脉多普勒血流检测的预测价值均不确定，因此，目前尚无有效、可靠和经济的预测方法。

对低危人群目前尚无有效的预防方法。对高危人群可能有效的预防措施有：第一，适度锻炼：妊娠期应适度锻炼合理安排休息，以保持妊娠期身体健康。第二，合理饮食：孕期不推荐严格限制盐的摄入，也不推荐肥胖孕妇限制热量摄入。第三，补充钙剂：低钙饮食（摄入量＜ 600 mg/d）的孕妇建议补钙。正常钙摄入的高危孕妇推荐预防性补充钙剂，每日口服 1.5 ~ 2 g。第四，阿司匹林抗凝预防：12 周开始每日小剂量（60 ~ 80 mg/d）阿司匹林治疗，直至分娩，服药期间，注意监测。

七、治疗

妊娠期高血压疾病治疗的目的是控制病情、延长孕周、尽可能保障母儿安全。治疗时须综合考虑孕周、疾病的严重程度及治疗效果。终止妊娠是最有效治疗措施，其他治疗手段只是缓解病情，为胎儿成熟赢得时间。应根据病情严重程度，进行个体化治疗。妊娠高血压应休息、镇静、监测母胎情况；子痫前期应有指征地降压、硫酸镁预防子痫、镇静、利尿，密切监测母胎情况，适时终止妊娠；子痫应控制抽搐，病情稳定后终止妊娠。

（一）评估和监测

妊娠期高血压疾病，尤以子痫前期 – 子痫，累及多器官损害，临床表现多样、病情复杂、变化快，分娩和产后生理变化及各种不良刺激均可能导致病情加重。因此，产前、产时和产后都必须进行充分全面的病情评估和监测。评估和监测的目的在于了解病情严重程度和进展情况，全面评估全身脏器的受损情况，及时合理干预，早防早治，避免不良结局的发生。同时，根据病情决定检查频度和检查内容。

（二）一般治疗

1. 妊娠期高血压或无严重表现子痫前期（轻度）可在家或住院治疗，伴严重表现子痫前期（重度）及子痫病人应住院治疗。

2. 应注意休息并取侧卧位，但子痫前期病人住院期间不建议绝对卧床休息。应保证充足的蛋白质和热量。不建议限制食盐摄入。

3. 保证充足睡眠，必要时可睡前口服地西泮 2.5 ~ 5 mg。

（三）降压治疗

降压治疗的目的是：预防心脑血管意外等严重母胎并发症。收缩压 ≥ 160 mmHg 和（或）舒张压 ≥ 110 mmHg 的病人应降压治疗。妊娠前已用降压药治疗的孕妇应继续降压治疗。降压过程力求血压下降平稳。

常用的口服降压药物有：拉贝洛尔、硝苯地平短效或缓释片、肼屈嗪。如口服药物血压控制不理想，可使用静脉用药拉贝洛尔、尼卡地平、酚妥拉明、肼屈嗪。孕期一般不使用利尿剂降压，以防血液浓缩、有效循环血量减少和高凝状态。不推荐使用阿替洛尔和哌唑嗪。禁止使用血管紧张素转换酶抑制剂（ACEI）和血管紧张素 Ⅱ 受体拮抗剂（ARB）。硫酸镁不可作为降压药使用。

1. 拉贝洛尔：为 α、β 肾上腺素能受体阻断剂，降低血压但不影响肾及胎盘血流量，并可对抗血小板凝集，促进胎儿肺成熟。该药显效快，不引起血压过低或反射性心动过速。用法：50～150 mg 口服，3～4 次 / 日。静脉注射：初始剂量 20 mg，10 min 后若无有效降压则剂量加倍，最大单次剂量 80 mg，直至血压控制，每天最大总剂量 220 mg。静脉滴注：50～100 mg 加入 5% 葡萄糖 250～500 mL，根据血压调整滴速，待血压稳定后改口服。

2. 硝苯地平：为钙离子通道阻滞剂，可解除外周血管痉挛，使全身血管扩张，血压下降，由于其降压作用迅速，一般不主张舌下含化，紧急时舌下含服 10 mg。用法：10～20 mg，每日 3～4 次口服，24 小时总量不超过 240 mg。其副作用为心悸、头痛，与硫酸镁有协同作用。

3. 尼莫地平：为钙离子通道阻滞剂，其优点在于选择性地扩张脑血管。用法：20～60 mg 口服，2～3 次 / 天；静脉滴注：20～40 mg 加入 5% 葡萄糖溶液 250 ml，每天总量不超过 360 mg，该药副作用为头痛、恶心、心悸及颜面潮红。

4. 尼卡地平：二氢吡啶类钙离子通道阻滞剂。用法：口服初始剂量 20～40 mg，3 次 / 日。静脉滴注 1 mg/h 起，根据血压变化每 10 分钟调整剂量。

5. 酚妥拉明：α 肾上腺素能受体阻滞剂。用法：10～20 mg 溶入 5% 葡萄糖 100～200 mL，以 10 μg/min 静脉滴注。

6. 甲基多巴：可兴奋血管运动中枢的 α 受体，抑制外周交感神经而降低血压，妊娠期使用效果较好。用法：250 mg 口服，每日 3 次。根据病情酌情增减，最高不超过 2 g/d。其副作用为嗜睡、便秘、口干、心动过缓。

7. 硝酸甘油：作用于氧化亚氮合酶，可同时扩张动脉和静脉，降低前后负荷，主要用于合并心力衰竭和急性冠脉综合征时高血压危象的降压治疗。起始剂量 5～10 μg/min 静脉滴注，每 5～10 分钟增加滴速至维持剂量 20～50 μg/min。

8. 硝普钠：强效血管扩张剂，扩张周围血管使血压下降。该药对胎儿有毒性作用，不宜在妊娠期使用。分娩期或产后血压过高，应用其他降压药效果不佳时，方考虑使用。用法：50 mg 加入 5% 葡萄糖溶液 500 ml，以 0.25～5 μg/（kg·min）静脉缓滴。妊娠期仅适用于其他降压药物应用无效的高血压危象孕妇。用药期间，应严密监测血压及心率。

（四）防治子痫

硫酸镁是子痫治疗的一线药物，也是预防子痫发作的预防用药：硫酸镁控制子痫再次发作的效果优于地西泮、苯巴比妥和冬眠合剂等镇静药物。除非存在硫酸镁应用禁忌或硫酸镁治疗效果不佳，否则不推荐使用苯二氮䓬类（如地西泮）和苯妥英钠用于子痫的预防或治疗。

1. 作用机制：①镁离子抑制运动神经末梢释放乙酰胆碱，阻断神经肌肉接头间的信息传导，使骨骼肌松弛；②镁离子刺激血管内皮细胞合成前列环素，抑制内皮素合成，降低机体对血管紧张素Ⅱ的反应，从而缓解血管痉挛状态；③镁离子通过阻断谷氨酸通道阻止钙离子内流，解除血管痉挛、减少血管内皮损伤；④镁离子可提高孕妇和胎儿血红蛋白的亲和力，改善氧代训。

2. 用药指征：①控制子痫抽搐及防止再抽搐；②预防伴严重表现子痫前期发展成为子痫；③伴严重表现子痫前期病人临产前用药，预防产时子痫或产后子痫。硫酸镁不可作为降压药使用。

3. 用药方案：静脉给药结合肌内注射。①控制子痫：静脉用药，负荷剂量硫酸镁 4 ～ 6 g（常用 5 g），溶于 10% 葡萄糖 20 mL 静推（20 分钟内），或者加入 5% 葡萄糖 100ml 内，快速静滴（20 分钟内），继而 1 ～ 2 g/h 静滴维持。或者夜间睡眠前停用静脉给药，改为肌内注射，用法：25% 硫酸镁 20 ml+2% 利多卡因 2 ml 深部臀肌注射。24 小时硫酸镁总量 25 ～ 30 g。②预防子痫发作：负荷和维持剂量同控制子痫处理。一般每日静滴 6 ～ 12 小时，24 小时总量不超过 25 g。用药期间每日评估病情变化，决定是否继续用药。用药时限一般为 24 ～ 48 小时，禁止超过 5 ～ 7 日。产后 24 ～ 48 小时应停用硫酸镁。

4. 注意事项：正常孕妇血清镁离子浓度为 0.75 ～ 1 mmol/L，治疗子痫前期和子痫的有效血镁离子浓度为 2 ～ 3.5 mmol/L，超过 3.5 mmol/L 即可出现中毒症状。首先表现为膝反射减弱或消失，继之出现全身肌张力减退、呼吸困难、复视、语言不清，严重者可出现呼吸肌麻痹，甚至呼吸停止、心脏停搏，危及生命。

使用硫酸镁必备条件：①膝腱反射存在；②呼吸 ≥ 16 次 / 分；③尿量 ≥ 17 mL/h 或 ≥ 400 mL/24h；④备有 10% 葡萄糖酸钙。镁离子中毒时停用硫酸镁并静脉缓慢推注（5 ～ 10 分钟）10% 葡萄糖酸钙 10 mL。如病人同时合并肾功能不全、心肌病、重症肌无力等，则硫酸镁应慎用或减量使用。有条件时，用药期间可监测血清镁离子浓度。

第五节 妊娠期肝内胆汁淤积症

妊娠期肝内胆汁淤积症（ICP）是一种特发于妊娠中、晚期的疾病，病因及发病机制至今不明。

一、病因

目前病因尚不清楚，可能与雌激素、遗传、环境等因素有关。多数学者认为ICP是在遗传易感性基础上，妊娠中晚期雌孕激素水平显著增加而导致孕妇肝脏对胆汁酸的代谢障碍。

（一）雌激素

临床研究发现，ICP多发生在妊娠晚期、多胎妊娠、既往口服避孕药者，这些均为高雌激素水平状态，由于体内高雌激素可使肝细胞膜中胆固醇与磷脂比例上升，流动性降低，影响对胆汁酸的通透性，使胆汁流出受阻，雌激素作用于肝细胞表面的雌激素受体，改变肝细胞蛋白质合成，导致胆汁回流增加。

（二）遗传和环境

流行病学研究发现，ICP发病与季节有关，冬季高于夏季。世界各地ICP发病率显著不同，北欧的瑞典、芬兰、南美的智利、玻利维亚是高发地区，我国在长江流域的发生率亦高。此外，在母亲或姐妹中有ICP病史的妇女中ICP发生率明显增高，这些现象表明遗传和环境在ICP发生中可能起一定作用。

二、对母儿影响

（一）对孕妇的影响

ICP病人脂溶性维生素K的吸收减少，易致凝血功能异常，导致产后出血。

（二）对胎儿、新生儿影响

由于胆汁酸的毒性使围生儿发病率和死亡率明显升高。可致胎膜早破、胎儿窘迫、早产、羊水胎粪污染等，甚至可出现不可预测的胎死宫内、新生儿颅内出血等。

三、临床表现

（一）皮肤瘙痒

首先出现的症状，常起于妊娠晚期。手掌、脚掌、脐周是瘙痒的常见部位，可逐渐加

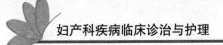

剧延及四肢、躯干、颜面部，瘙痒持续至分娩，大多数在分娩后数小时或数日消失。

（二）黄疸

瘙痒发生后 2 ~ 4 周部分病人可出现黄疸，发生率为 15% 左右，多数为轻度黄疸，于分娩后 1 ~ 2 周消退。

（三）其他表现

四肢皮肤见抓痕，少数孕妇可有恶心、呕吐、食欲缺乏、腹痛、腹泻、轻微脂肪痢等非特异性症状。

四、诊断

根据临床表现及实验室检查诊断不困难，但须排除其他疾病导致的肝功能异常或瘙痒。根据疾病严重程度分为轻度和重度。

（一）临床表现

孕晚期出现皮肤瘙痒、少数人有黄疸等不适。

（二）辅助检查

1. 血清胆汁酸测定：是诊断 ICP 最重要的实验室指标，在瘙痒症状出现或转氨酶升高前几周血清胆汁酸就已升高，其水平越高，病情越重。

2. 肝功能测定：大多数 ICP 病人的门冬氨酸转氨酶（AST）和丙氨酸转氨酶（ALT）均有轻到中度升高，升高波动在正常值的 2 ~ 10 倍，分娩后肝功能在分娩后 4 ~ 6 周内恢复正常，不遗留肝脏损害。部分病人血清胆红素也可轻到中度升高，以直接胆红素升高为主。

3. 肝脏超声检查：ICP 病人肝脏无特征性改变，肝脏超声检查仅对排除孕妇有无肝胆系统基础疾病有意义。

（三）ICP 疾病严重程度的分度

1. 轻度——①生化指标：血清总胆汁酸 10 ~ 39μmol/L，总胆红素 < 12μmol/L，直接胆红素 < 6μmol/L。②临床症状：瘙痒为主，无明显其他症状。

2. 重度——①生化指标：血清总胆汁酸 ≥ 40μmol/L，和（或）总胆红素 ≥ 12μmol/L，直接胆红素 ≥ 6μmol/L。②临床症状：瘙痒严重，伴有其他症状；合并多胎妊娠、妊娠期高血压疾病、复发性 ICP、曾因 ICP 致围生儿死亡者。

最近英国 ICP 指南强调"排除性诊断"和"产后修复诊断"。"排除性诊断"是指 ICP 的诊断是基于用其他原因无法解释的皮肤瘙痒和肝功能异常，应在排除皮肤及其他肝脏疾病后才疑诊为 ICP。"产后修复诊断"是指 ICP 的皮肤瘙痒多在分娩后24～48小时消退；肝功能在分娩后4～6周左右恢复正常。产后只有满足上述两条诊断标准后，才能最终确诊为 ICP。

五、治疗

ICP 治疗目标是缓解症状，改善肝功能，降低血清总胆汁酸水平，达到延长孕周，改善妊娠结局。

（一）一般处理

适当卧床休息，取左侧卧位，以增加胎盘血流量。监测胎心、胎动，34 周后每周一次电子胎儿监护。每1～2周复查肝功能、血胆汁酸，以监测病情。

（二）药物治疗

1. 熊去氧胆酸（UDCA）：是治疗 ICP 的首选药物，可缓解瘙痒、降低血清学指标，延长孕周，改善母儿预后。目前尚未发现 UDCA 造成人类胎儿毒副作用和围生儿远期不良影响的报道。UDCA 用量为1 000mg，分3～4次口服。

2. S-腺苷蛋氨酸（SAMe）：是治疗 ICP 的二线药物。用量为静脉滴注每日 1g，疗程12～14天；口服 500mg/次，每日2次。

3. 地塞米松：在改善症状和生化治疗、改善母儿结局方面疗效不确切。同时由于激素对母胎的副作用，不主张长期使用。

（三）产科处理

ICP 孕妇会发生临床上无任何先兆的胎心消失，因此，选择最佳的分娩方式和时机，获得良好的围生结局是对 ICP 孕期管理的最终目的。关于 ICP 终止妊娠时机，至今没有良好的循证医学证据，终止妊娠的时机及方法需要综合考虑孕周、病情严重程度及治疗后的变化来评估。

1.终止妊娠的时机：足月后尽早终止妊娠可避免继续待产可能出现的死胎风险，目前多数学者建议 37 ~ 38 周终止妊娠，产时加强胎儿监护。

2.终止妊娠的方式：轻度 ICP，无产科其他剖宫产指征，孕周＜40 周，可考虑阴道试产。对下列情况可考虑剖宫产：①重度 ICP；②既往死胎、死产、新生儿窒息或死亡史；③胎盘功能严重下降或高度怀疑胎儿窘迫；④合并双胎或多胎、重度子痫前期等；⑤存在其他阴道分娩禁忌证者。

第六节 妊娠期急性脂肪肝

妊娠期急性脂肪肝（AFLP）是妊娠期肝脏严重、急性脂肪变性所致。多见于妊娠晚期，以凝血功能障碍、肝功能衰竭及明显肝脏脂肪浸润为特征。该病发生率为 1/7 000 ~ 1/6 000。起病急，病情重，有较高的母儿死亡率，是严重的产科并发症。

一、发病机制

AFLP 的发病机制尚不十分清楚，但在初产妇、双胎及多胎妊娠时 AFLP 发病风险增加。胎儿性别为男性时，AFLP 的发生风险增高 3 倍。此外，病毒感染、药物（如四环素）、遗传因素、营养不良等均有可能通过损害线粒体脂肪酸氧化使 AFLP 发生风险增高。

（一）胎儿线粒体脂肪酸氧化异常

它是 AFLP 发病的主导学说。该学说认为，AFLP 是胎源性疾病，属于线粒体细胞病的一种。其特点为呕吐、低血糖、乳酸酸中毒、氮质血症以及器官内小泡性脂肪沉积。异常的线粒体 β 氧化是其发病原因。长链 β－羟酰基辅酶 A 脱氢酶（LCHAD）是催化线粒体脂肪酸 β－氧化的限速酶。胎儿 LCHAD 发生突变可导致 LCHAD 功能缺陷，引起胎儿脂肪酸积聚并进入母体循环，使母肝细胞脂肪沉积和肝功能受损。婴儿 LCHAD 缺陷可导致非酮症低血糖、肝性脑病、心肌病、周围神经系统疾病以及猝死等。

（二）妊娠期激素水平增高与 AFLP 发病有关

妊娠妇女体内雌激素、肾上腺皮质激素、生长激素等均明显升高，可使脂肪酸代谢障碍，致使游离脂肪酸堆积于肝、脑、肾、胰腺等脏器，并对其造成损害。此外，研究还显示过量雌孕激素可使小鼠肝细胞内线粒体中链脂肪酸 β 氧化及三羧酸循环减少。

二、病理生理

AFLP 的基本病理生理是大量的脂质聚集在以肝脏为主的多个脏器内（包括肾脏、胰腺、脑组织和骨髓）等，引起多脏器功能损害。

（一）肝脏

AFLP 病人肝脏内脂肪含量可高达 13% ~ 19%。肝脏内过量的脂肪酸堆集：导致产生大量的氨，引起肝性脑病；抑制肝糖原合成和糖异生，导致继发性低血糖；最终发生肝功能衰竭。

（二）肾脏

AFLP 病人的肾小管上皮会沉积大量的游离脂肪酸，引起肾小管的重吸收障碍，导致水钠潴留，进而出现高血压、蛋白尿、全身水肿等类似子痫前期的表现，随病情进展最终发生急性肾衰竭。

（三）胰腺

过多堆集的游离脂肪酸对胰腺有毒害作用，部分病人出现胰腺炎症状。

三、临床表现和辅助检查

（一）临床表现

1. 发病时间

平均起病孕周 35 ~ 36 周。但也有妊娠 22 周发病的报道。

2. 前驱症状

几乎所有病人起病前 1 ~ 2 周出现倦怠、全身不适，临床易忽视。

3. 消化道症状

恶心、呕吐（70%）、上腹不适（50% ~ 80%），厌食，部分病人（15% ~ 50%）出现黄疸，呈进行性加深，通常无皮肤瘙痒。

4. 类似子痫前期的症状

约半数病人出现血压升高、蛋白尿、水肿等。如处理不及时，病情继续进展，出现低血糖、凝血功能障碍、上消化道出血、急性胰腺炎、尿少、无尿和肾衰竭、腹水、败血症、意识障碍、精神症状及肝性脑病，常于短期内死亡。胎儿出现宫内窘迫、死胎、新生儿死亡。

（二）辅助检查

1. 实验室检查

（1）血常规：白细胞显著升高、血小板减少。

（2）肝、肾功能：转氨酶轻到中度升高（多数不超过 500U/L）；血清碱性磷酸酶、胆红素明显增高，可出现胆酶分离现象，低蛋白血症；尿酸、肌酐、尿素氮水平增高，低血糖，严重者出现乳酸酸中毒。

（3）血脂异常：低胆固醇血症、甘油三酯降低。

（4）凝血因子减少：低纤维蛋白原血症、凝血酶原时间延长、抗凝血酶Ⅲ减少。

（5）基因检测：胎儿或新生儿行 LCHAD 突变检测可有阳性发现。

2. 影像学

（1）超声检查：超声图像显示弥漫性肝实质回声增强，呈现"亮肝"。

（2）CT 检查：显示病变肝脏密度降低，肝脏 CT 值低于 40HU 提示明显脂肪变性。

（3）MRI：是检测细胞质内少量脂肪的敏感方法。

影像学检查具有一定假阴性率，故阴性结果不能排除 AFLP 的诊断。影像学检查的最主要意义在于排除其他肝脏疾病，如肝脏缺血、梗死、破裂和 Budd-Chiari 综合征。

3. 肝穿刺活检

AFLP 特征性的镜下改变是肝细胞小泡样脂肪变性，可表现为微小的胞质空泡或弥漫性细胞质气球样变。肝内胆汁淤积的组织学特征也较常见，约 50% 的病例可见到肝细胞炎症改变，但均不明显，无大片肝细胞坏死，肝小叶完整。上述变化可在分娩后数天到数周内完全消失，AFLP 不会进展为肝硬化。

四、诊断

诊断依据：发病于妊娠晚期，无其他原因解释的肝功能异常，终止妊娠后可完全恢复。AFLP 的诊断须排除病毒性肝炎、药物性肝损、妊娠期肝内胆汁淤积症、HELLP 综合征、胆道疾病等。

病理诊断：肝穿刺活检是诊断 AFLP 的标准。但其为侵入性操作，仅适用于临床诊断困难，产后肝功能不能恢复，及在疾病早期、未出现 DIC 时需要明确诊断以作为终止妊娠指征的病人。

五、鉴别诊断

（一）病毒性肝炎

血清病毒标志物呈阳性，转氨酶升高更加明显，常超过 1000 U/L，而尿酸水平通常正常，不会出现子痫前期症状。

（二）子痫前期

单纯子痫前期病人通常无黄疸及低血糖，如不合并胎盘早剥，极少发展成严重的凝血功能障碍，少见氮质血症。

（三）妊娠期肝内胆汁淤积症

黄疸常伴有瘙痒，以胆汁酸升高为主，无低血糖及肾功能损害表现及神经系统症状。

六、治疗

治疗原则：一旦确诊，迅速终止妊娠，加强支持治疗，维持内环境稳定。

（一）终止妊娠

1. 分娩前稳定母儿状态

控制高血压，纠正低血糖、电解质和凝血异常。监测生命体征，控制静脉液体和血制品的量；评估母体病情的变化，监测胎儿情况。

2. 终止妊娠方式

阴道试产适用于已临产、病情稳定，胎儿无宫内窘迫，产程中须严密监护母儿状态。如估计不能短时间内经阴道分娩，应剖宫产终止妊娠。术前应纠正凝血功能障碍并采取预防产后出血的措施。

3. 手术麻醉方式

目前对 AFLP 剖宫产中麻醉方式的选择尚无确定结论，但考虑到凝血功能异常时行椎管内阻滞麻醉有脊髓或硬膜外血肿形成的风险，一般倾向于选择全身麻醉。

（二）对症支持处理

1.疾病早期给予低脂低蛋白、高碳水化合物饮食，保证能量供给；晚期病人无法进食时给予肠内、肠外营养。

2.纠正凝血功能障碍：主要依靠补充凝血因子及血小板。

3.监测血糖水平，静脉输注葡萄糖防止低血糖。

4.对于出现子痫前期症状者，解痉、降压。

5.重症病人在同生期转入 ICU 监护。

6.产后出血的处理：止血、继续纠正凝血功能障碍、补充血容量。

7.肾功能不全病人控制液体入量，警惕肺水肿的发生，纠正酸中毒、维持电解质平衡、纠正氮质血症，必要时血液透析。

8.预防继发性感染，围术期给予广谱而肝肾毒性低的抗生素。

（三）新生儿的监测

AFLP 产妇的新生儿存在线粒体内脂肪酸 β - 氧化相关酶缺陷的可能，故应从出生后即给予密切监护，警惕低血糖、肝衰竭等疾病发生。明确 LCHAD 缺陷者，推荐低长链脂肪酸饮食。

七、母儿预后

目前认为 AFLP 是一种胎源性疾病，在妊娠终止前病情不会缓解。过去，该病孕产妇死亡率很高，随着早期诊断及治疗水平的提高，近年来 AFLP 产妇的死亡率已经降低到 10% 以下。产后完全恢复需要数周，一般不留后遗症。AFLP 围生儿死亡率高达 50%，目前，及时终止妊娠改善了围生儿预后，死亡率已降至 20% 左右。但由于线粒体内脂肪酸 β - 氧化相关酶缺陷的可能性，这些新生儿应从出生后即给予密切监护。

第七节　母胎血型不合

胎儿从父亲和母亲各接受一半基因成分，胎儿红细胞可能携带来自父体的抗原，表现为胎儿的血型不同于母体。当胎儿红细胞进入母体的血液循环后，诱导母体的免疫系统产生抗体，抗体通过胎盘进入胎儿血液循环系统，结合胎儿红细胞，使胎儿红细胞被破坏，导致胎儿和新生儿溶血性疾病。母胎血型不合溶血性疾病是一种与血型有关的同种免疫性疾病，发生在胎儿期和新生儿早期，是引起新生儿溶血性病（HDN）的重要病因。人类红细胞血型有 26 种，但能引起母胎血型不合溶血性疾病的血型以 Rh 血型和 ABO 血型为最常见，其他血型抗体有 MN、Lew、Kell 和 Fya 等血型系统。虽然 ABO 血型不合的发生率很高，但胎儿溶血发生率极低，即使发生溶血，症状较轻，极少发生核黄疸和水肿，妊娠期无须特殊处理。Rh 血型不合虽少见，但其引起 HDN 的病情程度要重于 ABO 血型不合所引起的 HDN，所以对 Rh 血型不合的诊断及预防非常重要。

一、病因及临床表现

Rh 血型抗原是由 1 号染色体上 3 对紧密连锁的等位基因决定的，共有 6 种抗原，即 C 和 c，D 和 d，E 和 e。由于 D 抗原最早被发现，抗原性最强，故临床上凡是 D 抗原阳性者称为 Rh 阳性，无 D 抗原者称为 Rh 阴性。Rh 血型抗原的抗原性决定了溶血病的严重程度，以 D 抗原的抗原性最强，其次为 E 抗原，再次为 C、c 和 e 抗原，d 抗原的抗原性最弱，目前尚无抗 d 抗体发现。

由于机体初次被抗原致敏的时间较长，产生的抗体以 IgM 为主；且自然界中极少存在 Rh 抗原，因此 Rh 血型不合溶血病很少在第一胎产生。但约有 1% 的 Rh 溶血发生在第一胎，可能的原因有：第一，孕妇在妊娠前曾输注 Rh 血型不合的血液或血制品；第二，当孕妇在胎儿期，接触过 Rh 血型不合之母亲的血液，在胎儿或新生儿时期就已经致敏。Rh 血型不合溶血病的临床表现往往起病早、病情重、病程长，发生胎儿贫血、水肿、心衰等，新生儿晚期贫血、溶血性黄疸和核黄疸等，严重者甚至发生死胎或新生儿死亡。其特点表现为以下几方面：由于母体产生大量抗胎儿红细胞的 IgG 抗体，进入胎儿体内，破坏大量胎儿红细胞，使胎儿贫血，严重者胎儿血红蛋白少于 80 g/L。严重贫血使心脏负荷增加，易发生心衰；使肝脏缺氧损伤，出现低蛋白血症，结合贫血、心衰等因素，导致胎儿水肿，表现为胎儿全身水肿、胸水、腹水等。在新生儿时期，由于溶血产生的大量胆红素不能及时从肝脏排除，新生儿黄疸加重；与 ABO 血型不合比较，Rh 血型不合性溶血出现黄疸时间早，程度深，最早在出生后 12 小时内出现，多数在 24 小时内出现。由于胆红素以未结合胆红素为主，易发生核黄疸。另外，新生儿期贫血可能继续加重，其原因可能是：第一，由于抗体在新生儿体内时间较长（甚至超过 6 个月）；第二，虽然新生儿换血治疗可以减少新生儿体内的抗原含量，但不能完全消除；第三，换血后新生儿体内的红细胞携氧能力发生改变，氧离曲线右移，使红细胞在组织中易释放，但不刺激骨髓分泌促红细胞生成素，抑制红细胞增殖，加重贫血。新生儿晚期贫血易发生在产后 2 ~ 6 周。

二、诊断

母胎血型不合在妊娠期可根据病史、血型检测、Rh 抗体监测以及超声检查等得到临床诊断，但最终确诊仍须在新生儿期检查。

（一）妊娠期诊断

1. 病史及血型

具有新生儿黄疸或水肿分娩史、流产史、早产史、胎死宫内史和输血史的妇女，备孕前应进行夫妇血型和血型抗体的检查。无高危因素的孕妇在初次产检时进行血型检查。若孕妇血型为 Rh 阴性，需要进行配偶的血型检查。一些病人虽然 Rh 血型系统夫妇相配，但临床症状高度怀疑胎儿或新生儿溶血可能，或者孕妇血液中发现不规则抗体，需要进行 Rh 全套和特殊血型检查。

2. Rh 抗体监测

由母体间接 Coombs 抗体滴度评估 Rh 抗体效价。若 Rh 抗体效价 > 1 ：32，胎儿可能发生溶血。效价高低和胎儿发病及病情严重程度并不一定成正比，抗体效价仅能作为参考，溶血的发生还取决于胎盘对抗体通透屏障的作用和胎儿对溶血的耐受能力。根据有无产生抗 D 抗体将 Rh 阴性孕妇分为未致敏的 Rh 阴性孕妇和致敏的 Rh 阴性孕妇。对于未致敏的 Rh 阴性孕妇，应从孕 18 ~ 20 周开始每月检测一次 Rh 抗体滴度；对于致敏 Rh 阴性孕妇，须确定 Rh 抗体效价阈值，当 Rh 抗体滴度低于阈值时，应每月重复检测一次直至24 周，24 周后每 2 周测一次；超过阈值时，在随访 Rh 抗体滴度同时，须动态超声监测。

3. 超声检查

超声可以辅助监测胎儿贫血。可通过观察胎儿、胎盘、羊水情况，对胎儿溶血严重程度做出判断，如果出现胎儿水肿、腹水、羊水过多，往往是胎儿严重溶血表现。一般 2 ~ 4 周进行一次检查，必要时每周一次。胎儿水肿表现为皮肤增厚，严重时出现腹水、胸水、四肢展开、腹围大、肺脏小及肝脾大，也可表现为胎盘增厚增大。但母儿血型不合常常合并羊水过多，注意除外其他胎儿畸形。胎儿在宫内因溶血发生贫血时，常常伴随着胎儿大脑中动脉流速峰值（MCA-PSV）升高，该指标可以通过超声动态监测。MCA-PSV 可从 18 周开始测定，如果抗 D 抗体效价大于阈值，可每 1 ~ 2 周重复一次 MCA-PSV 测定。随着贫血严重程度增加，胎儿血红蛋白值与 MCA-PSV 相关性增强。超声检查不是标准，但因其无创可重复，广泛应用于临床。

4. 穿刺采样

（1）间接法：通常溶血性贫血胎儿血清胆红素水平升高，因此，胎儿羊水中胆红素也会升高，且溶血程度越重，羊水胆红素越高。

（2）直接法：脐血管穿刺取胎儿血样评估胎儿贫血，方法准确，但具有一定风险。

（二）新生儿期诊断

Rh 血型不合导致溶血性贫血的新生儿易表现皮肤苍白，并迅速出现黄疸，多数在 24 ~ 48 小时内达高峰。也可出现全身皮肤水肿，肝脾大，腹水，出现窒息，心率快，呼吸急促，继之口周青紫，心力衰竭。新生儿娩出后，可通过检测血型、Rh 因子、胆红素、直接 Coombs 试验、血清游离抗体和红细胞释放抗体等试验确诊母胎血型不合。另可通过检测外周血的血红蛋白、血细胞比容、网织及有核红细胞计数等了解溶血和贫血的程度。

三、预防

Rh 血型不合需要特别重视未致敏 Rh 阴性血孕妇的预防，防止其致敏。抗 D 免疫球蛋白治疗可预防 Rh 阴性血导致的新生儿溶血病。

1. 未致敏 Rh 阴性孕妇有羊水穿刺、流产、先兆流产、异位妊娠病史时，均应注射抗 D 免疫球蛋白，以便保护母亲和下一次妊娠。其中绒毛膜取样若在 12 周之前须注射 120 μg，在 12 周之后须注射 300 μg，而羊水穿刺及脐血穿刺均须注射 300 μg。

2. 如果胎儿血型不详或已知为 Rh 阳性，未致敏 Rh 阴性孕妇须在孕 28 周注射抗 D 免疫球蛋白 300 μg，或者分别在 28 周和 34 周各注射 120 μg 抗 D 免疫球蛋白。

3. 未致敏 Rh 阴性孕妇分娩 Rh 阳性新生儿，需要在分娩后 72 小时之内肌注或静脉推注抗 D 免疫球蛋白 300 μg。分娩时且如果胎儿红细胞漏入母体＞ 15 mL（相当于胎儿全血 30 mL）需要额外注射抗 D 免疫球蛋白。如果 72 小时内未注射，72 小时之后仍须注射，致敏事件发生后的 28 天内注射都可以达到保护效果。

四、治疗

妊娠期治疗主要针对致敏 Rh 阴性孕妇，可行血浆置换、胎儿输血等治疗，但无一被证实有效。新生儿期治疗主要为了及时阻止溶血的继续发生，防治核黄疸，纠正贫血。

（一）妊娠期处理

1. 孕妇血浆置换
血浆置换虽可降低 80% 的抗体浓度，但只是暂时性下降。而且孕妇血浆置换仅可将胎儿宫内输血治疗时间推迟几周。此种疗法费用昂贵，仅用于曾在妊娠 20 ~ 22 周前发生过胎儿水肿的孕妇，或配偶为致病抗原的纯合子时。

2. 胎儿输血

如果有直接证据显示胎儿显著贫血，可进行胎儿输血治疗。有两条途径，即胎儿腹腔内输血和胎儿血管内输血，均具有一定风险。

3. 终止妊娠

妊娠越接近预产期，抗体产生越多，对胎儿的危害也越大。根据过去分娩史、血型不合类型、抗体滴度、胎儿溶血症的严重程度、胎儿的成熟度以及胎儿胎盘功能状态综合分析。胎儿无贫血征象，产科处理原则不变。胎儿有贫血征象，妊娠达 35 周后了解胎肺成熟度，胎肺不成熟者可给予地塞米松促胎肺成熟，积极终止妊娠。产前进行过输血治疗不是剖宫产的绝对指征。分娩前启动输血科、NICU 等会诊，脐血血型抗体筛查出现异常，迅速 NICU 会诊，可能须新生儿换血，积极预防、治疗新生儿溶血病。

（二）新生儿观察和治疗

观察新生儿贫血、黄疸进展，是否有心力衰竭。如果脐带血胆红素 < 68 μmol/L（4mg/dl），胆红素增长速度 < 855 μmol/L/h（每小时 0.5 mg/dl），间接胆红素 < 342 μmol/L（20mg/dl），可以非手术治疗。新生儿非手术治疗方法有光疗及选择性给予白蛋白、激素、保肝药、苯巴比妥钠、γ 球蛋白治疗。

第八章 常见妊娠合并疾病

第一节 心血管系统疾病

一、妊娠合并心脏病对母儿的影响

在妊娠 32 ~ 34 周、分娩期及产后 3 日内是全身血液循环变化最大、心脏负担最重的时期，极易诱发心力衰竭和心律失常，有器质性心脏病的孕产妇常在此时因心脏负担加重，极易诱发心力衰竭、亚急性感染性心内膜炎、缺氧和发绀以及静脉栓塞和肺栓塞，临床上应给予高度重视。妊娠合并心脏病变程度严重、有发绀者往往由于缺氧，易发生胎儿生长受限、胎儿窘迫、早产；同时，由于严重心脏病须早期终止妊娠，故围生儿死亡率高。其次，先天性心脏病孕妇，其子代发生先天性心脏病的机会增高，故孕期应加强对胎儿的超声筛查。

二、心脏病病人对妊娠耐受能力的判断

（一）可以妊娠

心脏病变较轻，心功能 Ⅰ ~ Ⅱ级，既往无心力衰竭史，亦无其他并发症者，妊娠后经密切监护，适当治疗多能耐受妊娠和分娩。

（二）不适宜妊娠

心脏病变较重、心功能 Ⅲ ~ Ⅳ级；既往有心脏并发症病史，如有心力衰竭史；有症状的心律失常和心肌梗死，短暂性脑缺血发作，肺水肿；有中、重度肺动脉高压；左室收缩功能减退（射血分数 < 40%）、二尖瓣面积 < 2 cm²，主动脉瓣面积 < 1.5 cm²，左室输出峰压斜率 > 30 mmHg；右向左分流型心脏病、活动风湿热、联合瓣膜病、心脏病并发细菌性心内膜炎、急性心肌炎的病人；年龄在 35 岁以上、心脏病病程较长者，妊娠期发生心力衰竭的可能性极大。不宜妊娠的妇女必须严格避孕，若已妊娠，应在妊娠早期行治疗性人工流产术。

三、妊娠合并心脏病的种类及其对妊娠的影响

（一）先天性心脏病

1. 左向右分流型

（1）房间隔缺损：最常见的先天性心脏病，占 20% 左右。对妊娠的影响取决于缺损的大小。缺损面积＜ 1 cm² 者多无症状，仅在体检时被发现，多能耐受妊娠及分娩；缺损面积较大，在左向右分流基础上合并肺动脉高压，右心房压力增加，可引起右至左分流出现发绀，有发生心力衰竭的可能。房间隔缺损＞ 2 cm² 者，最好在孕前手术矫治后再妊娠。

（2）室间隔缺损：对于小型缺损，若既往无心力衰竭史，也无其他并发症者，妊娠期很少发生心力衰竭，一般能顺利度过妊娠与分娩。室间隔缺损较大，常伴有肺动脉高压，妊娠期发展为右向左分流或艾森曼格综合征，出现发绀和心力衰竭，妊娠期危险性大，应于孕早期行人工流产终止妊娠。

（3）动脉导管未闭：较多见，在先心病中占 20% ~ 50%，由于儿童期可手术治愈。较大分流的动脉导管未闭，孕前未行手术矫治者，由于大量动脉血流向肺动脉，肺动脉高压使血流逆转出现发绀诱发心力衰竭。若孕早期已有肺动脉高压或有右向左分流者，宜人工终止妊娠。未闭动脉导管口径较小，肺动脉压正常者，妊娠期一般无症状，可继续妊娠至足月。

2. 右向左分流型

较常见的有法洛四联症及艾森曼格综合征等。此类病人对妊娠期血容量增加和血流动力学改变的耐受力极差，妊娠时母体和胎儿死亡率可高达 30% ~ 50%。这类心脏病妇女不宜妊娠，若已妊娠也应尽早终止。经手术治疗后心功能为 Ⅰ ~ Ⅱ 级者，可在严密观察下继续妊娠。

3. 无分流型

主要有肺动脉口狭窄、主动脉缩窄、马方（Marfan）综合征等。此类先心病对妊娠的耐受性取决于病变程度和心脏代偿功能，中、重度异常死亡率较高，应避孕或孕早期终止妊娠。

（二）风湿性心脏病

以单纯性二尖瓣狭窄最多见，占 2/3 ~ 3/4。部分为二尖瓣狭窄合并关闭不全。主动脉瓣病变少见。心功能 Ⅰ ~ Ⅱ 级，从未发生过心力衰竭及并发症的轻度二尖瓣狭窄孕妇，无明显血流动力学改变，孕期进行严密监护，可耐受妊娠。二尖瓣狭窄越严重，血流动力

学改变越明显,妊娠的危险性越大。伴有肺动脉高压的病人,应在妊娠前纠正二尖瓣狭窄,已妊娠者应在孕早期终止妊娠。

(三)妊娠期高血压性心脏病

指以往无心脏病的病史,在妊娠期高血压疾病的基础上,突然发生以左心衰竭为主的全心衰竭者。这是由于冠状动脉痉挛,心肌缺血,周同小动脉阻力增加,水、钠潴留及血黏度增加等,加重了心脏负担而诱发急性心力衰竭。

(四)围生期心肌病(PPCM)

是指既往无心脏疾病史,妊娠最后 3 个月至产后 6 个月内发生的累及心肌为主的一组临床综合征。发病较年轻,再次妊娠可复发,50% 的病例于产后 6 个月内完全或接近完全恢复。临床表现主要为劳累后气急、乏力,进而出现夜间阵发性呼吸困难、端坐呼吸等充血性心力衰竭的症状。容易继发肺部感染,严重者继发右心衰竭,出现水肿、腹胀、食欲缺乏,心电图示左室肥大、ST 段及 T 波异常改变,常伴有各种心律失常。胸部 X 线平片见心脏普遍增大、心脏搏动减弱,肺瘀血。超声心动图显示心腔扩大、搏动普遍减弱、左室射血分数减低,局部心室壁可增厚,有时可见附壁血栓。

四、妊娠合并心脏病对孕妇的影响

妊娠期子宫增大、胎盘循环建立、外周血阻力降低,母体代谢率增高,母体对氧及循环血液的需求量增加。因此,循环血容量从妊娠早期开始增加直至整个孕期,妊娠 34 周时达高峰,致孕末期血容量可增加 30% ~ 45%。妊娠早期引起心排出量变化,孕 4 ~ 6 个月时增加最多,平均较非妊娠期增加 30% ~ 50%。心排出量受孕妇体位影响极大,约 5% 孕妇可因体位改变使心排出量减少出现不适,如"仰卧位低血压综合征"。分娩期子宫收缩,产妇屏气用力及胎儿娩出后子宫突然缩复,回心血量增加,进一步加重心脏负担,每次宫缩时心排出量约增加 24%。产褥期组织间潴留的液体也开始回到体循环,血流动力学发生一系列急剧变化。因此,妊娠合并心脏病对孕妇的主要影响为心力衰竭、亚急性感染性心内膜炎、缺氧和发绀以及静脉栓塞和肺栓塞。

五、妊娠合并心脏病的诊断

由于妊娠期正常的生理性变化,可以出现一系列酷似心脏病的症状和体征,如心悸、气短、踝部水肿、乏力、心动过速等。心脏检查可以有轻度心界扩大、心脏杂音。妊娠还可使原有心脏病的某些体征发生变化,增加确诊的难度。

第二节 消化系统疾病

一、病毒性肝炎

病毒性肝炎是由多种病毒引起的以肝脏病变为主的传染性疾病，致病病毒包括甲型（HAV）、乙型（HBV）、丙型（HCV）、丁型（HDV）及戊型（HEV）5种肝炎病毒。近年又发现庚型肝炎病毒和输血传播病毒，但这两种病毒的致病性尚未明确。妊娠合并病毒性肝炎的发病率为 0.8% ~ 17.8%，我国是乙型肝炎的高发国家，妊娠合并重型肝炎仍是我国孕产妇死亡的主要原因之一。

二、妊娠与病毒性肝炎的相互影响

（一）妊娠、分娩对病毒性肝炎的影响

妊娠本身并不增加对肝炎病毒的易感性，但因妊娠期基础代谢率高，营养物质消耗增多，肝内糖原储备降低；妊娠早期食欲缺乏，体内营养物质相对不足，蛋白质缺乏，使肝脏抗病能力降低；妊娠期大量雌激素须在肝内灭活，并妨碍肝脏对脂肪的转运和胆汁的排泄；胎儿代谢产物须经母体肝内解毒；分娩时体力消耗、缺氧，酸性代谢物质产生增多以及产后失血等因素，加重肝脏负担，使病毒性肝炎病情加重、复杂，增加诊断和治疗的难度，重症肝炎及肝性脑病的发生率较非妊娠期高 37 ~ 65 倍。妊娠并发症引起的肝损害，极易与急性病毒性肝炎混淆，使诊断难度增加。

（二）病毒性肝炎对母儿的影响

1. 对围生儿的影响：欧美报告乙型肝炎除引起早产的概率增高外，对围生儿无其他影响。有报道肝功能异常的围生儿死亡率高达 46‰。妊娠早期患病毒性肝炎，胎儿畸形发生率约升高 2 倍。妊娠期患病毒性肝炎，胎儿可通过胎盘屏障垂直传播而感染，尤以乙型肝炎母婴传播率较高。婴儿 T 细胞功能尚未完全发育，对 HBsAg 有免疫耐受，容易成为慢性携带状态。围生期感染的婴儿，有相当一部分将转为慢性病毒携带状态，以后容易发展为肝硬化或原发性肝癌。

2. 对母体的影响：妊娠早期合并急性病毒性肝炎，可使早孕反应加重；妊娠晚期合

并急性病毒性肝炎，可能因醛固酮的灭活能力下降，使妊娠期高血压疾病的发病率增加；分娩时因凝血因子合成功能减退，容易发生产后出血。妊娠晚期发生重症肝炎率及死亡率较非孕期妇女高；妊娠合并肝炎易发展为重度肝炎，一旦孕妇并发重度肝炎病死率可高达80%。

（三）肝炎病毒的垂直传播

1. 甲型病毒性肝炎

甲型肝炎病毒一般不能通过胎盘屏障传给胎儿，故垂直传播的可能性极小。但分娩过程中接触母体血液、吸入羊水或受粪便污染可使新生儿感染。

2. 乙型病毒性肝炎

母婴传播是我国慢性 HBV 感染的主要原因，故强调对婴幼儿的预防。HBsAg 阳性者(小三阳)母婴传播率为 0 ~ 0.5%，而 HBsAg 及 HBeAg 均阳性者（大三阳）为 5% ~ 10%。

3. 丙型病毒性肝炎

国外文献报道丙型肝炎病毒在母婴间垂直传播的发生率为 4% ~ 7%。当母血清中检测到较高滴度 HCV-RNA 时，才会发生母婴传播。妊娠晚期患丙型肝炎，母婴传播率增加，许多发生宫内感染的新生儿在生后 1 年内自然转阴。

4. 丁型病毒性肝炎

传播途径与 HBV 相同，经体液、血行或注射途径传播。

5. 戊型病毒性肝炎

目前已有母婴间传播的病例报告，传播途径与甲型病毒性肝炎相似。

6. 庚型肝炎和输血传播（乙型）病毒引起的肝炎

乙型肝炎主要经输血传播，庚型（HGV）肝炎可发生母婴传播。但有学者认为，HGV 母婴传播虽较常见，但婴儿感染 HGV 后并不导致肝功能损害。慢性乙、丙型肝炎病人容易发生 HGV 感染。

三、诊断

（一）病史

有与病毒性肝炎病人密切接触史，半年内曾接受输血、注射血制品史。

（二）临床表现

孕妇出现不能用早孕反应或其他原因解释的消化系统症状，如食欲减退、恶心、呕吐、腹胀、肝区痛、乏力、畏寒、发热等。部分病人有皮肤巩膜黄染、尿色深黄，孕早、中期可触及肝大，并有肝区叩击痛。妊娠晚期受增大子宫影响，肝脏极少被触及，如能触及应考虑异常。

（三）实验室检查

血清 ALT 增高，如能除外其他原因引起的升高，特别是数值很高（大于正常 10 倍以上）持续时间较长时，对肝炎有诊断价值。血清总胆红素在 $17\mu mol/L$（1 mg/dl）以上，尿胆红素阳性、凝血酶原时间延长等，均有助于肝炎的诊断。血清学及病原学检测对各型肝炎的诊断具有重要参考意义。

（四）血清学及病原学检测及其临床意义

1. 甲型肝炎

检测血清中抗 HAV 抗体，抗 HAV-IgM 急性期病人发病第 1 周即可阳性，1～2 个月抗体滴度和阳性率下降，于 3～6 个月后消失，对早期诊断十分重要，特异性高。抗 HAV-IgG 在急性期后期和恢复早期出现持续数年甚至终身，属保护性抗体，有助于了解既往感染情况及人群免疫水平。

2. 乙型肝炎

人体感染 HBV 后血液中可出现一系列有关的血清学标志物。

（1）HBsAg：阳性是 HBV 感染的特异性标志，其滴定度随病情恢复而下降。血清中抗 -HBs 抗体阳性提示有过 HBV 感染，表明机体已有免疫力，不易再次患乙型肝炎。

（2）HBeAg：是核心抗原的亚成分，其阳性和滴度反映 HBV 的复制及传染性的强弱。在慢性 HBV 感染时 HBeAg 阳性常表示肝细胞内有 HBV 活动性复制，当 HBeAg 转阴伴有抗 -HBe 抗体转阳，常表示 HBV 复制停止。抗 -HBe 抗体出现于急性乙肝恢复期，可持续较长时期。抗 -HBe 抗体的出现，意味着血清中病毒颗粒减少或消失，传染性减低。

（3）HBcAg：为乙肝病毒的核心抗原，当完整的病毒颗粒被缓和的去垢剂脱去蛋白外壳后，暴露出 HBcAg。其相应的抗体为抗 -HBc 抗体。一般血清中无游离的 HBcAg，但可在病毒颗粒中检测到。HBcAg 阳性表示 HBV 在体内复制，反映血清中病毒颗粒数量与 DNA 多聚酶关系密切。抗 -HBc 抗体出现于急性乙型肝炎的急性期，恢复后可持续数年或更长。慢性 HBV 感染者抗一 HBc 抗体持续阳性。

四、鉴别诊断

（一）妊娠期肝内胆汁淤积症

发生在妊娠晚期，少数发生在妊娠 25 周之前，以瘙痒及黄疸为特点，先痒后黄，痒重于黄；分娩后数日内症状消失，胆酸升高明显，转氨酶可轻度升高；胆红素正常或升高，血清病毒学检查抗原和抗体均阴性；肝活检主要为胆汁淤积。

（二）妊娠期急性脂肪肝（AFLP）

以初产妇居多，常见于妊娠 35 周左右，起病急，病情重，病死率高。起病时常有上腹部疼痛、恶心呕吐等消化道症状，进一步发展为急性肝功能衰竭。以下几方面有助于鉴别：第一，AFLP 的肝炎标志物为阴性；第二，AFLP 常出现上腹痛，而重型肝炎相对少见；第三，AFLP 病人的尿酸水平明显升高，尿胆红素阴性，而重型肝炎尿胆红素阳性；第四，肝脏超声检查有助于鉴别；第五，有条件时可行肝穿刺组织学检查，严重脂肪变性为确诊依据；第六，AFLP 病人经积极支持治疗，于产后 1 周左右病情常趋于稳定并好转，而重型肝炎恢复较慢，产程甚至可长达数月。

（三）HELLP 综合征

在妊娠期高血压疾病的基础上发生，以肝酶升高、溶血性贫血和血小板减少为特征的综合征。本病常有妊娠期高血压疾病的临床表现，终止妊娠后病情可迅速好转。

（四）妊娠剧吐引起的肝损害

妊娠早期食欲减退、恶心呕吐，严重者可有肝功能轻度异常。纠正酸碱失衡与水、电解质紊乱后，病情好转，肝功能可以完全恢复，无黄疸出现。肝炎病毒血清标志物阴性，有助于鉴别诊断。

（五）药物性肝损害

均有服用对肝脏有损害的药物史，如氯丙嗪、异丙嗪、苯巴比妥类镇静药、甲巯咪唑、异烟肼、利福平等，停药后多可恢复。

五、治疗

（一）处理要点

妊娠期处理原则与非孕期相同。注意休息，加强营养，补充高维生素、高蛋白、足量碳水化合物、低脂肪饮食。应用中西药物，积极进行保肝治疗。有黄疸者应立即住院，按重症肝炎处理。避免应用可能损害肝的药物（镇静药、麻醉药、雌激素）。注意预防感染，产时严格消毒，并用广谱抗生素，以防感染诱发肝性脑病。

（二）产科处理

1.妊娠早期：妊娠早期患急性肝炎，若为轻症应积极治疗，可继续妊娠。慢性活动性肝炎于妊娠后对母儿威胁较大，应适当治疗后终止妊娠。

2.妊娠中、晚期：尽量避免终止妊娠，避免手术、药物对肝脏的影响。加强胎儿监护，防治妊娠期高血压疾病。避免妊娠延期或过期。

3.分娩期：分娩前3日肌注维生素 K_1，每日 20～40 mg。准备好新鲜血液。防止滞产，宫口开全后可行胎头吸引术或产钳术助产，缩短第二产程。防止产道损伤和胎盘残留。

4.产褥期：产褥期注意休息及营养和保肝治疗。应用对肝脏损害较小的广谱抗生素预防及控制感染，是防止肝炎病情恶化的关键。不宜哺乳者应及早回奶。回奶不能用雌激素等对肝脏有损害的药物，可口服生麦芽或乳房外敷芒硝。肝炎妇女至少应于肝炎痊愈后半年，最好两年后再妊娠。

（三）终止妊娠的指征

经积极控制 24 小时后迅速终止妊娠。因母儿耐受能力较差，过度的体力消耗可加重肝脏负担，分娩方式以剖宫产为宜。有食管静脉曲张的肝硬化孕妇，或有产科指征的应剖宫产终止妊娠。手术尽可能减少出血及缩短手术时间。

第三节　内分泌系统疾病

一、糖尿病

妊娠期间的糖尿病包括两种情况：一种是妊娠前已有糖尿病的病人妊娠，称为孕前糖尿病（PGDM）；另一种是妊娠后首次发生的糖尿病，又称为妊娠期糖尿病（GDM）。

（一）妊娠对糖代谢的影响

妊娠期糖代谢的主要特点是葡萄糖需要量增加、胰岛素抵抗增加和胰岛素分泌相对不足，导致部分孕妇发生 GDM。

1. 葡萄糖需要量增加

妊娠时母体适应性改变，如母体对葡萄糖的利用增加、肾血流量及肾小球滤过率增加，胰岛素清除葡萄糖能力增加，夜间母体葡萄糖不断转运到胎儿体内都可使孕妇空腹血糖比非孕时偏低。

2. 胰岛素抵抗和胰岛素分泌相对不足

胎盘合成的胎盘生乳素、雌激素、孕激素以及肿瘤坏死因子、瘦素等细胞因子均具有拮抗胰岛素的功能，使孕妇组织对胰岛素的敏感性下降。妊娠期胰腺 β 细胞功能代偿性增加，以促进胰岛素分泌，这种作用随孕期进展而增加。胎盘娩出后，胎盘所分泌的抗胰岛素物质迅速消失，孕期胰岛素抵抗状态逐渐恢复。

（二）糖尿病对妊娠的影响

取决于血糖升高出现的时间、血糖控制情况、糖尿病的严重程度以及有无并发症。

1. 糖尿病对孕妇的影响

（1）孕早期自然流产发生率增加：多见于 PGDM 孕妇，孕前及妊娠早期高血糖，导致胎儿畸形发生，严重者胎儿发育停止，最终发生流产。所以，糖尿病妇女宜在血糖控制接近或达到正常后再考虑妊娠。

（2）易并发妊娠期高血压疾病：为正常妇女的 3～5 倍，尤见于糖尿病病程长伴微血管病变者。糖尿病并发肾病变时，妊娠期高血压疾病发生率高达 50% 以上。

（3）糖尿病病人抵抗力下降，易合并感染，以泌尿生殖系统感染最常见。

（4）羊水过多，其发生率较非糖尿病孕妇多 10 倍。可能与胎儿高血糖、高渗性利尿导致胎尿产生增多有关。

（5）因巨大胎儿发生率明显增高，肩难产、产道损伤、手术产的概率增高。产程延长易发生产后出血。

（6）糖尿病酮症酸中毒，主要见于血糖控制不佳的 I 型糖尿病孕妇。

2. 对胎儿的影响

（1）胎儿畸形：高于非糖尿病孕妇 2～3 倍。早孕期高血糖环境是胎儿畸形的高危因素。酮症、缺氧及糖尿病治疗药物等也与胎儿畸形有关。

（2）巨大儿：孕妇的血糖依赖浓度梯度通过胎盘屏障，使胎儿长期处于高血糖状态，刺激胎儿胰岛 β 细胞增生，产生大量胰岛素。胰岛素通过作用于胰岛素受体或增加胰岛素样生长因子的生物活性，活化氨基酸转移系统，促进蛋白、脂肪合成和抑制脂解作用，促进胎儿生长。

（3）胎儿生长受限：主要见于 PGDM 孕妇，长期存在的高血糖影响胎盘功能，尤其是严重糖尿病伴有血管病变者，其次是 GDM 孕妇饮食控制过度。

3. 对新生儿的影响

（1）新生儿呼吸窘迫综合征：孕妇高血糖刺激胎儿胰岛素分泌增加，形成高胰岛素血症。后者具有拮抗糖皮质激素、促进肺泡 Ⅱ 型细胞表面活性物质合成及释放的作用，使胎儿肺表面活性物质产生及分泌减少，致使胎儿肺成熟延迟。

（2）新生儿低血糖：新生儿脱离母体高血糖环境后，高胰岛素血症仍存在，若不及时补充糖，容易发生新生儿低血糖，严重时危及新生儿生命。

（3）新生儿红细胞增多症：胎儿高胰岛素血症使机体耗氧量加大，造成慢性宫内缺氧，诱发红细胞生成素产生增多，刺激胎儿骨髓外造血而引起红细胞生成增多。

（4）新生儿高胆红素血症：红细胞增多症的新生儿出生后大量红细胞被破坏，胆红素产生增多，造成新生儿高胆红素血症。

（5）其他：低钙血症和低镁血症等的发生率，均较正常妊娠的新生儿高。

（三）诊断

孕前糖尿病已经确诊或有典型的糖尿病三多一少症状的孕妇，于孕期较易确诊。但 GDM 孕妇常无明显症状，有时空腹血糖可能正常，容易漏诊和延误治疗。

1. GDM 筛查及诊断

（1）病史及临床表现：凡有糖尿病家族史（尤其是直系亲属）、孕前体重 ≥ 90 kg、孕妇出生体重 ≥ 4 000 kg、孕妇曾有多囊卵巢综合征、不明原因流产、死胎、巨大儿或畸形儿分娩史，本次妊娠胎儿偏大或羊水过多者应警惕患糖尿病。因 GDM 病人通常无症状，而糖尿病对母儿危害较大，故所有孕 24 ~ 28 周的孕妇均应做糖筛查试验，妊娠 28 周后首次就诊的孕妇就诊时尽早行口服葡萄糖耐量试验（OGTT）。

（2）口服葡萄糖耐量试验（OGTT）：目前我国采用葡萄糖 75g 的 OGTT 诊断糖尿病。

（3）空腹血糖测定（FPG）：孕妇具有 GDM 高危因素或者医疗资源缺乏地区，建议妊娠 24 ~ 28 周首先检查 FPC。FPG ≥ 5.1 mmol/L，可以直接诊断 GDM，不必行 OGTT；FPG < 4.4 mmol/L（80 mg/dl），发生 GDM 可能性极小，可以暂时不行 OGTT。FPG ≥ 4.4 mmol/L 且 < 5.1 mmol/L 时，应尽早行 OGTT。

2. PGDM 的诊断

妊娠前糖尿病已确诊者孕期诊断容易。若孕前从未做过血糖检查，首次产前检查时须明确是否存在糖尿病，妊娠早期血糖升高达到以下任何一项标准应诊断为 PGDM。①空腹血糖（FPG）≥ 7.0 mmol/L（126 mg/dl）。② 75g 口服葡萄糖耐量试验（OGTT），服糖后 2h 血糖 ≥ 11.1 mmol/L（200 mg/dl）。③伴有典型的高血糖症状或高血糖危象，同时随机血糖 ≥ 11.1 mmol/L（200 mg/dl）。

（四）处理

妊娠期处理包括血糖控制及母儿监护。

1. 妊娠期血糖控制

标准：空腹或三餐前 30 分钟 ≤ 5.3 mmol/L；餐后 2 小时 ≤ 6.7 mmol/L；夜间不低于 4.4 mmol/L。全天无低血糖表现。

①饮食治疗：所有糖尿病及 GDM 病人均需要接受饮食治疗。大约 90% 的 GDM 仅需要控制饮食量与种类，即能维持血糖在正常范围。每日摄入总能量应根据不同妊娠前体质量和妊娠期的体质量增长速度而定。热卡分配：碳水化合物占 50% ~ 60%，蛋白质 15% ~ 20%，脂肪 25% ~ 30%；早餐摄入 10% ~ 15% 热卡，午餐和晚餐各 30%，每次加餐（共 3 次）可各占 5% ~ 10%。

②运动疗法：运动疗法可降低妊娠期基础胰岛素抵抗，每餐 30 分钟后进行一种低至中等强度的有氧运动对母儿无不良影响，可自 10 分钟开始，逐步延长至 30 分钟。

③药物治疗：大多数 GDM 孕妇通过生活方式的干预即可使血糖达标，不能达标的 GDM 孕妇应首先推荐应用胰岛素控制血糖。目前，口服降糖药物二甲双胍和格列本脲在 GDM 孕妇中应用的安全性和有效性不断被证实，但我国尚缺乏相关研究，且这两种口服降糖药均未纳入我国妊娠期治疗糖尿病的注册。

糖尿病孕妇经饮食治疗 3 ~ 5 天后，测定 24 小时的末梢血糖（血糖轮廓试验），包括夜间血糖、三餐前 30 分钟及三餐后 2 小时血糖及尿酮体。如果空腹或餐前血糖 ≥ 5.3 mmol/L，或餐后 2 小时血糖 ≥ 6.7 mmol/L，或调整饮食后出现饥饿性酮症，增加热量摄入后血糖又超过妊娠期标准者，应及时加用胰岛素治疗。

孕早期，由于早孕反应，可产生低血糖，胰岛素有时需减量。随孕周增加，体内抗胰岛素物质产生增多，胰岛素用量应不断增加。胰岛素用量高峰时间在妊娠 32 ~ 34 周，一部分病人妊娠晚期胰岛素用量减少。目前应用最普遍的一种方法是中效胰岛素和超短效或短效胰岛素联合使用，即三餐前注射超短效或短效胰岛素，睡前注射中、长效胰岛素。从小剂量开始应用，逐渐调整至理想血糖标准。

产程中，孕妇血糖波动很大，由于体力消耗大，进食少，易发生低血糖。因此产程中停用所有皮下注射胰岛素，每 1 ~ 2 小时监测一次血糖。

产褥期，随着胎盘排出，体内抗胰岛素物质急骤减少，胰岛素所需量明显下降。胰岛素用量应减少至产前的 1/3 ~ 1/2，并根据产后空腹血糖调整用量。多在产后 1 ~ 2 周胰岛素用量逐渐恢复至孕前水平。

糖尿病合并酮症酸中毒（DKA）：血糖＞ 16.6 mmol/L，先予胰岛素 0.2 ~ 0.4 U/kg 一次性静脉注射，继而小剂量胰岛素 0.1 U/（kg·h）持续静脉滴注，并从使用胰岛素开始每小时监测 1 次血糖。血糖＞ 13.9 mmol/L 时，应将胰岛素加入 0.9% 氯化钠注射液，当血糖 ≤ 13.9 mmol/L 时，开始用 5% 葡萄糖液或葡萄糖盐水加入胰岛素，直至血糖降至 11.1 mmol/L 以下、尿酮体阴性、并可平稳过渡到餐前皮下注射治疗时停止补液。

2. 孕期母儿监护

严密监护孕妇血糖、尿糖及酮体、糖化血红蛋白、眼底检查和肾功能等。孕早、中期采用超声波及血清学筛查胎儿畸形，妊娠早期血糖未得到控制的孕妇，尤其要注意应用超声检查胎儿中枢神经系统和心脏的发育，有条件者行胎儿超声心动图检查。需要应用胰岛素或口服降糖药物者，孕 32 周起，每周行 1 次无应激试验（NST）。

二、甲状腺功能异常

（一）妊娠期甲状腺功能的变化

受体内胎盘激素等的影响，妊娠期孕妇甲状腺处于相对活跃状态，甲状腺体积增大。甲状腺结合球蛋白（TBG）水平升高，血清总 T_4（TT_4）浓度随之增加，产生高甲状腺素血症，故 TT 的指标在妊娠期不能反映循环甲状腺激素的确切水平。绒毛膜促性腺激素（hCG）增加，可反馈抑制 TSH 分泌，因此妊娠期女性血清 TSH 可低于传统下限。

（二）妊娠期甲状腺功能减退症

1. 对妊娠的影响

妊娠期甲减会损害后代的神经智力发育，增加早产、流产、低体重儿、死胎和妊娠期高血压疾病等风险，必须给予治疗。

2. 诊断标准

TSH ＞妊娠期特异正常参考值上限，FT4 ＜妊娠期特异正常参考值下限。若妊娠早期 TSH ＞ 10 mL U/L，无论有否 FT4 降低，都应诊断为临床甲减，但这一结论尚未取得学术界共识。

3. 处理

一旦确定临床甲减，立即开始治疗，尽早达到治疗目标。治疗目标为达到妊娠各期血清 TSH 的正常范围，药物应选择左旋甲状腺素（L–T4）治疗。已患临床甲减妇女计划妊娠，需要将血清 TSH 控制到 < 2.5mIU/L 水平后妊娠。临床甲减妇女妊娠 1 ~ 20 周甲状腺功能的监测频度是每 4 周 1 次，妊娠 26 ~ 32 周至少应检测 1 次血清甲状腺功能指标。临床甲减孕妇产后 L–T4 剂量应降至孕前水平，并需要在产后 6 周复查血清 TSH 水平，调整 L–T4 剂量。

（三）妊娠期甲状腺功能亢进

1. 对妊娠的影响

轻症或经治疗能控制的甲亢，通常对妊娠影响不大。重症或未经系统治疗的甲亢，容易引起流产、早产、胎儿生长受限。抗甲亢药物可通过胎盘屏障进入胎儿体内，有可能造成胎儿甲状腺功能减退（简称甲低）、新生儿甲状腺功能减退或甲亢。有些药物对胎儿尚有致畸作用，如甲巯咪唑、131 碘等。

2. 临床表现与诊断

多数甲亢孕妇于妊娠前有甲状腺疾病的现病史或既往史，诊断并不困难。轻症甲亢或妊娠期首次发现的甲亢，有时与正常妊娠时的代谢变化不易区别。甲亢的临床症状及体征有：心悸，休息时心率超过 100 次 / 分，食欲很好、进食多的情况下孕妇体重未能按孕周增加，脉压增大 > 50 mmHg，怕热多汗，皮肤潮红，皮温升高，突眼，手震颤，腹泻。

3. 处理

已患甲亢的妇女最好在甲状腺功能恢复正常后考虑妊娠。碘 131 治疗的甲亢病人至少需要在碘治疗结束 6 个月后妊娠。

妊娠期甲亢的处理原则是控制甲亢发展，通过治疗安全度过妊娠及分娩期。甲亢不是终止妊娠的适应证，除非伴甲亢性心脏病及高血压等重症病例，才考虑终止妊娠。病情轻者给予适量镇静剂，卧床休息，尽量少用抗甲状腺药物。分娩前应以药物控制。若胎儿已成熟，在基本控制甲亢的基础上适时终止妊娠，并注意预防甲亢危象。

第四节 呼吸系统疾病

一、肺炎

妊娠合并肺炎的发病率与同龄妇女相同，但因孕期免疫系统的反应减弱，发生肺炎时，病情较重，危险性增加，易发生呼吸衰竭，临床上应当特别重视。

（一）肺炎与妊娠的相互影响

妊娠期妇女由于呼吸系统生理变化使其对于肺炎导致的通气能力明显下降的耐受能力显著降低，容易发生缺氧，又由于胎儿对低氧血症和酸中毒的耐受能力较差，常常会导致流产、早产等非特异性风险。妊娠合并肺炎由于发热，子宫兴奋性增高，常出现先兆早产。

（二）诊断

主要根据病史（包括流行病史）、典型的症状、体征和X线检查。因为肺炎的某些症状（如呼吸困难、胸闷或胸痛等）在正常妊娠期也会出现，通常妊娠合并肺炎会被漏诊。孕期的呼吸困难通常发生在孕早期，而接近足月时会逐渐好转，并且不影响正常活动，休息时很少发生。由于增大的子宫对膈肌的机械作用，孕妇一般会在孕晚期感到胸闷或胸痛，一般很难与肺炎或其他肺部疾患所致的胸部不适症状区别。因此，应该仔细检查病人的体征，对确诊最有价值的还是胸部X线检查。

（三）治疗

同非孕期治疗原则相同，主要是支持治疗和对因治疗。重症肺炎需要积极地支持治疗，如纠正低蛋白血症、维持水电解质和酸碱平衡、循环和心肺功能支持等。对应治疗则因肺炎类型的不同而异，对于细菌性肺炎抗菌治疗是决定细胞性肺炎预后的关键。在完成主要检查和常规病原学检测标本后，即应该早期开始经验性抗感染治疗，后期按病原学及药敏结果使用抗生素。对于病毒性肺炎现在尚无特异性药物。妊娠合并真菌感染，通常是轻度的自限性感染，妊娠合并真菌性肺炎很少见。

二、肺结核

（一）妊娠与肺结核的相互影响

1. 妊娠对肺结核的影响

近些年的研究调查提示妊娠及分娩对肺结核多无不利影响。妊娠一般不改变肺结核病的性质，孕期、产后与同龄未孕妇女比较，预后基本相同。

2. 肺结核对妊娠的影响

肺结核病人除非同时有生殖器结核，一般不影响受孕。一般认为，非活动性结核或病变范围不大、肺功能无改变者，对妊娠经过和胎儿发育多无大影响。而活动性肺结核的妇女发生流产、胎死宫内、早产、低体重儿的可能性增大。结核病的治疗药物可能对母儿有不良作用。孕妇可在产前、产时及产后将结核菌传给下一代。活动性肺结核未经治疗的母亲，其新生儿在生后第一年有 50% 感染的可能性。因此，产后须隔离新生儿。

（二）诊断

了解有无结核病史及其治疗情况，家族史及与结核病人密切接触史。对高危人群及有低热、盗汗、乏力、体重下降者，应做结核菌素试验。妊娠期间使用结核菌素的纯蛋白衍生物（PPD）进行结核菌素试验是安全有效的。对结核菌素试验由阴转阳的孕妇应行胸部X 线平片，此时应以铅围裙遮挡腹部。痰涂片及痰培养有助于诊断。

（三）防治

1. 对肺结核的妇女

应加强宣教，在肺结核活动期应避免妊娠。若已妊娠，应在妊娠 8 周内行人工流产，1 ~ 2 年后再考虑妊娠。

2. 活动性肺结核

妊娠期活动性肺结核的治疗和处理原则与非妊娠妇女相同。原则是早期治疗、联合、适量用药。完善、规律及全程用药是治疗的关键。首选药物为口服异烟肼 300mg/d、利福平 600mg/d、维生素 $B_6$50mg/d，2 个月后改为异烟肼 900mg、利福平 600mg 每周 2 次口服。

3. 产科处理

病变广泛的活动性肺结核或曾行肺叶切除的孕妇，有效呼吸面积减少及血氧分压降低，易使胎儿缺氧，应在预产期前 1 ~ 2 周住院待产。如无产科指征，一般以阴道分娩为宜。但分娩时尽量避免屏气用力，以防止肺泡破裂、病灶扩散和胎儿缺氧，可适当选用手术助产，缩短第二产程。肺结核可在产后加重，产后 6 周和 3 个月应复查进行胸部 X 线平片。

4. 新生儿处理

若肺结核孕妇分娩时痰检结核分枝杆菌为阴性，则新生儿应接种卡介苗，但不治疗；若母亲分娩时痰检为阳性，且婴儿情况良好，则应给婴儿 3 个月预防性化疗（异烟肼 5mg/kg，每天一次），而不接种卡介苗。3 个月后，如 PPD 阴性，可停用化疗，接种卡介苗；如为阳性，再化疗 3 个月；若有结核中毒症状，应给予全程抗结核治疗，以预防结核性脑膜炎的发生。

5. 母乳喂养问题

产后抗结核治疗期间并非母乳喂养的禁忌。哺乳妇女应继续服抗结核药，每次喂奶前要戴口罩。活动性肺结核产后应禁止哺乳，新生儿应隔离。

三、妊娠合并支气管哮喘

（一）哮喘与妊娠的相互影响

哮喘的严重程度是决定孕期预后重要因素。妊娠期能有效控制哮喘发作，则母儿预后良好；哮喘控制不良者，其早产、胎膜早破、低体重儿、围生儿死亡率增加。哮喘发作时，孕妇不能维持适当血氧浓度，可引起胎儿缺氧。

（二）诊断

有哮喘发作史的病人，出现呼吸困难、咳嗽，两肺弥漫性哮鸣音，胸部有过度充气表现（胸腔前后径增大，横膈下降），应考虑哮喘发作的可能。哮喘发作时，喷两次 β - 受体兴奋剂吸入后，一分钟用力呼气量增加 ≥ 15% 可确诊。通过血气分析及肺功能测定（呼气流量峰值和肺活量等），能进一步判断哮喘的严重程度。哮喘发作应与肿瘤梗阻、喉头水肿、支气管异物、肺梗死及心力衰竭等相鉴别。

（三）治疗

治疗原则：控制发作，纠正缺氧，改善肺功能，尽可能避免药物对胎儿的不利影响。治疗的重点是强调妊娠期用药控制哮喘的重要性。

1. 轻度哮喘发作

口服或吸入平喘药，舒张气道平滑肌。如 β - 受体兴奋剂：沙丁胺醇气雾剂喷吸，每日 2 ～ 3 次；沙丁胺醇片剂 2.4 mg 每日 3 次口服；氨茶碱 0.1g 日 3 次口服；丙酸倍氯米松气雾剂、普米克气雾剂等吸入每日 1 ～ 2 次。

2. 重度哮喘发作

低流量吸氧和血气监测的同时，氢化可的松 200 mg 加入 10% 葡萄糖液 40 ml 静脉注射，6 小时一次，或泼尼松 40 mg 加入 10% 葡萄糖液 40 ml 缓慢静脉注射，4 小时一次，5 ~ 7 日逐渐减量。氨茶碱 0.25 g 加入 10% 葡萄糖液 40 ml，缓慢（15 分钟）静脉注射，以后氨茶碱 0.5 g 加入 5% 葡萄糖液 500 ml 静滴维持，每日总量不应超过 1.5 g。必要时加入糖皮质激素，如氢化可的松 4 mg/kg，一般 200 ml 加入 5% 葡萄糖 500 ml 静滴，3 ~ 4 小时滴完。也可用泼尼松每日 20 ~ 30 mg 口服，症状缓解后每 5 ~ 7 日逐渐减量。

3. 哮喘持续状态

哮喘发作后经积极治疗 30 ~ 60 分钟仍无改善，称为哮喘持续状态。应极早气管插管机械换气，以维持血氧分压在 60 mmHg 以上，血氧饱和度在 95% 以上。并同时积极用药。

4. 产科处理

10% 哮喘孕妇在产时发作。处理原则与孕期相同，但应注意以下环节：β - 受体兴奋剂能抑制宫缩或引起产后出血；慎用全身麻醉剂、镇静剂和止痛剂；禁用前列腺素类制剂。无产科指征者可经阴道分娩，重度哮喘发作者可放宽剖宫产指征。

第五节 感染性疾病

一、TORCH 综合征

TORCH 一词是由数种导致孕妇患病，并能引起胎儿感染，甚至造成新生儿出生缺陷的病原微生物英文名称的首字母组合而成。其中 T 指弓形虫，R 指风疹病毒，C 指巨细胞病毒，H 指单纯疱疹病毒，O 指其他，主要指梅毒螺旋体等。

TORCH 综合征的特点是孕妇感染其中任何一种病原微生物后，自身症状轻微，甚至无症状，但可垂直传播给胎儿，造成宫内感染，使胚胎和胎儿呈现严重症状和体征，甚至导致流产、死胎、死产。即使出生后幸存，也可能遗留中枢神经系统障碍等严重先天缺陷。

二、感染途径

（一）孕妇感染

孕妇为易感人群，其感染途径与普通人群相似。弓形虫病的病原微生物为刚地弓形虫，感染者多为食用含有包囊的生肉或未煮熟的肉类、蛋类、未洗涤的蔬菜、水果。风疹病毒是风疹的病原微生物，可直接传播或经呼吸道飞沫传播；巨细胞病毒主要通过呼吸道和性交感染；单纯疱疹病毒（2型）主要通过性交传播。

（二）胎儿及新生儿感染

孕妇感染TORCH中任何一种病原微生物后均可导致胎儿感染。垂直传播最主要的途径有3种：

1. 宫内感染

①经胎盘感染：孕妇患生殖道以外部位的感染性疾病，病原微生物可进入孕妇血中，孕妇血中的病毒可直接通过胎盘屏障感染胚胎或胎儿，而细菌、原虫、螺旋体等须在胎盘部位形成病灶后，方能感染胚胎或胎儿。②上行感染宫腔：临产后宫颈管扩张，前羊膜囊下端与寄生在阴道内的内源性菌群接触，使该处的包蜕膜变性、韧性降低，病原微生物易通过该处进入羊膜腔内引起感染，若已破膜，则更容易发生，胎儿因吸入和吞咽感染的羊水而受累。③病原体上行沿胎膜外再经胎盘感染胎儿。

2. 产道感染

胎儿在分娩时通过软产道，软产道内存在内源性病原微生物和外来的病原微生物均能引起胎儿感染。最常见的病原微生物有巨细胞病毒和单纯疱疹病毒Ⅱ型等。

3. 出生后感染

通过母乳、母唾液及母血感染新生儿。最常见的病原微生物有巨细胞病毒。此途径虽不多见，但不可忽视。

三、对母儿的影响

（一）对孕妇的影响

孕妇感染后大部分无明显症状或症状轻微，不同微生物感染所致影响不同。

1. 弓形虫病：孕妇感染后约90%发生淋巴结炎，全身或局部淋巴结肿大，无粘连、触痛。若虫体侵犯多个脏器，可患全身弓形虫病，出现相应症状。但孕妇感染不能代表胎儿感染，故不能根据孕妇血清学抗体结果，做出终止妊娠的决定，须在妊娠20周后做超声检查，有异常时进一步做羊水穿刺或脐血穿刺检查TOXO IgM、病原体来诊断。

2. 风疹：孕妇感染后可出现低热、咳嗽、咽痛等上呼吸道感染症状，随后面颊部及全身相继出现浅红色斑丘疹，耳后及枕部淋巴结肿大，数日后消退，在临床上易被忽视，也有感染者无明显的临床表现。

3. 巨细胞病毒感染：妊娠期间多为隐性感染，无明显症状和体征。可长时间呈带病毒状态，可经唾液、尿液、乳汁、宫颈分泌物排出巨细胞病毒。少数出现低热、无力、头痛、肌肉关节痛、白带增多、颈部淋巴结肿大等。

4.生殖器疱疹：单纯疱疹病毒感染后，外阴部出现多发性、左右对称的表浅溃疡，周围表皮形成疱疹。初感染的急性型病情重，复发病情轻。

（二）对胚胎、胎儿、新生儿的影响

TORCH感染对胎儿或新生儿的影响取决于病原微生物的种类、数量及胚胎发育的时期。

1.弓形虫病：妊娠早期感染可引起胎儿死亡、流产或发育缺陷，多不能生存，幸存者智力低下；妊娠中期感染胎儿可发生广泛性病变，引起死胎、早产或胎儿脑内钙化、脑积水、小眼球等严重损害；妊娠晚期感染可致胎儿肝脾大、黄疸、心肌炎，或在生后数年甚至数十年出现智力发育不全、听力障碍、白内障及视网膜脉络膜炎。

2.风疹：孕早期感染风疹可致胚胎和胎儿严重损害，发生流产、死胎及先天性风疹综合征（CRS），患儿的三大主要临床表现是心血管畸形、先天性白内障和先天性耳聋。CRS可表现一过性异常（紫癜、脾大、黄疸、脑膜炎及血小板减少等）或表现为永久性障碍（白内障、青光眼、心脏病、耳聋、小头畸形及神经发育迟滞）。远期后遗症还包括糖尿病、甲状腺异常、青春期性早熟及进行性风疹性脑炎。

3.巨细胞病毒感染：孕期初次感染可侵犯胎儿神经系统、心血管系统，肝、脾等器官，造成流产、早产、死胎及各种先天畸形，危害严重。存活的新生儿有肝脾大、黄疸、肝炎、血小板减少性紫癜、溶血性贫血及各种先天畸形，死亡率高。85%～90%出生时无症状，但其中5%～15%常有远期后遗症，如智力低下、听力丧失和迟发性中枢神经系统损害等。

4.生殖器疱疹：妊娠早中期原发性生殖器疱疹感染对胎儿影响小。

四、诊断

（一）病史及体征

有以下情况应考虑和警惕孕妇TORCH感染。

1.曾有TORCH感染史，反复自然流产史，死胎、死产史及无法解释的新生儿缺陷或死亡史。

2.有哺乳类动物喂养史或接触史，有摄食生肉或未熟肉、蛋及未洗涤的瓜果、蔬菜史，孕期淋巴结肿大者，有弓形虫感染的可能。

3.孕妇出现耳后或枕部淋巴结肿大，皮肤出现浅红色斑丘疹，有风疹病毒感染的可能。

4.孕妇患类单核细胞增多症，曾行器官移植或有多次输血史，有巨细胞病毒感染

的可能。

（5）孕期出现生殖器、肛门及腰以下皮肤疱疹，有单纯疱疹病毒感染的可能。

（二）辅助检查

须借助实验室检查确诊。可采集母血、尿、乳汁、疱疹液、宫颈分泌物、胎盘、绒毛、羊膜、羊水及胎儿之血、尿、脑脊液等进行病原学检查，也可通过血清检查病原体及特异性 IgG、IgM 测定。特异性 IgG 的存在，表明既往感染孕妇已获得免疫。孕妇血清 IgM 阳性表明在近期内急性感染或存在复发性感染，但确切感染时间难以把握。

五、治疗

（一）治疗性流产

妊娠早期原发性 TORCH 感染者应评价胎儿受累风险，必要时行治疗性流产；妊娠中期确诊为胎儿宫内感染伴胎儿严重畸形亦应终止妊娠，减少 TORCH 感染患儿的出生。

（二）药物治疗

根据所感染的病原微生物采用相应的药物。

1.弓形虫病：尚无特效药物，孕期多选用乙酰螺旋霉素。该药在胎盘等组织中浓度高、毒性小、无致畸作用。亦可选用乙胺嘧啶。乙胺嘧啶是叶酸拮抗剂，妊娠早期服用可能有致畸作用，仅适用于妊娠中期、晚期。用药同时应补充叶酸。

2.风疹：尚无特效疗法。

3.巨细胞病毒感染：目前尚无疗效高、副作用小的药物。常用药物为丙氧鸟苷（gancilovir），对骨髓有明显抑制作用。

4.生殖器疱疹：常用阿昔洛韦 400 mg 口服，1 日 3 次，一疗程为 5 ~ 7 日。严重感染时可用阿昔洛韦 5 ~ 10 mg/kg 静脉注射，每 8 小时 1 次，用药 5 ~ 7 日或用至临床症状与体征消失。

（三）分娩方式

无产科指征、产道病原体检测阴性者，尽量争取经阴道分娩。凡产道病原体检测阳性者，经产前积极治疗无明显好转，可根据胎儿畸形严重程度必要时选择剖宫产分娩，减少对新生儿的感染。

（四）产后应警惕母乳传播

乳头感染及巨细胞病毒感染者不宜哺乳。母婴均应定期复查，减少母婴传播。

第六节 血液系统疾病

一、贫血

（一）缺铁性贫血

缺铁性贫血（IDA）是由于妊娠期胎儿生长发育及妊娠期血容量增加对铁的需要量增加，尤其在妊娠后半期，孕妇对铁摄取不足或吸收不良所致的贫血。严重缺铁性贫血易造成围生儿及孕产妇死亡，应高度重视。

1. 妊娠期缺铁的发生机制

以每毫升血液含铁 0.5 mg 计算，妊娠期血容量增加需铁 650 ~ 750 mg。胎儿生长发育需铁 250 ~ 350 mg。故孕期需铁约 1 000 mg。孕妇每日需铁至少 4 mg。每日饮食中含铁 10 ~ 15 mg，吸收率仅为 10%，即 1 ~ 1.5 mg，妊娠中晚期铁的最大吸收率虽达 40%，仍不能满足需求。若不补充铁剂，容易耗尽体内储存的铁造成铁缺乏，从而发生缺铁性贫血。

2. 诊断

（1）病史和临床表现：既往有月经过多等慢性失血，性疾病史；或长期偏食、孕早期呕吐、胃肠功能紊乱导致的营养不良等病史。轻者无明显症状，重者可有乏力、头晕、心悸、气短、食欲缺乏、腹胀、腹泻、皮肤黏膜苍白、皮肤毛发干燥、指甲脆薄以及口腔炎、舌炎等。

（2）实验室检查

①外周血象：妊娠期或产褥期，血红蛋白 < 110g/L 即为贫血；其他相应指标也低，例如红细胞 < 3.5×10^{12}/L、血细胞比容 < 0.33、红细胞平均体积（MCV） < 80fl、红细胞平均血红蛋白浓度（MCHC） < 0.32。而白细胞计数及血小板计数均在正常范围。此时，应与地中海贫血相鉴别。

②铁代谢检查：血清铁蛋白是评估铁缺乏最有效和最容易获得的指标。IDA 根据储存铁水平分为 3 期，铁减少期：体内储存铁下降血清铁蛋白 < 20 μg/L，转铁蛋白饱和度及 Hb 正常。缺铁性红细胞生成期：红细胞摄入铁降低，血清铁蛋白 < 20 μg/L，转铁蛋白饱

和度＜15%，Hb 正常。IDA 期：红细胞内 Hb 明显减少，血清铁蛋白＜20μg/L，转铁蛋白饱和度＜15%，Hb＜110 g/L。

③骨髓检查：诊断困难时可做骨髓检查，骨髓象为红细胞系统增生活跃，中、晚幼红细胞增多。

3. 治疗

（1）补充铁剂：血红蛋白在 60 g/L 以上者，可以口服给药，例如硫酸亚铁 0.3g 或琥珀酸亚铁 0.1 g，每日 3 次，同时服维生素 C 0.3 g 以保护铁不被氧化，胃酸缺乏的孕妇可同时服用 10% 稀盐酸 0.5 ~ 2 mL，使铁稳定在亚铁状态，促进铁的吸收。其他铁剂有多糖铁复合物，不含游离铁离子，不良反应较少，每次 150 mg，每日 1 ~ 2 次口服。对妊娠后期重度缺铁性贫血或因严重胃肠道反应不能口服铁剂者，可用右旋糖酐铁或山梨醇铁，深部肌内注射。两种制剂分别含铁 25 mg/mL 及 50 mg/mL，首次给药应从小剂量开始，第一日 50 mg，若无副作用，第二日可增至 100 mg，每日 1 次肌注。治疗至血红蛋白恢复正常之后。为预防复发，必须补足贮备铁，至少继续服用铁剂治疗 3 ~ 6 个月。口服铁剂后有效者，3 ~ 4 天网织红细胞开始上升，2 周左右血红蛋白开始上升，如果无网织红细胞反应，血红蛋白不提高，应考虑是否有下列因素：药量不足、吸收不良、继续有铁的丢失且多于补充量、药物含铁量不足或诊断不正确等。

（2）输血：重度贫血者口服铁剂或注射铁剂治疗，接近预产期或短期内须行剖宫产术者，可以少量多次输浓缩红细胞，但要警惕发生急性左心衰竭。极重度贫血者首选输浓缩红细胞，待 Hb 达到 70g/L、症状改善后，可改为口服铁剂或注射铁剂治疗。

（3）预防产时并发症

①临产后备血，酌情给维生素 K_1、维生素 C 等。

②严密监护产程，防止产程过长，阴道助产以缩短第二产程。

③当胎儿前肩娩出后，给予宫缩剂，以防产后出血。出血多时应及时输血。

④产程中严格无菌操作，产后给广谱抗生素预防感染。

4. 预防

（1）妊娠前积极治疗失血性疾病如月经过多等，以增加铁的贮备。

（2）孕期加强营养，鼓励进食含铁丰富的食物，如猪肝、鸡血、豆类等。

（3）建议血清铁蛋白＜30μg/L 的孕妇口服补铁。

（4）所有孕妇在首次产前检查时（最好在妊娠 12 周以内）检查血常规，每 8 ~ 12 周重复检查血常规。

（二）巨幼红细胞性贫血

巨幼红细胞性贫血是由叶酸和（或）维生素 B_2 缺乏引起的贫血。外周血呈大细胞正血红蛋白性贫血。其发病率国外报道为 0.5% ~ 2.6%，国内报道为 0.7%。

1. 病因

妊娠期本病 95% 由于叶酸缺乏所致。少数病人因缺乏维生素 B_2 而发病，人体需要维生素 B_2 量很少，贮存量较多，单纯因维生素 B_2 缺乏而发病者很少。引起叶酸与维生素 B_2 缺乏的原因如下。

（1）摄入不足或吸收不良：叶酸和维生素 B_2 存在于植物性或动物性食物中，如果长期偏食、营养不良，则可引起本病。另外，不当的烹调方法也可损失大量叶酸。孕妇有慢性消化道疾病，可影响吸收，加重叶酸和维生素 B_2 缺乏。

（2）妊娠期需要量增加：正常成年妇女每日需叶酸 50 ~ 100μg，而孕妇每日需 300 ~ 400μg，多胎孕妇需要量更多，造成孕期发病或病情明显加重。

（3）排泄增加：孕妇肾血流量增加，叶酸在肾内廓清加速，肾小管再吸收减少，叶酸从尿中排泄增多。

2. 对孕妇及胎儿的影响

严重贫血时，贫血性心脏病、妊娠期高血压疾病、胎盘早剥、早产、产褥感染等的发病率明显增多。

叶酸缺乏可导致胎儿神经管缺陷等多种畸形。胎儿生长受限、死胎等的发病率也明显增加。

3. 临床表现与诊断

（1）血液系统表现：贫血起病较急，多为中、重度。表现为乏力、头晕、心悸、气短、皮肤黏膜苍白等。部分病人因同时有白细胞及血小板的减少，因而出现感染或明显的出血倾向等。

（2）消化系统症状：食欲缺乏、恶心、呕吐、腹泻、腹胀、舌炎、舌乳头萎缩等。

（3）神经系统症状：末梢神经炎常见，出现手足麻木、针刺、冰冷等感觉异常，少数病例可出现锥体束征、共济失调以及行走困难等。精神症状有健忘、易怒、表情淡漠、迟钝、嗜睡甚至精神失常等。

（4）其他低热、水肿、脾大等，严重者可出现腹腔积液或多浆膜腔积液。

（5）实验室检查

骨髓象：红细胞系统呈巨幼细胞增多，巨幼细胞系列占骨髓细胞总数的 30% ~ 50%，核染色质疏松，可见核分裂。严重者可出现类红血病或类白血病反应，但巨核细胞数量不减少。

叶酸和维生素 B_2 的测定：血清叶酸值＜ 6.8 mmol/L（3 ng/mL）、红细胞叶酸值＜ 227 nmol/L（100 ng/mL）提示叶酸缺乏。若叶酸值正常，应测孕妇血清维生素 B_2，若＜ 74 pmol/L 提示维生素 B_2 缺乏。

4. 治疗

（1）叶酸 10 ~ 20 mg 口服，每日 3 次，吸收不良者每日肌注叶酸 10 ~ 30 mg，直至症状消失、血象恢复正常，改用预防性治疗量维持。若治疗效果不显著，应检查有无缺铁，应同时补给铁剂。有神经系统症状者，单独用叶酸有可能使神经系统症状加重，应及时补充维生素 B_{12}。

（2）维生素 B_{12} 100 μg 每日 1 次肌注，连续 14 天，以后每周 2 次。

（3）血红蛋白＜ 60 g/L 时，可少量间断输新鲜血或浓缩红细胞。

（4）分娩时避免产程延长，预防产后出血，预防感染。

（三）再生障碍性贫血

1. 临床表现及诊断

妊娠合并再生障碍性贫血以慢性型居多，起病缓慢，主要表现为进行性贫血，少数病人以皮肤及内脏出血或反复感染就诊。贫血呈正常细胞型，全血细胞减少。骨髓相见多部位增生减低或重度减低，有核细胞甚少，幼粒细胞、幼红细胞、巨核细胞均减少，淋巴细胞相对增高。

根据临床表现、血象三系减少、网织红细胞降低、骨髓增生低下，结合骨髓检查结果，再生障碍性贫血的诊断基本可以确立。

2. 处理

应由产科医师及血液科医师共同处理。

（1）妊娠期：再生障碍性贫血病人在病情未缓解之前应避孕。若已妊娠，在妊娠早期应做好输血准备的同时行人工流产。妊娠中、晚期应严密监护，注意休息，减少感染机会，间断吸氧，少量、间断、多次输入新鲜血或成分输血。有明显出血倾向者，给予糖皮质激素治疗有刺激红细胞生成作用。

（2）分娩期和产褥期：再生障碍性贫血产妇一般以阴式分娩为宜。尽量缩短第二产程，防止过度用力造成胎儿脑出血等重要脏器出血，可适当助产。要防止产道裂伤、产后出血和感染。产褥期应继续支持疗法，应用宫缩剂加强宫缩，预防产后出血及广谱抗生素预防感染。

3. 预后

急性再生障碍性贫血预后差，多于发病半年内死亡，主要死于颅内出血与感染。30% ~ 50% 慢性再生障碍性贫血病人经过恰当治疗病情缓解或临床痊愈。分娩后，近 1/3 再生障碍性贫血病人病情可以缓解，未缓解者的预后与非妊娠期相同。

（四）地中海贫血

1. 病因

由于调控珠蛋白合成的基因缺陷 [发生突变和（或）缺失] 引起相应珠蛋白的合成减少或丧失，导致构成血红蛋白的 α 链和 β 链珠蛋白的合成比例失衡、红细胞寿命缩短，进而发生慢性溶血性、小细胞性低色素性贫血。

2. 临床表现

根据基因缺陷的分类，临床上主要分为 α 珠蛋白基因的缺失或突变所致的 α 地中海贫血及 β 珠蛋白基因突变所致的 β 地中海贫血。

α 地中海贫血根据基因缺失的数量分为静止型、标准型、HbH 病及 HbBart 胎儿水肿，少数为非缺失型。其中静止型通常没有临床表现，新生儿发生 Bart 胎儿水肿的可能性为 2%；标准型表现为轻度贫血，新生儿发生 Bart 胎儿水肿的可能性为 3% ~ 5%；HbH 病往往表现为中至重度溶血性贫血，且常伴有肝脾大、鼻梁塌陷、眼距增大等特殊贫血外貌；而 HbBart 则与胎儿水肿、胎死宫内及子痫前期关系密切，患儿往往在出生前窒息死亡或出生后不久死亡。

β 地中海贫血可分为：①轻型 β 地中海贫血：即单杂合子地中海贫血，通常无贫血症状或轻度贫血，但血液学表型检查表现为典型的小细胞低色素性改变；②重型 β 地中海贫血：即双重杂合子或纯合子地中海贫血，往往表现为严重贫血、髓外造血所致特殊面容、性发育延迟和生长发育不良；③中间型 β 地中海贫血：贫血程度不一，部分病人靠定期输血来维持生命，可存活至成年。

3. 筛查及诊断

地中海贫血为常染色体隐性遗传病，男女发病比例相等。

（1）血液学表型筛查：①全血细胞分析：若 MCV < 82fl，MCH < 27pg，则筛查阳性，需要进一步检查。②红细胞脆性 – 管定量法：如果 < 60% 可判定为地中海贫血（轻型，携带者）。③血红蛋白电泳：正常成人的 HbA2 为 2.5% ~ 3.5%，HbF 为 0% ~ 2.5%。静止型和轻型 α 地中海贫血 HbA2 和 HbF 含量往往正常或稍低，轻型 p 地中海贫血 HbA2 > 3.5%，HbF 含量正常或增高。

（2）基因诊断：如夫妇双方同时携带地中海贫血基因，则应做产前诊断，并在严格遵循知情选择原则的前提下，给予生育指导，以避免重型地中海贫血患儿的出生。产前诊断宜在妊娠 24 周前进行，可以采集绒毛或羊水提取 DNA 后，进行基于完整家系分析的基因诊断和产前诊断。

4. 孕期处理

（1）对于重型 β 地中海贫血病人，建议能够通过输血维持血红蛋白在 100g/L 且功能正常并接受去铁治疗者方可考虑妊娠。

（2）妊娠期间地中海贫血的处理主要是监测血红蛋白水平及心脏功能，通过输血维持 Hb 达到或接近 100 g/L，暂停去铁胺等药物治疗。

（3）妊娠期间如地中海贫血并未合并 IDA，不能进行补铁治疗。

二、特发性血小板减少性紫癜

特发性血小板减少性紫癜（ITP）是因自身免疫使血小板破坏过多的临床综合征，又称免疫性血小板减少性紫癜。

（一）病因

ITP 发病前多无明显感染史，目前认为是由于血小板结构抗原变化引起的自身抗体所致，80% ~ 90% 病人可测到血小板相关免疫球蛋白（PAIg），包括 PA–IgG、PA–IgM、PA–C 等。当结合了这些抗体的血小板经过脾、肝脏时，可被单核巨噬细胞系统破坏，使血小板减少。

（二）ITP 与妊娠的相互影响

1. 妊娠对 ITP 的影响

大多妊娠可使病情恶化或处于缓解期的 ITP 病情加重。妊娠虽然可使稳定型 ITP 病人复发及使活动型 ITP 妇女病情加重的倾向，使 ITP 病人出血的机会增多，但妊娠本身一般不影响本病的病程及预后，因此合并 ITP 不是终止妊娠的指征。

2. ITP 对孕妇的影响

由于 ITP 孕妇体内血小板降低，对妊娠的影响主要是出血，尤其是血小板低于 $50 \times 10^9/L$ 的产妇。在分娩过程中用力屏气可诱发颅内出血、产道裂伤出血及血肿形成。如产后子宫收缩良好，产后大出血并不多见。ITP 病人妊娠时，自然流产率较正常妊娠高两倍，主要取决于周围血中血小板数目和是否有出血倾向，血小板计数明显减少（$< 30 \times 10^9/L$）或临床出血严重，则自然流产或治疗性人工流产的比例增高，且母婴死亡率均高于正常孕妇。

3. ITP 对胎儿及新生儿的影响

由于部分抗血小板抗体可以通过胎盘进入胎儿血液循环，引起胎儿血小板破坏，导致胎儿、新生儿血小板减少。在母体血小板 $< 50 \times 10^9$/L 的孕妇中，胎儿（新生儿）血小板减少的发生率为 9% ～ 45%，但这种减少的机会与母体血小板不一定成正比。这种血小板减少均为一过性，新生儿脱离母体后体内的抗体多数于一个月内逐渐消失，偶可持续 4 ～ 6 个月血小板才逐渐恢复正常。胎儿出生前，母体抗血小板抗体含量可间接帮助了解胎儿血小板情况。合并 ITP 妊娠胎儿死亡率达 26.5%，但未见畸形的报道。

4. 临床表现及诊断

主要表现是皮肤黏膜出血和贫血。轻者仅有四肢及躯干皮肤的出血点、紫癜及瘀斑、鼻衄、牙龈出血，严重者可出现消化道、生殖道、视网膜及颅内出血。脾脏不大或轻度增大。实验室检查，血小板 $< 100 \times 10^9$/L。往往当血小板 $< 50 \times 10^9$/L 时才有症状。骨髓检查，巨核细胞正常或增多，至少不减少，而成熟型血小板减少。血小板抗体测定多为阳性。通过以上临床表现及实验室检查，诊断并不难。但应排除其他引起血小板减少的疾病，如再生障碍性贫血，药物性血小板减少，妊娠合并 HELLP 综合征，遗传性血小板减少等。

（三）处理

1. 妊娠期处理

一般不必终止妊娠，只有当严重血小板减少未获缓解者，在妊娠 12 周前须用肾上腺皮质激素治疗者，可考虑终止妊娠。用药尽可能减少对胎儿的不利影响。除支持疗法、纠正贫血外，可根据病情进行以下治疗：

（1）肾上腺皮质激素：治疗 ITP 的首选药物。孕期血小板低于 50×10^9/L，有临床出血症状，可应用泼尼松 40 ～ 100 mg/d。待病情缓解后逐渐减量至 10 ～ 20 mg/d 维持。该药能减少血管壁通透性而减少出血，抑制抗血小板抗体的合成及阻断巨噬细胞破坏已被抗体结合的血小板。

（2）大剂量丙种球蛋白：能抑制自身抗体的产生，减少血小板的破坏。静脉滴注丙种球蛋白，400 mg/（kg·d），5 ～ 7 日为一疗程。

（3）脾切除：糖皮质激素治疗血小板无改善，有严重出血倾向，血小板 $< 10 \times 10^9$/L，可考虑脾切除，有效率达 70% ～ 90%。手术最好在妊娠 3 ～ 6 个月期间进行。

（4）输血小板：因血小板输入能刺激体内产生抗血小板抗体，加快血小板的破坏。因此，只有在血小板 $< 10 \times 10^9$/L，并有出血倾向，为防止重要器官出血（脑出血），或分娩时应用。可输新鲜血或血小板悬液。

2. 分娩期处理

分娩方式原则上以阴道分娩为主，ITP 产妇的最大危险是分娩时出血。若行剖宫产，手术创面大、增加出血危险。胎儿可能有血小板减少，经阴道分娩有发生颅内出血危险，应避免阴道助产，特别是胎头负压吸引。剖宫产指征可适当放宽：产妇血小板 $< 30 \times 10^9/L$ 并有出血倾向，或有脾切除史。产前或术前应用大剂量肾上腺皮质激素（氢化可的松 500 mg 或地塞米松 20 ~ 40 mg）静脉注射。并备好新鲜血或血小板悬液。仔细缝合伤口，防止血肿形成。

3. 产后处理

孕期应用肾上腺皮质激素治疗者，产后应继续应用。产妇常伴有贫血及抵抗力下降，应给予抗生素预防感染。产后立即检测新生儿脐血血小板，并动态观察新生儿血小板是否减少。必要时给新生儿泼尼松或免疫球蛋白。ITP 不是母乳喂养的禁忌证，但母乳中含有抗血小板抗体，应视母亲病情及新生儿血小板计数而定。

第七节 泌尿系统疾病

一、泌尿系感染

泌尿系感染（UTIs）是妊娠期常见的一种并发症，可造成早产、败血症，甚至诱发急性肾衰竭。发病率约占孕妇的 7%。其中以急性肾盂肾炎最常见。

（一）妊娠期易患泌尿系感染的因素

1. 妊娠期肾盂、肾盏、输尿管扩张：妊娠期胎盘分泌大量雌激素、孕激素。雌激素使输尿管、肾盂、肾盏及膀胱的肌层增生、肥厚，孕激素使输尿管平滑肌松弛，蠕动减弱，使膀胱对张力的敏感性减弱而发生过度充盈，排尿不完全，残余尿增多，为细菌在泌尿系繁殖创造条件。

2. 增大的子宫于骨盆入口处压迫输尿管，形成机械性梗阻，肾盂及输尿管扩张。因子宫多为右旋，故以右侧为重。

3. 增大的子宫和胎头将膀胱向上推移变位，易造成排尿不畅、尿潴留或尿液反流入输尿管。

4. 妊娠期生理性糖尿常见，尿液中氨基酸及水溶性维生素等营养物质增多，有利于细菌生长，有使无症状菌尿症发展为急性肾盂肾炎的倾向。致病菌以大肠埃希菌最多见，占75% ~ 90%。其次为克雷白杆菌、变形杆菌、葡萄球菌等。

（二）泌尿系感染对妊娠的影响

急性泌尿系感染所致的高热可引起流产、早产。若在妊娠早期，病原体及高热还可使胎儿神经管发育障碍，无脑儿发病率明显增高，妊娠期急性肾盂肾炎有3%可能发生中毒性休克。慢性肾盂肾炎发展为妊娠期高血压疾病的危险性是正常孕妇的2倍。

（三）临床表现及诊断

根据临床表现的不同，泌尿系感染可分为：无症状菌尿症、急性膀胱炎、急性肾盂肾炎和慢性肾盂肾炎。

1. 无症状菌尿症（ASB）

当细菌在泌尿系统持续性滋生、繁殖，临床却无泌尿系感染症状者，称为无症状菌尿症。其确诊要依据清洁中段尿细菌培养菌计数，杆菌细菌数 ≥ 105cfu/mL 及球菌细菌数 ≥ 200cfu/mL 有诊断意义。若低于上述标准应重复检测。无症状菌尿症发生率为2% ~ 10%，是早产和低体重儿出生的高危因素。

2. 急性膀胱炎

表现为膀胱刺激征(尿频、尿急及尿痛)，尤以排尿终末时明显。下腹部不适，偶有血尿。多数不伴有明显的全身症状。清洁中段尿白细胞增多，亦可有红细胞。尿培养细菌超过正常值。培养阴性者应行衣原体检查，衣原体也是引起泌尿生殖道感染的常见病原体。

3. 肾盂肾炎

分为急性与慢性两种。

急性肾盂肾炎是妊娠期最常见的泌尿系统并发症。起病急骤，突然出现寒战、高热可达40℃以上，也可低热。伴头痛、周身酸痛、恶心、呕吐等全身症状和腰痛、尿频、尿急、尿痛、排尿未尽感等膀胱刺激征。排尿时常有下腹疼痛，肋腰点（腰大肌外缘与第12肋骨交叉处）有压痛，肾区叩痛阳性。血白细胞增多，尿沉渣见成堆白细胞或脓细胞。尿培养细菌阳性和血培养可能阳性。

慢性肾盂肾炎往往无明显泌尿系统症状，常表现为反复发作的泌尿道刺激症状或仅出现菌尿症，少数病人有长期低热或高血压。可有慢性肾功能不全的表现。

（四）治疗

1. 无症状菌尿症

妊娠期无症状菌尿症不会自行消失，20% ~ 40% 将发展为急性泌尿系感染，因此，治疗与非孕期不同。确诊者均应采用抗生素治疗。孕期抗生素的应用原则，尽可能选用细菌敏感的药物并注意药物对母儿的安全性。首选氨苄西林 0.5g，每日 4 次口服。妊娠中期可应用磺胺甲唑 1g 每日 4 次口服。孕晚期磺胺类药物可引起新生儿高胆红素血症，应避免使用。须治疗 2 周，停药后定期复查做尿培养。

2. 急性膀胱炎

治疗原则与无症状菌尿症相同，多饮水，禁止性生活。

3. 急性肾盂肾炎

一旦确诊应住院治疗。治疗原则是支持疗法、抗感染及防止中毒性休克。除对母体密切监测及对症处理外，应卧床休息，取侧卧位，以减少子宫对输尿管的压迫，使尿液引流通畅。多饮水或补充足量液体，使每日尿量保持在 2 000mL 以上。最好根据药物敏感试验应用抗生素。肾功能不良者，应根据病情适当减少药量，以防药物蓄积中毒。慢性肾盂肾炎常伴肾功能不全及高血压，治疗与慢性肾炎相似。

二、慢性肾小球肾炎

（一）妊娠与慢性肾炎的相互影响

妊娠期间血液处于高凝状态及局限性血管内凝血，容易发生纤维蛋白沉积和新月体形成，可以加重肾脏缺血性病变和肾功能障碍，使病情进一步恶化，尤其是合并高血压者，严重时可发生肾衰竭或肾皮质坏死。

慢性肾炎对妊娠影响的大小，取决于肾脏病变损害程度。若病情轻，仅有蛋白尿，无高血压，肾功能正常，预后较好。其中有一部分病人妊娠后期血压增高，围生儿死亡率也增高。若妊娠前或妊娠早期出现高血压及氮质血症，并发重度子痫前期及子痫的危险性大大增加，流产、死胎、死产发生率随之增加。慢性肾炎病程长者，由于胎盘绒毛表面被纤维素样物质沉积，物质交换功能受阻，胎盘功能减退，影响胎儿生长发育，甚至胎死宫内。

（二）诊断和鉴别诊断

既往有慢性肾炎病史，在妊娠前或妊娠 20 周前有持续性蛋白尿、血尿或管型尿、水肿、贫血、血压高和肾功能不全者，均应考虑本病。但未行系统产前检查，以往又无明确的肾炎史者，在妊娠晚期出现上述表现者，与妊娠期高血压疾病不易鉴别。后者多在妊娠 20 周后发病，往往有由轻到重的发展过程，尿中有蛋白，但多无细胞管型及颗粒管型，不伴发 DIC 时，多无血尿，终止妊娠后病情恢复较快。

（三）处理

血压正常、肾功能正常或轻度肾功能不全者，一般可以耐受妊娠。伴高血压及中、重度肾功能不全的妇女，妊娠后母儿预后不容乐观，应避免妊娠。妊娠的病人均按高危妊娠处理，缩短产前检查的间隔时间。同内科医师协同，对母儿双方进行全面监护。

严密监测血压、血尿常规及肾功能。单纯尿蛋白增加不伴血压升高和肾功能损害，不是终止妊娠的指征。如果发现肾功能减退时，应寻找原因，如泌尿系感染、水及电解质紊乱，尽早予以纠正。无明显原因的肾功能恶化是终止妊娠的指征。

第八节 免疫性疾病

一、系统性红斑狼疮

系统性红斑狼疮（SLE）多发于青年女性，是一种累及多脏器的自身免疫性结缔组织病。

（一）SLE 与妊娠的相互影响

1. 妊娠对 SLE 的影响

一般认为妊娠并不改变 SLE 病人的长期预后。但妊娠后母体处于高雌激素环境，可诱发 SLE 活动，10% ~ 30%SLE 病人在妊娠期和产后数月内病情复发或加重。有狼疮性肾炎的病人，妊娠能使病情进一步恶化。这部分病人妊娠晚期容易发生子痫前期，二者临床特点极其相似，均具有高血压、蛋白尿、肾功能不全和水肿，但处理原则有所不同。由于妊娠可使病情加重及对母儿的不良影响，活动期病人不适宜妊娠，至少待病情控制 6 个月以上再考虑妊娠。

2. SLE 对妊娠的影响

SLE 不影响妇女的生育能力，但多数回顾性研究报道 SLE 合并妊娠的妊娠丢失率为 8%～22%，反复流产、胚胎或胎儿死亡、胎儿生长受限、早产及围生儿缺血缺氧性脑病的发生率均较高。狼疮抗凝物质及抗磷脂抗体导致子宫及胎盘血管内皮损伤、血栓形成是妊娠不良结局的关键。某些自身免疫抗体还可以通过胎盘屏障对胎儿产生影响，例如，沉积在胎儿心肌及心脏传导系统处，引起炎症反应，病理上见传导系统钙化，房室结、房间隔、心内膜纤维化，临床表现为胎死宫内或出生后持久性先天性心脏传导阻滞、心肌病、心力衰竭等。一部分 SLE 病人还可引起胎儿先天性 SLE，表现为新生儿出生时头面部、上胸部红色斑片状皮肤损害，这些改变通常在 1 岁以内消失。

（二）临床表现

SLE 常侵犯多系统的器官与组织，包括皮肤、关节、肾脏、心脏、肝脏、血液及神经系统。各个器官的病变可同时发生或先后发生，所表现的主诉及症状各不相同。主要有发热、面部皮肤蝶形红斑、对称性关节痛、水肿、肾损害、心包炎、肝损害、消化道症状及精神神经症状等。产科的临床表现是反复流产、胎儿生长受限、胎死宫内、早产、胎儿窘迫和新生儿窒息等。

（三）诊断

诊断标准，具有其中任何 4 项，即可诊断 SLE：面部蝶形红斑；盘状红斑；日光过敏；口腔溃疡；非侵蚀性关节炎；浆膜炎（胸膜炎或心包炎）；肾病变（24 小时尿蛋白 > 0.5g 或单次尿蛋白 +++，尿镜检有细胞管型）；神经异常（抽搐或精神心理障碍）；血液异常（溶血性贫血，白细胞减少，淋巴细胞减少，血小板减少）；免疫学检查异常（红斑狼疮细胞阳性，抗 DNA 抗体阳性，抗 Sm 抗体阳性，梅毒血清反应假阳性）；抗核抗体（ANA）阳性。产科病史中有习惯性流产、反复死胎、胎儿生长受限、早产等不良妊娠史可供参考。

（四）处理

1. SLE 妊娠适应证

病情缓解半年至一年，服用泼尼松 ≤ 10 mg/d；无肾脏、神经等重要器官病变；使用免疫抑制剂者至少停药半年以上。

2. 一般治疗

避免过度劳累，卧床休息，尤其需要避免日晒，防止受凉感冒及其他感染，注意营养及维生素的补充以增强机体抵抗力。

3. 药物治疗

（1）糖皮质激素：治疗妊娠合并 SLE 的主要药物，并且是紧急抢救时的首选药物。目前尚未发现短期适量应用泼尼松治疗 SLE 对胎儿、新生儿产生副作用或致畸。地塞米松和倍他米松较易通过胎盘，应避免应用。泼尼松剂量一般每日 10 ~ 80mg 不等，按病情活动情况增减量。孕期及产后应常规应用泼尼松。孕前已停药者，孕期可用 5 ~ 10mg；孕前已用 5 ~ 15 mg 者，孕期可加倍。孕期病情恶化者，可应用大剂量，快速控制病情后减至维持量。

（2）抗凝治疗：低剂量阿司匹林已被证实可以用于 APL 阳性或高凝状态者，能有效预防产科并发症。口服阿司匹林 25 ~ 75 mg/d，能降低血小板聚集，预防绒毛膜微血管血栓形成。有反复流产及胎盘血管梗死导致死胎史的病人可应用低分子肝素皮下注射，具有疏通循环、改善胎儿预后的作用，但须监测凝血功能。

（3）免疫抑制剂：羟氯喹虽 FDA 分级属于 C 类药物，但 SLE 轻度活动，孕期可以用羟氯喹治疗，其可能减少妊娠期狼疮的活动，至于产后是否可以哺乳，虽然 ACR 予以肯定观点，但各方仍有争议。而病情处于活动期，应用糖皮质激素同时，可酌情加用硫唑嘌呤，孕期使用硫唑嘌呤的风险可能比未予治疗的妊娠风险小，用量 ≤ 2mg/kg。环磷酰胺、吗替麦考酚酯和甲氨蝶呤是绝对禁忌药。

4. 产科处理

由于 SLE 对妊娠结局的不良影响，患有 SLE 的孕妇，在孕期应加强胎儿宫内安危的监护。终止妊娠的方式，除有产科指征和胎儿因素外，一般可经阴道分娩。新生儿应进行相应的检查与监护。

二、抗磷脂抗体综合征

抗磷脂抗体综合征（APS）是由抗磷脂抗体（APA）引起，主要表现为血栓形成、血小板减少、习惯性流产、早发型重度子痫前期等一组临床综合征。由于 APA 与血栓形成及妊娠丢失的关系已很明确，肝素治疗可有效减少血栓性疾病复发的风险，并改善妊娠结局，因此正确诊断 APS 相当重要。

（一）发病机制

APA 是一组能与多种含有磷脂结构的抗原物质发生反应的抗体，包括狼疮抗凝物（LAC）、抗心磷脂抗体（ACA）、抗磷脂酰酸抗体（APA）等。其中 LAC 和 ACA 与临床关系较为突出。LAC 与血管内血栓形成有关，ACA 与反复流产及死胎关系较为密切。因此，认为二者是导致 APS 的主要原因。

APA 导致血栓形成最可能的机制，是通过与磷脂或磷脂结合蛋白相互作用而干扰止血过程，改变血栓素 TXA2/ 前列腺素 I2 水平，促使血管收缩和血小板集聚，导致胎盘血管内血栓形成，干扰凝血因子（降低膜联蛋白 V 的水平），抑制滋养层细胞生长，从而引起一系列临床症状。

APS 早期研究主要集中在 SLE 疾病上，后来的研究证实：SLE 中 APA 阳性率占 30% ~ 40%，约 50%APA 抗体阳性病人不伴有 SLE。APS 可分为原发性和继发性。原发性指在非 SLE 中出现 APA 阳性，继发性指在 SLE 病人中出现此并发症。

（二）对妊娠的影响

APS 病人胎盘血管病变、血栓形成、局部免疫损伤作用是妊娠不良结局的根本病理基础。孕前期和早孕期由于受精卵着床困难、胎盘滋养层细胞发育不良、胎盘功能减退，表现为受孕困难、不孕、复发性流产和反复的妊娠丢失。孕中晚期 APS 病人常合并有严重的妊娠并发症，如早发型重度子痫前期、妊娠期肝内胆汁淤积等，胎盘功能减退可引起胎儿生长受限、早产、羊水过少、胎盘早剥，严重者胎死宫内。

（三）临床表现

主要临床表现为血栓形成、习惯性流产、血小板减少、溶血性贫血和精神神经症状。血栓可发生在动脉或静脉，以深部静脉血栓最为常见。蜕膜螺旋小动脉血栓形成，造成胎盘缺血，在孕早期胚胎停止发育死亡，妊娠中期常表现为胎儿生长受限、胎死宫内等。中枢神经系统血栓形成或 APA 直接与脑内磷脂发生交叉反应，可出现脑血栓、脑出血、精神行为异常和癫痫等症状。

（四）诊断

临床标准：血管栓塞或产科不良结局。血管栓塞指任何器官或组织中发生不明原因的静脉、动脉或小血管内血栓形成。产科不良结局是指孕 10 周后的 ≥ 1 次原因不明的胎儿流失、孕 10 周前的 ≥ 3 次复发性流产或孕 34 周前因重度子痫前期或胎盘功能低下而引起的早产。

实验室标准：实验检测见 LAC、IgG/IgM 型抗 β 2GPI 抗体或中到强滴度的 ACA 抗体 IgC 或 IgM。

（五）治疗

治疗目的是预防妊娠丢失、子痫前期、早产等病理性妊娠，同时避免或减少妊娠期血栓形成的发生率。本病的主要治疗药物有阿司匹林、肝素和糖皮质激素等。

1. 阿司匹林

能抑制血小板积聚、降低前列腺素合成酶的活性，从而有抗血栓形成和缓解血管痉挛的作用。对 APA 阳性，既往有胎儿生长受限、胎死宫内的孕妇，于妊娠 12 周以后持续应用小剂量阿司匹林 100 mg/d 以内，直至妊娠 35 周以前停药。12 周以前有引起胎儿先心病的危险。本药能通过胎盘，分娩前用药有致新生儿出血的危险。

2. 肝素

不仅作用于凝血过程的多个环节，更能阻断 APA 诱导的针对蜕膜的补体活化。低分子肝素联合小剂量阿司匹林疗法是目前推荐治疗 APS 的首选方法，抗凝治疗过程中应注意监测出凝血时间、D-D 二聚体及血小板数，并及时调整用药剂量。不建议接受抗凝治疗的病人使用局部区域性阻滞麻醉，以避免皮下血肿形成。

3. 糖皮质激素

可单独应用或在上述治疗效果欠佳时联合应用。能抑制抗体产生和抗原抗体反应，减少血小板破坏。

4. 其他

丙种球蛋白能减少被致敏的血小板在网状内皮系统破坏，故血小板减少病人可在应用糖皮质激素效果不佳时应用，剂量 400 mg/（kg·d），也可与阿司匹林或肝素联合治疗。

第九章 妇产科常用护理技术

第一节 产科常用护理技术

一、产前检查

产前检查（antenatal care）是孕期监护的重要内容，分为首次产前检查及复诊产前检查。首次产前检查包括病史采集、全身检查、产科检查（腹部检查、骨盆测量、阴道检查及肛门检查）及必要的辅助检查。

（一）适宜时间

首次产前检查应从确诊妊娠时开始。若检查后未发现异常者，复诊产前检查应于妊娠20～36周期间每4周1次，自妊娠36周开始每周1次，即分别于妊娠20周、24周、28周、32周、36周、37周、38周、39周、40周共9次。若首次产前检查发现异常或确认为高危孕妇，应适当增加检查次数。

（二）检查准备

1. 孕妇准备
向孕妇解释产前检查的意义、必要性及操作内容。孕妇应心情平静，呼吸平稳。

2. 物品及环境准备
物品有骨盆测量器、无弹性塑料软尺、血压计、体重秤、无菌手套、听诊器或多普勒胎心听诊仪。检查室内温暖应适宜。备有屏风保护孕妇隐私。

（三）检查方法

1. 全身检查
观察孕妇精神状态、营养发育、体形及步态。测量孕妇身高、体重、血压、心率、呼吸和脉搏；检查有无心、肺、肝等脏器异常及下肢水肿；检查脊柱与下肢有无畸形，乳房发育、乳头大小及有无凹陷。正常情况下，血压不应超过 140/90 mmHg。妊娠晚期体重每周增加不应超过 500 g；可出现踝部及小腿水肿，休息后可消退。

2. 腹部检查

产科检查前孕妇应排空膀胱仰卧于检查床上，头部稍垫高，露出腹部，双腿略屈曲分开，放松腹肌。检查者立于孕妇右侧，通过视诊、触诊及听诊检查孕妇及胎儿情况。

（1）视诊：观察孕妇腹形及大小，腹部有无妊娠纹、手术瘢痕及水肿等。若初产妇呈尖腹或经产妇呈悬垂腹，应考虑可能有骨盆狭窄。

（2）触诊：触诊时应注意腹肌紧张度、羊水量及子宫敏感度，用手测宫底高度，并用软尺测耻上子宫长度（耻骨上缘中点至宫底的距离）及腹围值。然后采用四步触诊法（four maneuvers of Leopold）检查子宫大小、胎产式、胎先露、胎方位及胎先露是否衔接，同时估计胎儿数目、大小、羊水量及有无头盆不称。四步触诊法的前 3 步检查时，检查者面向孕妇头部，第 4 步检查时，检查者面向孕妇足部。①第 1 步：检查者双手置于宫底部，触摸宫底高度，据此估计胎儿大小与妊娠周数是否相符。然后，双手指腹相对交替轻推，判断宫底部的胎儿部分。胎头硬而圆且有浮球感，胎臀大而软且形状略不规则。②第 2 步：检查者两手分别置于腹部左右两侧，一手固定，另一手轻轻深按检查，两手交替，确定胎儿背部朝向，胎背平坦饱满，胎儿肢体凸凹不平。③第 3 步：检查者右手置于耻骨联合上方，拇指与其余 4 指分开，握住胎儿先露部，判断是胎头或胎臀，左右能否推动以确定先露部浮动或已衔接。④第 4 步：检查者双手分别置于胎先露两侧，向骨盆入口方向往下深压，进一步核实胎先露的判断是否正确，并确定胎先露入盆程度。

（3）听诊：妊娠 18 ~ 20 周时，在孕妇腹壁上可听到胎心音，在靠近胎背上方的孕妇腹壁上听诊胎心音最清楚。枕先露时，胎心音最清楚的听诊部位在孕妇脐左（右）下方；臀先露时在脐左（右）上方；肩先露时在靠近脐部下方。正常胎心率每分钟 120 ~ 160 次，节律整齐而有力。

3. 骨盆测量

骨盆测量包括骨盆外测量（external pelvimetry）和骨盆内测量（intemal pelvimetry），了解骨产道情况，判断胎儿能否经阴道分娩。

（1）骨盆外测量：用骨盆测量器测量以下 5 条径线和 1 个角度。

①髂棘间径（interspinal diameter，IS）：孕妇取伸腿仰卧位，测量两髂前上棘外缘间的距离，正常值 23 ~ 26 cm。

②髂嵴间径（intercristal diameter，IC）：孕妇取伸腿仰卧位，测量两髂嵴外缘间最宽的距离，正常值 25 ~ 28 cm。

③骶耻外径（external conjugate，EC）：孕妇取左侧卧位，右腿伸直，左腿屈曲，测

量第 5 腰椎棘突下凹陷处至耻骨联合上缘中点的距离，正常值 18 ~ 20 cm。骶耻外径减去 1/2 尺桡周径（围绕右侧尺骨茎突及桡骨茎突测得的前臂下端周径）值，即相当于骨盆入口前后径值，正常值约 11 cm。

④坐骨结节间径（intertuberal diameter，IT）或出口横径（transverse outlet，TO）：孕妇取仰卧位，双手抱膝使双腿向腹部屈曲，测量两坐骨结节内侧缘间的距离，正常值 8.5 ~ 9.5 cm，若能容纳成人横置手拳也属正常。若此径 < 8 cm，应测出口后矢状径。

⑤出口后矢状径（posterior sagittal diameter of outlet）：检查者右手示指戴指套，伸入孕妇肛门向骶骨方向，拇指置于孕妇体外骶尾部，两指找到骶骨尖端，将尺放于坐骨结节径线上，用骨盆出口测量器测量坐骨结节间径中点至骶骨尖端的距离，正常值 8 ~ 9 cm。若出口后矢状径值不小，可弥补坐骨结节间径稍小。坐骨结节间径与出口后矢状径之和 > 15 cm，提示骨盆出口狭窄不明显。

⑥耻骨弓角度（angle of pubic arch）：双手拇指指尖在耻骨联合下缘对拢，两个拇指分别平放在耻骨降支上，两拇指间的角度为耻骨弓角度，正常值 90°，< 80° 为不正常。此角度反映骨盆出口横径宽度。

（2）骨盆内测量：外测量疑有骨盆狭窄的孕妇，应经阴道测量骨盆内径。孕妇取仰卧截石位，外阴部消毒。检查者戴手套并涂以润滑油，测量以下 3 条径线。

①对角径（diagonal conjugate，DC）：测量耻骨联合下缘到骶岬上缘中点的距离，正常值 12.5 ~ 13 cm。检查者将一手示、中指伸入阴道内，用中指尖触及骶岬上缘中点，示指上缘紧贴耻骨联合下缘，接触点处用另一手示指正确标记，抽出阴道内手指，测量中指尖至此接触点的距离即为对角径。若阴道内中指尖触不到骶岬上缘，提示对角径 > 12.5 cm。对角径减去 1.5 ~ 2 cm 为骨盆入口前后径长度，称真结合径（true conjugate），正常值为 11 cm。

②坐骨棘间径（biischial diameter）：为中骨盆最短径线，测量两侧坐骨棘间的距离，正常值 10 cm。检查者将一手示、中指伸入阴道内，分别触及两侧坐骨棘，估计其间的距离。也可用手引导，用中骨盆测量器测量。

③坐骨切迹（incisura ischiadica）宽度：测量坐骨棘与骶骨下部间的距离，也是骶棘韧带宽度，正常值 5.5 ~ 6 cm（容纳 3 横指）。检查者将阴道内示指置于骶棘韧带移动，估计其宽度，若 < 5.5 cm，为中骨盆狭窄。

4. 阴道检查

妊娠早期初诊时，应行双合诊检查，了解外阴、阴道、宫颈、子宫及附件有无异常。妊娠 24 周后首次产前检查，行阴道检查同时测量对角径、坐骨棘间径和坐骨切迹宽度。

妊娠最后 1 个月内应避免阴道检查。

5. 肛门指诊检查

了解胎先露、骶骨前面弯曲度、坐骨棘间径、坐骨切迹宽度及骶尾关节活动度，可测量出口后矢状径。

（四）注意事项

1. 产科检查时动作应轻柔，以免孕妇感到不适或引起宫缩。

2. 外测量骨盆无狭窄，一般不进行骨盆内测量。可疑狭窄须做骨盆内测量，选择妊娠 24 ~ 36 周、阴道松软时为宜，外阴部应严格消毒。

二、绘制妊娠图

妊娠图是将反映孕妇妊娠经过和胎儿发育状况的主要数值，用曲线图形式直观、醒目地表示，主要数值包括血压、体重、子宫长度、腹围、胎头双顶径、水肿程度、尿蛋白、尿雌激素 / 肌酐（E/C）比值、胎位、胎心率共 10 项内容，其中血压曲线、子宫长度增长曲线、腹围增长曲线和体重增长曲线是妊娠图中的主要曲线。绘制妊娠图是孕妇监护的一项重要内容，可动态观察其变化及与正常值的差异，及早发现妊娠异常经过和胎儿宫内发育异常情况。妊娠图简便易行，无设备条件限制，目前已广泛应用。

（一）适宜时间

血压和体重自首次产前检查开始测量，子宫长度及腹围于妊娠 16 周开始测量，每次复诊产前检查时测量并记录各项数值。

（二）操作准备

物品准备除不需骨盆测量器外，基本同首次产前检查。

（三）操作方法及意义

1. 子宫长度增长曲线

孕妇排空膀胱后取仰卧位，下肢略屈曲分开以放松腹肌。检查者站于孕妇右侧，用无弹性塑料软尺紧贴腹壁，测量耻骨联合上缘中点至宫底的距离（子宫前壁长度），即子宫长度。临床研究表明，妊娠 16 ~ 36 周期间子宫长度平均每周增长 0.8 ~ 0.9 cm；妊娠 37 ~ 40 周期间平均每周增长 0.25 cm；妊娠 40 周后由于羊水逐渐减少，子宫长度不再增长甚至下降。妊娠图中子宫长度值自上而下有 4 条实线，分别为 X+3/2SD、X+SD、X–SD

和 X-3/2SD，其中 X+3/2SD 为高值，是胎儿生长发育过快的警戒线；X-3/2SD 为低值，是胎儿生长发育缓慢的警戒线；X+SD 至 X-SD 为正常值，提示胎儿发育正常，约 90% 孕妇可娩出体重正常的胎儿；若子宫长度增长值低于或高于正常值低值或高值，应考虑胎儿发育异常或羊水量异常。子宫长度增长值为低值，常见于胎儿生长受限、胎儿畸形（如严重先天性心脏病）、羊水过少、过期妊娠、胎先露入盆等。子宫长度增长值为高值，常见于双胎妊娠、羊水过多、胎儿畸形（如脑积水或无脑儿）、巨大儿、胎头高浮或头盆不称等。

2. 腹围增长曲线

检查者测量子宫长度后，用无弹性塑料软尺紧贴孕妇腹壁经脐绕腹 1 周的测量值，即腹围。从妊娠 16 ~ 42 周期间，腹围共增长约 21 cm，平均每周增长 0.77 cm。妊娠 20 ~ 24 周腹围增长最快，平均每周增长 1.6cm，妊娠 25 ~ 36 周，平均每周增长 0.84 cm，妊娠 36 周以后，平均每周仅增长 0.25 cm。不能单纯依靠腹围增长值预测胎儿生长情况，须结合子宫长度增长值综合判定。

3. 体重增长曲线

妊娠期间体重增加主要是孕妇体液潴留，妊娠末期胎儿及其附属物仅占孕妇体重增加的 25%。体重增长曲线反映孕妇体液过度潴留。妊娠 16 周前孕妇体重无明显变化，甚至受早孕反应影响，体重可能降低。妊娠 16 ~ 24 周孕妇体重平均每周增加 0.5 ~ 0.6 kg，妊娠 24 周后平均每周增加 0.4 kg，妊娠期间孕妇体重平均增加 12.5 kg。若孕妇体重不增加，应警惕胎儿生长受限；若孕妇体重增加超过 12.5 kg，围生儿病死率的风险性增加。

4. 血压曲线

妊娠早期及中期孕妇血压偏低，妊娠晚期血压轻度升高，正常情况下，血压不应超过 140/90 mmHg。

（四）注意事项

1. 孕妇血压受体位影响，坐位稍高于仰卧位，精神紧张时血压升高。因此，产前检查时，应指导孕妇精神放松，采用同一种体位测量血压。

2. 妊娠图是初筛妊娠异常经过和胎儿宫内发育异常的方法，为避免漏诊，须坚持连续测量观察，且正常值范围不应过宽。

3. 绘制四条主要曲线的同时，还要动态观察其余 6 项内容的变化，对妊娠图进行综合分析，及早发现孕妇及胎儿的异常状况。

三、胎儿头皮血采集

（一）适应证

1.胎心电子监护出现胎心率基线变异消失且无明显原因可查者，提示胎儿宫内储备能力丧失。

2.过期妊娠、重度子痫前期、胎儿生长受限的孕妇，胎心电子监护出现胎心率基线变异减少或消失，提示胎儿宫内缺氧。

3.胎心电子监护出现晚期减速、中度或重度变异减速伴胎心率＞160bpm 或＜120bpm，经吸氧、改变体位无效者。

4.产妇羊水呈Ⅱ度或Ⅲ度粪染。

5.产妇血气分析结果为酸中毒，须除外胎儿酸中毒者。

（二）禁忌证

1.确诊为重度胎儿窘迫，如胎心率＜100 bpm，出现频繁晚期减速或长时间重度变异减速，应立即终止妊娠。

2.患急性阴道炎症的产妇。

3.胎先露不是枕先露者。

（三）操作准备

1.孕妇准备
应对产妇讲明采集胎儿头皮血的必要性及过程，减轻其心理压力，使其主动配合。产妇排空膀胱后取膀胱截石位。

2.物品准备
根据不同的采集方法，准备相应的物品。阴道窥器 1 个、套筒 1 个、无菌洞巾 1 块、0.2% 及 0.5% 聚维酮碘溶液、75% 乙醇棉球、氯乙烷、硅油棉球、特制长柄刀 1 把、装有肝素的毛细管 2 支、采血器 1 支、细小穿刺针 1 个、细吸管 2 支、纱布球 4 个、纱布 6 块、无菌手套 2 副、干棉球若干等。

（四）操作方法

1.胎儿头皮小切口采血
适用于临产后胎膜已破、宫颈扩张＞2 cm 的产妇发生胎儿窘迫。

（1）用 0.5% 聚维酮碘溶液消毒外阴，铺无菌洞巾。阴道窥器暴露阴道和宫颈，戴无菌手套，用 0.2% 聚维酮碘溶液消毒阴道和宫颈。

（2）取出阴道窥器，放置套筒于阴道内，暴露胎头，用无菌干棉球擦净胎儿头皮，喷氯乙烷使胎儿头皮局部充血，待挥发后用硅油棉球涂于头皮局部。持特制长柄刀在两次宫缩间切开头皮 1.5 ~ 2 mm 长，用装有肝素的毛细管收集血液，密封后摇匀送检。

（3）用无菌纱布球压迫胎头伤口处止血，观察无活动性出血后，取出套筒。同时抽取产妇静脉血对照观察。

2. 胎儿头皮简易穿刺采血

适用于产程中胎儿头皮血 pH 值与临产早期的比较。

（1）外阴、阴道、宫颈消毒及铺无菌洞巾同胎儿头皮小切口采血。

（2）取出阴道窥器，用套筒暴露胎头后，用 75% 乙醇棉球消毒胎儿局部头皮，再用无菌干棉球擦干，用无菌细小穿刺针刺破胎儿头皮，抽取 0.2 mL 头皮血，检测 pH 值。

（3）观察无活动性出血后，取出套筒。

3. 胎儿头皮采血器采血

适用于第二产程胎儿头皮血乳酸值测定。

（1）外阴、阴道、宫颈消毒、铺无菌洞巾及胎儿头皮消毒同胎儿头皮简易穿刺采血。

（2）持采血器刺破胎儿头皮，用细吸管吸全血 5 μL，涂于乳酸检测仪的检测条顶端，等候 1 分钟，即可显示结果。

（3）观察无活动性出血后，取出套筒。

（五）注意事项

1. 操作前物品准备时应严格消毒，操作过程中认真执行无菌操作规程，避免宫腔或胎儿感染。

2. 操作应动作轻柔、准确、熟练，避免头皮切口过大。

3. 胎儿头皮血采集前后应听诊胎心率。

四、新生儿抚触

（一）适应证

产后 12 小时的正常新生儿及不需要新生儿监护的早产儿、低体重儿及过期产儿。

（二）禁忌证

1. 疑有或诊断为新生儿锁骨骨折者
2. 发热或需要监护的新生儿。

（三）操作准备

1. 新生儿准备

新生儿抚触应在新生儿沐浴后、睡觉前或两次哺乳之间进行，新生儿处于清醒、安静及不饥饿状态。

2. 物品及环境准备

光滑、清洁的新生儿抚触台、柔软消毒单、适量的新生儿润肤剂、爽身粉及干净的新生儿衣服。房间温暖、温度在 28 ～ 30℃之间为宜，轻声播放舒缓柔和的音乐。

3. 操作者准备

禁止佩戴饰物（如戒指、项链等），剪除长指甲并打磨光滑，洗净并温暖双手，心情放松，充满爱意。

（四）操作方法

1. 操作者铺消毒单于新生儿抚触台上并展平，摆放新生儿为仰卧位，暴露全身。
2. 操作者用手取适量润肤剂，润滑双手。然后按照前额→下颌→头部→胸部→腹部→上肢→下肢→背部→臀部顺序，双手在新生儿肌肤上轻轻地滑动。每个抚触动作重复 4 ～ 6 次。
3. 抚触操作完毕后，为新生儿穿好衣服，包好包被。

（五）注意事项

1. 操作时避免抚触新生儿的乳腺及脐部，动作应轻柔舒缓，防止用力过度造成新生儿损伤。
2. 操作过程中要轻声对新生儿说话并与其进行目光交流，密切观察新生儿反应。若新生儿出现哭闹、肌张力增高、肤色变化时，应立即停止抚触。
3. 抚触时间不宜过长，一般不超过 15 分钟。

五、乳汁排空

（一）适宜时间

根据个体乳汁分泌及乳房胀痛情况而定，一般以正常哺乳时间进行为宜。

（二）操作准备

1. 操作者准备

洗净双手，用温水清洁产妇乳房及乳头，产妇取舒适坐位，保持上半身前倾。

2. 物品准备

消毒的人工或电动吸乳器、奶瓶或盛乳器皿、装有 40 ~ 45℃温水的水盆、干毛巾等。

（三）操作方法

1. 操作者将洁净的干毛巾放入温水中浸泡后取出，双手挤压出多余水分，展开后敷于产妇一侧乳房，湿热敷 3 ~ 5 分钟，取下毛巾。

2. 操作者一手拇指放在该侧乳头上方根部外 2cm 的乳晕处，其余四指放在对侧的相应位置，手指缓慢用力向乳头方向有规律地挤压、放松、再挤压，模拟婴儿吸吮的模式，使乳汁流入另一手持的盛乳器皿中，待乳汁流速缓慢，再转动手指方向，重复挤压，直至所有乳窦内乳汁排空为止。

3. 同法排空另一侧乳房乳汁。双侧乳房乳汁排空后，用温湿毛巾擦拭乳房，整理所用物品。

4. 须储存乳汁时，应将盛放乳汁的消毒器皿密封好并标明时间，放入冰箱冷藏室保存。目前，市场上有手动和电动吸乳器，利用负压原理将乳汁吸出，省力省时，但压力不易掌握，电动吸乳器有一定噪声。

（四）注意事项

1. 手指挤压乳房时应固定，避免在皮肤上滑动。每次排空乳汁时，应尽可能将乳窦内乳汁全部排空。

2. 使用吸乳器吸乳应严格消毒，避免母婴继发感染。吸乳器杯罩或漏斗及按摩护垫放置时应紧贴于乳房。负压调节应从最低负压刻度开始。若出现乳房或乳头疼痛，应停止吸引。

3. 乳汁不宜冷藏保存过长时间，应在保质期内喂养婴儿，一般乳汁在4℃冰箱中可储存 1 ~ 2 日，冷冻状态下可储存 1 个月。

第二节　妇科常用护理技术

一、会阴擦洗或冲洗

（一）适应证

1. 阴道手术者术前准备。

2. 妇产科术后留置导尿管者。

3. 产妇阴道分娩前接产前准备、会阴裂伤缝合或会阴切开缝合术后。

4. 外阴炎症、外阴血肿或水肿患者会阴湿热敷前。

（二）禁忌证

1. 对碘、高锰酸钾或苯扎溴铵过敏者。

2. 外阴皮肤病患者。

3. 可疑或确诊外阴癌患者。

4. 婴幼儿皮肤稚嫩，不宜进行外阴擦洗。

（三）操作准备

1. 患者准备

告知患者操作目的、方法，取得其配合。患者排空膀胱后取头高臀低、屈膝仰卧位，两腿略外展，暴露外阴。

2. 物品准备

治疗车、便盆 1 个、会阴消毒或擦洗包 1 个（弯盘 2 只、大棉球或纱布球 6 个、干纱布 2 块、长镊或血管钳 2 把、一次性会阴垫巾 1 块、手套 1 副）、冲洗壶、温度适宜的药液（常用 0.2% 聚维酮碘溶液、1：5 000 高锰酸钾溶液或 0.1% 苯扎溴铵溶液等）500 ～ 1 000 mL。

（四）操作方法

1.护士站在患者右侧，打开会阴擦洗包，戴手套，将便器放在一次性会阴垫巾的下2/3，将上1/3垫巾反折于便器上，置于患者臀下。将纱布球放入一弯盘内，用药液浸泡。

2.护士一手持长镊或血管钳夹取浸湿药液的棉球传递，另一手持长镊或血管钳夹住棉球后进行擦洗，将用过棉球弃入另一弯盘内。第1遍擦洗顺序为自上而下、由外向内进行，先擦洗一侧，依次擦洗阴阜→大腿内侧上1/3→大阴唇及阴唇沟→小阴唇，更换棉球，同法擦洗另一侧，最后擦洗肛周及肛门；第2遍及以后擦洗顺序为自上而下、由内向外，先擦洗一侧，依次擦洗阴阜→小阴唇及阴唇沟→大阴唇→大腿内侧上1/3，更换棉球，同法擦洗另一侧，最后擦洗肛周及肛门。对会阴有伤口者，应更换药液棉球，单独擦洗会阴伤口，非感染性伤口由内至外擦洗，感染性伤口由外至内擦洗。

3.若行会阴冲洗，护士一手持装有药液的冲洗壶，另一手持长镊或血管钳夹住棉球，按照擦洗顺序，用药液冲刷并配合棉球擦洗相应部位。会阴伤口处理同会阴擦洗。

4.一般会阴擦洗/冲洗2～3遍，也可根据患者情况适当增加擦洗或冲洗次数，擦洗或冲洗后，用干纱布擦干会阴部，撤去便器及会阴垫，协助患者穿好内裤，整理所用物品及床铺。

（五）注意事项

1.操作前，护士应抬高患者床头15°，使其保持头高臀低位，避免会阴冲洗时，污染的药液流入阴道引起上行感染。

2.护士操作时应用力适度，避免会阴伤口再次损伤。同时注意观察会阴伤口有无渗出、愈合情况、周围组织有无红肿等。若发现异常，及时向医师汇报。

3.对留置导尿管者，观察导尿管是否通畅、有无脱落或打结。单独用药液棉球擦洗导尿管周围，注意避免尿管脱落。

二、会阴湿热敷

（一）适应证

1.会阴水肿或会阴血肿吸收期患者。

2.会阴伤口硬结或会阴早期感染者。

（二）禁忌证

1.有会阴擦洗禁忌证者。

2.外阴血肿发生 12 小时内或外阴局部有活动性出血者。

3.意识不清、感觉丧失或迟钝者应慎用，以免发生烫伤。

（三）操作准备

1. 患者准备

操作前患者排空膀胱后，取头高臀低、屈膝仰卧位，两腿略外展，暴露外阴。

2. 物品准备

会阴擦洗物品（参见本节"会阴擦洗或冲洗"）、一次性会阴垫 2 块、消毒湿敷垫 2 块或大纱布若干块、罐装热水或加热的 50% 硫酸镁溶液、医用凡士林膏、棉垫、热力源（热水袋、电热包）。

（四）操作方法

1.先行会阴擦洗 / 冲洗，参见本节"会阴擦洗或冲洗"。

2.放置新的一次性会阴垫于患者臀下，在拟湿热敷部位涂以薄层凡士林膏。

3.护士双手持长镊或血管钳将浸在 40℃ 左右热水或加热的 50% 硫酸镁溶液中的湿敷垫或纱布块取出，尽可能挤出水分，然后展开覆盖于会阴湿热敷部位，盖上棉垫保温。

4.用热水袋或电热包放在棉垫外保持湿热敷温度，一次湿热敷时间为 15 ~ 30 分钟。

5.湿热敷完毕，取下敷料，观察湿热敷效果及局部有无异常。

（五）注意事项

（1）注意掌握会阴湿热敷温度，询问患者感觉，以有不烫感但能耐受为宜。一般湿热敷溶液煮沸后温度应降至 41 ~ 48℃，湿敷垫或纱布块的温度宜在 40℃ 左右或热敷前用手腕掌侧皮肤试温。湿敷过程中护士应密切观察，根据患者感觉及时调整热水袋或电热包，避免温度过高引起烫伤或温度过低达不到效果。

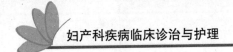

（2）湿热敷面积应是病损范围的两倍。

三、坐浴

（一）适应证

1. 外阴阴道炎症患者。
2. 外阴阴道手术患者的术前准备。

（二）禁忌证

1. 女性在月经期、妊娠期及产后 14 日内。
2. 阴道不规则流血患者处于流血期。
3. 外阴或臀部手术非感染性伤口未愈合者。

（三）操作准备

1. 患者准备
向患者说明操作的目的和方法，嘱其排空膀胱。

2. 物品准备
坐浴椅（架）1 个、消毒坐浴盆 1 个、温开水（41 ~ 43℃）3 000 mL、无菌纱布若干块、高锰酸钾或醋酸溶液或乳酸溶液。

（四）操作方法

1. 根据医嘱选择并配制坐浴溶液。如对萎缩性阴道炎患者，须配制 0.5% 或 1% 乳酸溶液。
2. 检查坐浴溶液均匀及温度适宜后，将坐浴盆置于坐浴椅（架）上，嘱患者全臀和外阴部浸泡于溶液中，一般坐浴液面应达耻骨联合上缘及尾骨尖，坐浴时间为 20 分钟左右。
3. 坐浴结束后用无菌纱布蘸干患者外阴部及臀部。

（五）注意事项

1. 坐浴制剂应遵医嘱选择，溶液严格按比例配制，浓度过高容易造成患者皮肤黏膜损伤，浓度过低影响治疗效果。
2. 坐浴溶液水温应适当，防止温度过高引起局部烫伤。
3. 坐浴前最好用温水清洗外阴及肛门周围。

四、阴道或宫颈上药

（一）适应证

急性阴道炎症及宫颈炎症的成年已婚（或有性生活史）患者。

（二）禁忌证

1. 女性在月经期、妊娠期及产后 14 日内。

2. 阴道不规则流血患者处于流血期。

3. 未婚或无性生活史者不宜进行阴道或宫颈上药。

（三）操作准备

1. 患者准备

向患者说明操作的目的和方法。

2. 物品准备

阴道窥器、一次性会阴垫巾 1 块、消毒长镊 2 把、消毒干棉球、喷雾器、0.9% 氯化钠溶液、药品、带尾线消毒干棉球、一次性无菌手套 1 副及胶布等。

（四）操作方法

1. 患者取膀胱截石位，置一次性会阴垫巾于臀下。操作者一只手持长镊子夹浸湿 0.9% 氯化钠溶液的消毒棉球传递，另一只手持长镊夹住传递的棉球拭去外阴炎性分泌物。戴手套持阴道窥器暴露阴道及宫颈，用消毒干棉球拭去宫颈黏液及炎性分泌物。

2. 观察阴道及宫颈炎症及上药以后的变化情况，根据医嘱放置药物片剂或栓剂、喷洒药物粉剂或涂抹药物软膏。常用的片剂或栓剂药物有甲硝唑、替硝唑、制霉菌素等，一般将片剂或栓剂置于阴道后穹隆；常用的粉剂药物有土霉素、黄胺嘧啶、呋喃西林、乙酚等，多用喷雾器上药，使药物粉末均匀覆盖于炎性组织表面；常用的药物软膏为 2% 克林霉素软膏，将其涂抹于炎性组织表面。

3. 对阴道残端炎症或急性宫颈炎症伴少量出血者，可用长镊夹持浸蘸止血及抗生素药物的带尾线消毒棉球压于患处，将尾线末端留于阴道外口，用胶布将其固定于阴阜侧上方，嘱患者 12 ～ 24 小时内牵拉尾线将棉球取出。

4. 上药后取出阴道窥器，整理所用物品。

（五）注意事项

（1）护士上药后应将患者自觉症状、观察到的阴道及宫颈黏膜情况、阴道分泌物性状及治疗效果等及时记录并报告医师。

（2）指导患者自行放置阴道栓剂或片剂的操作方法，使其完全掌握。放置药物前应洗手，戴无菌指套后将药物放置于阴道后穹隆。晚上临睡前放置药物为佳，以免活动时药物脱落，影响治疗效果。

（3）阴道或宫颈上药每日 1 次，告知患者每日按时上药，按医嘱所定疗程用药，以保证治疗效果。

（4）用药期间禁止性生活。

第三节　产科常用诊疗技术的护理及配合

一、会阴切开术的护理及配合

会阴切开术（episiotomy）是在分娩第二产程期间，为避免会阴及盆底组织严重损伤或因会阴过紧造成胎儿娩出受阻而实施的一种手术。常用术式有会阴后一侧切开术（posterior-lateral episiotomy）和会阴正中切开术（median episiotomy）两种。会阴切开术是产科最常见的手术之一。

（一）术前护理及配合

1. 产妇的护理及准备

（1）向产妇及其家属解释手术的目的是减少产妇软产道严重裂伤，尽快娩出胎儿，避免发生新生儿窒息。取得产妇的积极配合。询问产妇既往有无麻醉用药或手术史、药物过敏史，向产妇说明手术是在局部麻醉下进行，减轻其对疼痛的担心。

（2）密切观察产妇的宫缩强度、持续时间、间歇时间、胎先露下降程度、会阴膨隆情况及胎心率变化等，随时向产妇告知胎儿宫内状况及产程进展。对于子痫前期或妊娠合并内科疾病的产妇，应加强血压、呼吸、脉搏、心率及阴道流血量的监测，发现异常及时报告医师。

（3）协助产妇排尿后取膀胱截石位，下肢屈曲外展。

2. 物品准备

无菌会阴切开包1个（内有弯盘2个、钝头剪刀1把、20 ml注射器1支、20号长针头1根、巾钳4把、持针器1把、2号圆针1枚、角针1枚、无菌巾4块、纱布10块、1号丝线1团、0号或1号肠线1根、2-0可吸收缝线1根、手套2副、手术衣2件、纱球4个）、2%利多卡因1支、0.5%及0.2%聚维酮碘液、缩宫素注射液、止血药物、氧气及立灯等。

（二）术中护理及配合

1. 协助医师在手术过程中严格执行无菌操作规程。配合医师掌握会阴切开的时机，传递所需物品或药品，密切观察会阴切开后宫缩情况及胎心率变化，及时向医师报告。建立静脉通路，根据医嘱给予缩宫素或止血药物等。

2. 用温和的语言与产妇交流，缓解其紧张情绪。嘱其听从医护人员指导，如有效向下用力屏气动作等，及时给予表扬，并鼓励其坚持配合。告知产妇宫缩间歇时放松肌肉，保存体力。

3. 将照明立灯摆放在合适位置，为医师缝合会阴提供良好的照明条件。缝合过程中注意与产妇交谈，分散其注意力，以减轻疼痛。

（三）术后护理及配合

1. 术后观察

（1）术后产妇应在产房或分娩中心观察2小时，每半小时测量产妇血压、呼吸、脉搏及心率，按摩子宫，观察其收缩及阴道流血情况。产妇回房间休息前，协助其自行排尿。

（2）观察会阴切口有无渗血、红肿、硬结、脓性分泌物。每日测量体温3次，若发现异常，及时通知医师处理。若出现会阴切口水肿，可用50%硫酸镁纱布湿热敷，配合局部理疗。会阴切口疼痛严重者，遵医嘱给予止痛药物。

2. 会阴护理

嘱会阴后一侧切开术的产妇健侧卧位，会阴正中切开术的产妇侧卧位。及时更换会阴护垫，排便后用温水及时清洗肛门周围，每日会阴擦洗2次，保持外阴部清洁、干燥。会阴后一侧切开术切口于术后第4～5日拆线。会阴正中切口于术后第3日拆线。

3. 生活护理

（1）告知产妇产后2小时应自行排尿，若发生排尿困难，应询问其主要原因，检查膀胱是否充盈，帮助按摩下腹部或通过流水声音诱导以促进其排尿。术后最初 3 日内为产妇提供易消化、富含营养的少渣饮食，以保持排便通畅。若出现便秘，应避免向下屏气用力，可应用开塞露通便。

（2）鼓励产妇尽早下床活动，必要时搀扶其行走，避免产妇摔倒或患侧下肢过度外展导致切口裂开。

二、胎头吸引术和产钳术的护理及配合

胎头吸引术和产钳术是分别通过胎头吸引器（vacuum extractor）及产钳（forceps）牵引胎头，协助胎儿娩出的阴道助产手术。根据产钳应用时胎头所处位置分为出口、低位、中位、高位产钳四种，目前，临床主要应用出口产钳术及低位产钳术。

（一）术前护理及配合

1. 产妇的护理及准备

（1）向产妇及其家属解释应用胎头吸引术或产钳术的必要性和方法，为避免会阴严重损伤，初产妇还应先行会阴切开术，取得其积极配合。

（2）协助产妇取膀胱截石位，须先导尿，注意观察尿液颜色。若发现肉眼血尿，及时报告医师。

（3）观察产程进展及胎心率变化，每次检查评估后，将结果告知产妇，减轻其对分娩及胎儿的担心。产程延长时，产妇下肢易发生麻木和肌肉痉挛，及时为其按摩下肢，减轻不适。

2. 物品准备

会阴切开包 1 个（包内物品参见本节"会阴切开术的护理及配合"）、胎头吸引器 1 台或无菌产钳 1 副、无菌导尿管 1 根、2% 利多卡因 1 支、0.5% 及 0.2% 聚维酮碘液、吸氧面罩 1 个、立灯 1 个、坐凳 1 个、抢救药品等。

（二）术中护理及配合

1. 诊疗配合

（1）观察产妇宫缩及胎心变化，发现异常立即报告医师。

（2）医师内诊检查及放置吸引器或产钳时，指导产妇全身放松、张口呼气。子宫收

缩时，告知产妇用力向下屏气。产钳扣合时，立即听胎心，注意有无变化，以免夹住脐带。

（3）医师放置胎头吸引器后，护士用 100 mL 空针管连接于胎头吸引器的橡皮管上，逐渐抽出空气 150～180 ml，使吸引器内形成 200～300 mmHg 负压，用血管钳夹住连接管，取下空针管。

（4）当胎头娩出阴道口后，拔下橡皮管或放开血管钳，解除负压，以利于医师取下胎头吸引器。当取出产钳时，嘱产妇呼气。

2. 新生儿护理

同本节"会阴切开术的护理及配合"。此外，仔细检查新生儿有无头皮水肿及血肿、颅内出血或头皮损伤等，给予维生素 K_1 10mg 肌内注射。发现异常的新生儿，应遵儿科医师医嘱给予监护治疗。

（三）术后护理及配合

1. 增进舒适

由于产程较长，产妇体力消耗大，分娩后常大汗淋漓、口渴、疲倦，护理人员应及时为产妇拭去汗水，提供温热的糖水或牛奶等以补充体液。擦洗掉会阴及其周围的血污，为其更换干爽、清洁的床单及会阴垫。会阴切口疼痛明显者，可遵医嘱给予止痛药物。

2. 术后观察

产妇术后应在产房或分娩中心观察 2 小时，每半小时测量产妇血压、呼吸、脉搏及心率，按摩子宫，观察其收缩及阴道流血情况，产妇回房间休息前，协助其自行排尿。每日测量 2 次体温、脉搏、血压、呼吸、心率，观察子宫收缩、阴道流血及会阴伤口愈合情况。

3. 生活护理及会阴护理

参见本节"会阴切开术的护理及配合"。

4. 母婴同室

指导产妇母乳喂养方式、包裹新生儿方法等，告知产妇 3 日内禁止给新生儿洗头。

5. 诊疗配合

遵医嘱给予抗生素预防感染。

6. 出院指导

提供产妇社区产后及母乳喂养的支持组织联系方式，告知产后 42 日携带婴儿来院进

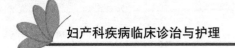

行健康检查。

三、剖宫产术的护理及配合

剖宫产术（cesarean section）是经腹切开子宫取出能存活的胎儿及其附属物的手术。主要术式有三种：子宫体部剖宫产术、子宫下段剖宫产术和腹膜外剖宫产术。目前，后两种术式临床上比较常用。

（一）术前护理及配合

1. 产妇的护理及准备

（1）向产妇及其家属解释行剖宫产术的必要性、手术术式及可能出现的并发症，使其知情同意。告知时注意既不夸大剖宫产术的风险性，使产妇及其家属无法接受手术，也不可将手术描述得过于简单，使其误认为手术绝对安全。

（2）对择期手术的孕妇，指导其练习并掌握在床上翻身、排尿及咳嗽等技巧。

（3）术前一日按照腹部手术要求备皮，做好药物敏感性试验、备血等准备。

（4）术日晨禁食水，放置导尿管。

（5）密切观察并记录产妇的生命体征、临产时间、宫缩情况、宫口扩张、胎先露下降程度、胎心及胎动变化等。

2. 物品准备

剖宫产手术包1个（内有25 cm不锈钢盆1个，弯盘1个，卵圆钳6把，刀柄1号和7号各1把，解剖镊2把，小无齿镊2把，大无齿镊1把，18 cm弯血管钳6把，10 cm，12 cm，14 cm直血管钳各4把，阿里斯钳4把，巾钳4把，持针器3把，吸引器头1个，阑尾拉钩2个，腹腔双头拉钩2个，刀片3个，双层剖腹单1块，手术衣6件，治疗巾10块、纱布垫4块，纱布20块，手套4副，1、4、7号丝线各1个，铬制肠线2管或可吸收缝线若干根），无菌留置导尿管1根，0.5%聚维酮碘液，缩宫素注射液数支，止血药物及新生儿急救药品，等等。

（二）术中护理及配合

1. 为防止产妇术中发生仰卧位低血压综合征，协助产妇取左侧卧倾斜10°～15°。

2. 建立静脉通路，遵医嘱及时给药或输液。观察产妇导尿管是否通畅、记录尿量及尿液颜色。

3.当医师切开子宫，刺破胎膜进入宫腔时，注意观察产妇面部表情有无变化、有无咳嗽、呼吸困难等症状，监测羊水栓塞的发生。

4.新生儿娩出后，立即清理呼吸道，确认呼吸道清理干净仍未啼哭时，应刺激其啼哭，必要时给予间断吸氧，根据新生儿科医师医嘱用药。做好新生儿手腕标记，将新生儿性别告知产妇，并让母亲验看。开展新生儿护理的同时，应注意新生儿保暖。

5.取出胎盘后，检查胎盘、胎膜是否完整、胎盘大小、有无梗死灶等。

（三）术后护理及配合

1. 一般护理

产妇术后去枕平卧 12 小时，24 小时后产妇取半卧位，以利恶露排出。行腹膜外剖宫产术的产妇不必禁食水，行另两种术式剖宫产的产妇，根据肠道功能恢复状况进食。鼓励产妇在床上做肢体活动，尽早下床活动。

2. 诊疗配合

（1）密切观察并记录产妇的意识、血压、心率、呼吸、脉搏、体温、尿量、子宫收缩、阴道流血量及腹部切口有无渗出等，询问产妇有无发热及下腹剧痛，发现异常及时报告医师。遵医嘱给予补液及应用抗生素预防感染。

（2）及时更换会阴垫，每日外阴擦洗 2 次，保持外阴清洁。擦洗时注意观察留置导尿管是否通畅，遵医嘱留置 12 ~ 72 小时。拔除导尿管后，协助产妇自行排尿。

3. 哺乳指导

指导符合母乳喂养条件的产妇母乳喂养，为母婴创造早接触的条件，使新生儿早吸吮母乳，促进子宫收缩和乳汁分泌。

4. 出院指导

嘱产妇术后 6 周来医院进行健康检查。告知产妇哺乳期间应采取有效的避孕措施，至少避孕 2 年。

四、人工剥离胎盘术的护理及配合

人工剥离胎盘术是指胎儿娩出后，术者用手剥离并取出滞留于宫腔内胎盘的手术。

（一）术前护理及配合

1. 产妇的护理及准备

（1）向产妇讲解胎盘滞留的原因及危害，使其理解行人工胎盘剥离术的目的、必要性及并发症。产妇取膀胱截石位，给予导尿排空膀胱。对精神紧张的产妇，遵医嘱给予肌内注射阿托品 0.5 ~ 1mg。

（2）建立静脉通路，验血型备血，做好输血准备。密切观察产妇血压、脉搏、心率、子宫收缩及阴道流血量等。

2. 物品准备

手术衣 2 件、治疗巾 4 块、纱布 20 块、纱球 6 个、手套 2 副、胎盘钳 1 个、5mL 注射器 2 个棉球若干个、长镊 2 把、0.5% 及 0.2% 聚维酮碘液、阿托品注射液 1 支、哌替啶注射液 1 支。

（二）术中护理及配合

1. 协助医师严格执行无菌操作规程。观察产妇的反应，询问其有无剧烈腹痛，测量血压、心率、呼吸、脉搏等，发现异常及时报告医师。

2. 协助医师检查胎盘及胎膜的完整性，清点敷料器械无误后关腹，避免敷料遗留在腹腔内。

3. 遵医嘱静脉给予缩宫素及抗生素，促进子宫收缩及预防感染。

（三）术后护理及配合

1. 产妇取半卧位，以利于残留组织排出。协助产妇做 B 型超声检查，若提示仍有组织残留，做好清宫术准备。

2. 注意观察体温、子宫收缩、下腹疼痛及阴道流血等，每日测量 3 次体温，若有体温升高，及时报告医师，应用抗生素预防感染。宫缩不佳时应及时按摩子宫，遵医嘱给予缩宫素。

第四节 妇科常用诊疗技术的护理及配合

一、生殖道细胞学检查的护理及配合

女性生殖道细胞一般是指阴道、宫颈管、子宫与输卵管的上皮细胞。临床上通过生殖道细胞学检查，观察女性生殖道脱落的上皮细胞（以阴道上段和宫颈阴道部的上皮细胞为主）形态，了解其生理和病理变化，早期诊断肉眼不易发现的生殖器官恶性肿瘤及测定女性激素水平。检查方法简便、经济、实用，是临床防癌普查和内分泌检查不可缺少的手段。应当指出，通过生殖道细胞学检查发现恶性细胞，只能作为初步筛选，不能定位，须行组织学检查才能确诊。

（一）检查前护理及配合

1. 受检者的护理及准备

（1）向受检者讲明阴道涂片可了解未孕妇女的卵巢功能及孕妇的胎盘功能，宫颈刮片细胞学检查是筛查早期宫颈癌的重要方法，宫颈管涂片主要用于了解宫颈管内情况。告知受检者生殖道细胞学检查所需时间短、无明显不适，减轻其心理负担。

（2）为受检者预约检查时间，避免在月经期或不规则阴道流血期检查。告知受检者检查前2日内禁止性交、行阴道检查或阴道内放置药物。受检者取膀胱截石位。

2. 物品准备

阴道窥器1个、宫颈刮片（木质小刮板）2个或宫颈取样刷1个、载玻片2张、无菌干棉签及干棉球若干个、干燥载玻片2张、装有固定液（95%乙醇）或细胞保存液标本瓶1个。

（二）检查中护理及配合

1. 为医师传递小刮板、宫颈取样刷、载玻片等物品。

2. 多与受检者交流，分散其注意力，减轻不适。

（三）检查后护理及配合

1. 在载玻片、标本瓶上做好标记，及时送检标本。

2.嘱受检者及时取检查报告并将其反馈给医师，便于诊治。并为其预约下次就诊时间。

二、宫颈活组织检查的护理及配合

宫颈活组织检查简称宫颈活检，是取宫颈病变处或可疑部位小块组织进行病理学检查。宫颈活检是诊断的可靠依据。常用的取材方法有局部活组织检查和诊断性宫颈锥形切除术（简称宫颈锥切术）。

（一）检查前护理及配合

1. 配合医师做好受检者的工作

（1）告知受检者宫颈活组织检查的适宜时间，是月经干净 3 ~ 7 日。行宫颈局部活组织检查前 2 日避免性交及宫颈上药。行宫颈锥切术前 3 日内用 0.2% 聚维酮碘溶液消毒阴道及宫颈，每日 1 次。

（2）拟行宫颈锥切术的患者，术前抽血检查血常规和凝血功能 4 项，血常规及凝血功能正常者，预约检查时间。宫颈活组织检查时，受检者排尿后取膀胱截石位。测量受检者血压、心率、呼吸、脉搏等，若发现异常，应立即报告医师。

2. 物品准备

阴道窥器 1 个、宫颈钳 1 把、子宫探针 1 个、宫颈活检钳 1 把、无齿长镊 1 把、Hegar 宫颈扩张器 4 ~ 7.5 号各 1 个、小刮匙 1 把、尖手术刀 1 把、洞巾 1 块、布巾钳 4 把、带尾棉球或带尾纱布卷 1 个、棉球及棉签若干、装有固定液（10% 甲醛溶液）标本瓶 4 ~ 6 个、0.2% 及 0.5% 聚维酮碘溶液。

（二）检查中护理及配合

1.陪伴在受检者身边，主动与其语言交流以分散注意力，减轻疼痛与不适，给予其心理上的支持。观察受检者的不良反应，测量其血压、心率、呼吸、脉搏等有无变化。

2.及时为医师传递所需物品。配合医师选择并标记活检部位，多点取材时应分瓶固定，并在标本瓶上标记好受检者姓名、检查时间和组织部位。宫颈锥切术切下的组织于 12 点处做一标记，装入标本瓶中送检。

（三）检查后护理及配合

1.受检者应在观察室内观察 1 小时，注意有无阴道流血、头晕、血压下降等出血反应。嘱受检者卧床休息 3 日，观察有无阴道流血。若发现异常，应随诊。若无阴道流血，于检查后 12 ~ 24 小时自行取出阴道内带尾棉球或带尾纱布卷。

2. 遵医嘱应用抗生素预防感染,告知受检者按时、足量服药。

3. 保持外阴部清洁,宫颈局部活组织检查后 1 个月内、宫颈锥切术后 2 个月内禁止性生活、游泳及盆浴。

4. 嘱受检者于宫颈锥切术后第 2 次月经来潮干净后 3 ~ 7 日内到门诊复查,探查宫颈管有无狭窄。

三、诊断性刮宫的护理及配合

诊断性刮宫是刮取宫腔内容物(子宫内膜和其他组织)进行病理学检查的一种诊断方法,简称诊刮。若同时怀疑有宫颈管和宫腔病变,应对宫颈管和宫腔分别进行诊刮,简称分段刮宫。

(一)检查前护理及配合

1. 患者的护理及准备

(1)指导患者确定检查时间:不孕症患者或怀疑无排卵性功能失调性子宫出血患者应选择月经来潮前数日或月经来潮 6 小时内进行诊断性刮宫。检查卵巢功能时,至少停用性激素 1 个月以上,以免得出错误结果。刮宫前 5 日内禁止性生活。

(2)向患者讲解诊断性刮宫可能发生出血、穿孔和感染等并发症。因此,刮宫前应行妇科检查以排除急性生殖道炎症,检查血常规和凝血时间,须根据患者实际情况,做好输液、备血及药物敏感性试验的准备,取得其积极配合。

(3)测量患者体温正常,排尿后取膀胱截石位。

2. 物品准备

无菌刮宫包 1 个(内有阴道窥器 1 个、弯盘 1 个、宫颈钳 1 把、子宫探针 1 个、无齿卵圆钳 1 把、有齿卵圆钳 1 把、Hegar 宫颈扩张器 4 ~ 8 号各 1 个、刮匙 2 把、洞巾 1 块、纱布 2 块、棉球及棉签若干)、装有 10% 甲醛溶液的标本瓶 2 ~ 3 个。

(二)检查中护理及配合

1. 牵拉宫颈及扩张宫颈管时,容易使患者产生恶心、呕吐等反应,指导患者做深呼吸使机体放松,为其准备器皿以盛装污物;必要时,遵医嘱给予止痛药以减轻症状。

2. 注意询问患者有无腹痛突然加重,观察其是否出现面色苍白、脉搏增快、出冷汗等症状,监测子宫穿孔的发生。哺乳期患者子宫壁极软,遵医嘱注射缩宫素。

3. 协助医师观察刮出的可疑病变组织,放入标本瓶中做好记录。

（三）检查后护理及配合

1. 及时送检标本，在病理申请单上注明患者末次月经日期。

2. 保持外阴部清洁，2 周内禁止性生活及盆浴。按医嘱服用抗生素 3 ~ 5 日。

3. 嘱患者及时反馈病理检查结果，术后 1 周到门诊复查。

四、经腹壁腹腔穿刺术的护理及配合

经腹壁腹腔穿刺术（abdominal paracentesis）是指用穿刺针经腹壁进入腹腔抽取腹腔及盆腔液体进行生物化学、微生物学及病理学检查，以明确积液性质或查找恶性肿瘤细胞。经腹壁腹腔穿刺术还可用于人工气腹、腹腔积液放液或腹腔化疗等。

（一）检查或治疗前护理及配合

1. 患者的护理及准备

（1）向患者讲解经腹壁腹腔穿刺术的目的和操作过程，回答其问题，对于精神过于紧张者，应建议医师给予局部麻醉，减轻心理压力。

（2）患者排空膀胱取半卧位或侧卧位。若腹壁下囊肿穿刺时，可取仰卧位。B 型超声引导经腹穿刺时，患者须膀胱充盈。

2. 物品准备

腹腔穿刺包 1 个（内有洞巾 1 块、长镊 1 把、腰椎穿刺针或长穿刺针 1 个、20 mL 注射器 1 支、小药杯 1 个、纱球 4 个、纱布 6 块）、无菌手套 1 副、2% 利多卡因注射液 1 支、0.5% 聚维酮碘溶液、胶布等，根据需要准备无菌导管或橡皮管、引流袋、腹带、标本瓶及化疗药物等。

（二）检查或治疗中护理及配合

1. 配合医师放腹腔积液。固定好针头，放液速度应缓慢，每小时不应超过 1 000 mL，一次放腹腔积液不应超过 4 000 mL，以免腹压骤减，导致患者出现休克征象。注意询问患者有无头晕、出冷汗、心悸等症状，发现异常，应立即停止放腹腔积液。记录放腹腔积液量、性状及患者反应。

2. 留取足量送检标本，腹腔积液细胞学检测时需 200mL 液体，其他检测需 20mL 液体。

3. 因气腹造影而行穿刺者，X 线摄片完毕配合医师将气体排出。

（三）检查或治疗后护理及配合

1. 送患者回病房卧床休息 8 ~ 12 小时。大量放腹腔积液后，应为患者紧束腹带。注意观察穿刺进针处是否有渗出。

2. 遵医嘱给予抗生素预防感染。腹腔注药时，认真核对药物名称、剂量及患者姓名等。

3. 及时送检腹腔积液或穿刺标本行常规检测。脓液或炎性渗出物还应行细胞学涂片、细菌培养和药物敏感性试验，血性腹腔积液还须行癌细胞检查。

五、经阴道后穹隆穿刺术的护理及配合

直肠子宫陷凹是盆腹腔最低部位，盆腹腔内脏器破裂出血、渗出液或漏出液等，容易积存于此处，且阴道后穹隆顶端与直肠子宫陷凹贴近，用穿刺针经阴道后穹隆刺入盆腔，抽取直肠子宫陷凹处积存液体进行生物化学、微生物学及病理检查的方法，为经阴道后穹隆穿刺术（culdocentesis），是妇产科常用的诊断方法。

（一）检查前护理及配合

1. 患者的护理及准备

（1）仔细询问病史，特别是月经史、生育史及手术史，记录末次月经时间；测量体温、血压、心率、呼吸等生命体征，检查评估患者健康状况。对疑有盆腹腔内出血者，应迅速建立静脉通路、准备急救药品、抽血检查血常规、凝血功能 4 项、肝功能及尿常规等，遵医嘱输液。

（2）向患者讲明未确诊之前，不宜应用止痛药，以免影响诊断。患者排尿后，帮助其取膀胱截石位。告知患者经阴道后穹隆穿刺术有助于快速诊断盆腔积液的性质，告知其在穿刺过程中因牵拉宫颈及穿刺针进入盆腔时会感到一些不适，使患者知情同意并有一定的心理准备。

2. 物品准备

阴道窥器 1 个、宫颈钳 1 把、腰椎穿刺针 1 个、10 mL 注射器 1 个、洞巾 1 块、布巾钳 4 把、纱球 4 个、纱布 2 块、棉球若干、无菌试管 2 个、0.2% 及 0.5% 聚维酮碘溶液。

（二）检查中护理及配合

1. 操作过程中指导患者全身放松，避免臀部、会阴部及下肢肌肉紧张，影响医师操作。

告知患者禁止身体移动，防止穿刺针误伤盆腔脏器。

2. 帮助医师检查穿刺针头是否堵塞，将抽出的液体装入试管中，做好标记。

（三）检查后护理及配合

1. 及时送检标本。记录抽出液体量及性状。

2. 嘱患者半卧位休息，注意评估患者阴道流血情况，及时更换会阴护垫，保持外阴部清洁。遵医嘱应用抗生素预防感染。

3. 术后 2 周内禁止性生活、游泳或盆浴。

4. 对准备急诊手术的患者，应立即进行腹部备皮、验血型配血、药物敏感性试验及放置导尿管，未建立静脉通路者应迅速遵医嘱输液并给药。监测患者意识状况、血压、心率、呼吸、脉搏及尿量等变化。配合电诊科医师床旁检查心电图。

六、经腹壁羊膜穿刺术的护理及配合

经腹壁羊膜穿刺术（amniocentesis）是指在妊娠中晚期，用穿刺针经腹壁、子宫肌壁进入羊膜腔抽取羊水进行临床检测分析，辅助产前诊断或治疗。

（一）检查或治疗前护理及配合

1. 孕妇的护理及准备

（1）告知孕妇出生缺陷儿产前诊断的适宜时间是在妊娠 16 ~ 22 周进行，胎儿异常中期妊娠引产应在妊娠 16 ~ 26 周。

（2）向孕妇讲明穿刺前行 B 型超声检查，对胎盘位置和羊水暗区定位，尽量避开胎盘，避免伤及胎儿，消除其思想顾虑和担心。对中期妊娠引产者，应先进行全身健康评估，测量血压、体温、脉搏，检查血常规、凝血功能 4 项、肝功能及尿常规，发现异常，及时报告医师。中期妊娠引产前 1 日应行会阴备皮。

（3）孕妇排尿后取仰卧位。

2. 物品准备

0.9% 氯化钠注射液、氨基酸或依沙吖啶等药物，余同经腹壁腹腔穿刺术。

（二）检查或治疗中护理及配合

1. 认真检查各项物品的有效期限，协助医师执行无菌操作规程，避免宫腔内感染。

2. 穿刺与拔针前后，注意观察孕妇有无呼吸困难、发绀、胸闷、咳嗽等异常情况，警惕发生羊水栓塞的可能。穿刺前后，还应听诊并记录胎心率及胎动，观察有无变化。

3. 记录羊膜腔穿刺时间、抽出羊水量及性状、注入药物名称及剂量、孕妇反应等。

（三）检查或治疗后护理及配合

1. 嘱孕妇卧床休息 12 小时。注意观察腹部穿刺点及阴道有无液体溢出或流血、有无腹痛、胎心率和胎动变化等。每日测量体温 2 次，若有异常，通知医师处理。对中期妊娠引产者，应观察并记录宫缩出现时间和强度、胎心及胎动消失时间及阴道流血情况等。

2. 及时送检标本。

3. 出院指导

（1）中期妊娠引产者应注意休息，加强营养。为其提供表达内心悲伤、恐惧和孤独等情感的机会，给予同情和安慰，鼓励其家属尽可能提供更多的情感支持。为夫妇双方提供避孕指导。

（2）嘱行产前诊断及宫腔内胎儿治疗的孕妇，遵医嘱进行治疗，按时做产前检查。

（3）中期妊娠引产 6 周内禁止性生活及盆浴。

七、阴道镜检查的护理及配合

阴道镜检查（colposcopy）是利用阴道镜将宫颈阴道部上皮放大 10 ~ 40 倍，观察肉眼看不到的上皮和血管微小病变（异型上皮、异型血管和早期癌前病变），在可疑部位取活组织进行病理检查，提高宫颈疾病的确诊率，是妇科常用的内镜检查。阴道镜有光学阴道镜和电子阴道镜两种，临床多采用前者。

（一）检查前护理及配合

1. 受检者的护理及准备

（1）告知受检者阴道镜检查前应先检查有无阴道毛滴虫、假丝酵母菌假菌丝、淋病奈瑟菌等感染，急性宫颈炎和阴道炎患者治疗后再行检查。检查前两日内禁止性生活、阴道或宫颈上药及双合诊检查等阴道操作。

（2）向受检者提供介绍阴道镜检查的过程及可能出现的不适，减轻其心理压力；同时，告知其阴道镜检查，对宫颈管病变具有较大局限性。

（3）受检者排尿后取膀胱截石位。

2. 物品准备

阴道镜 1 台、不同型号阴道窥器各 1 个、阴道上下叶拉钩、弯盘 1 个、长镊 1 把、卵圆钳 1 把、宫颈钳 1 把、宫颈活检钳 1 把、小刮匙 1 把、纱布 6 块、纱布球 4 个、棉球及棉签若干、标本瓶 4 个、3% 醋酸液和 1% 复方碘溶液等。

（二）检查中护理及配合

1. 陪伴在受检者身旁，鼓励其克服不适，减轻其孤独感。

2. 配合医师调整光源，递送所需器械及物品。将取出的活检组织装入标本瓶中，做好标记送检。

（三）检查后护理及配合

1. 安置受检者卧床休息 30 分钟，观察有无阴道流血。

2. 嘱受检者保持外阴部清洁，行宫颈活组织检查应禁止性生活、游泳及盆浴一个月。及时反馈病理检查结果，为其预约下次就诊时间。

八、腹腔镜检查的护理及配合

腹腔镜检查（laparoscopy）是利用腹腔镜观察盆、腹腔内脏器的形态及有无病变，必要时取活组织行病理学检查的一种诊断手段。目前，临床应用比较广泛的诊断性腹腔镜是电视腹腔镜。

（一）检查前护理及配合

1. 患者的护理及准备

（1）向患者讲解腹腔镜检查的目的、主要过程、术前准备内容及所需时间，使其了解检查的先进性、局限性和风险性，患者签知情同意书，积极配合检查。

（2）全面评估患者的健康状况，协助其进行妇科检查、盆腔超声检查、血常规、凝血功能 4 项、肝功能、尿常规、心电图等检查。

（3）术前 3 日内摄入无渣半流食，每日 1 次用 0.2% 聚维酮碘溶液消毒阴道。术前 1 日清洁皮肤，特别注意清洁脐孔，行腹部备皮。术前日晚行灌肠，做好肠道准备。术日晨禁食水，核查患者体温、血压、脉搏、呼吸等，询问其自我感受及有无月经来潮，将异常结果报告医师。再次阴道消毒，放留置导尿管。

（4）患者取平卧位，有性生活史者须先在阴道内放置举宫器。

2. 物品准备

腹腔镜 1 台、自动 CO_2 气腹机、CO_2 气体钢瓶、CO_2 气体输出管道、气腹针、套管鞘及针芯、带有刻度的拨棒、分离钳、夹持钳、阴道窥器 1 个、宫颈钳 1 把、布巾钳 6 把、卵圆钳1把、子宫探针1根、细齿镊2把、刀柄1把、组织镊2把、持针器1把、线剪刀1把、小药杯1个、举宫器1个、纱布球4个、圆针、角针、缝线、刀片、棉球、棉签、纱布若干、10 mL注射器1支、麻醉药品、抢救药品等。

（二）检查或治疗中护理及配合

1.配合医师连接好气腹机，当充气达1L时，调整患者体位为头低臀高20°仰卧体位，使肠管移至上腹部。根据医师要求移动举宫器以改变子宫位置，配合检查。

2.注意观察患者生命体征的变化，发现异常报告医师处理。

（三）检查或治疗后护理及配合

1.患者取平卧位休息，可于数小时后饮水、进食。向其说明由于腹腔内有气体残留，可能出现肩痛及上肢不适等症状，无须特殊处理，可自行缓解。鼓励患者尽早下床活动，以加快排出腹腔气体。

2.测量并记录体温、血压、心率、呼吸及脉搏等，观察患者有无明显腹痛、皮下气肿、穿刺口有无渗出等。术后可拔出导尿管或根据医嘱留置12小时，拔出导尿管后，协助患者自行排尿。

3.遵医嘱给予抗生素预防感染。

九、输卵管通液术的护理及配合

输卵管在女性生育功能方面发挥着重要作用，各种因素引起的输卵管阻塞所致不孕给不孕症妇女及其家庭带来了巨大精神痛苦。输卵管通畅检查是检查输卵管是否通畅、了解子宫腔和输卵管腔形态及输卵管阻塞部位的重要方法，门诊常用的输卵管通畅检查包括输卵管通液术（hydrotubation）。

（一）检查前护理及配合

1. 配合医师做好患者的工作

（1）向患者讲解输卵管通液术的有关知识，使其了解输卵管是否通畅的初步筛查方法，具有一定局限性，不能确定输卵管不通畅及输卵管阻塞的具体部位，也不能观察宫腔及输卵管腔的病灶状况，须配合其他检查综合判定。鼓励患者提出问题，耐心并认真回答，减轻其内心焦虑与不安。

（2）仔细询问患者病史，评估其健康状况。建议患者于月经干净3～7日内进行检查。并预约具体时间。

（3）告知患者检查前准备的具体内容：检查前 3 日内禁止性生活。检查前 1 日进无渣饮食。检查当日测量体温、血压、心率及脉搏。为避免输卵管痉挛，行子宫输卵管造影术，检查前可肌内注射阿托品 0.5mg。

（4）患者排尿后取膀胱截石位。

2. 物品准备

阴道窥器 1 个、宫颈导管 1 根、弯盘 1 个、卵圆钳 1 把、宫颈钳 1 把、子宫探针 1 根、巾钳 4 把、20mL 注射器 1 支、Y 形管 1 个、压力表 1 个、纱布 6 块、治疗巾 4 块、棉球若干、0.9% 氯化钠液 20mL、庆大霉素 1 支（8 万 U）、地塞米松 1 支（5mg）、玻璃酸酶 1 支（1500U）、阿托品 0.5 mg 等。

（二）检查中护理及配合

1. 加温检查时所需 0.9% 氯化钠溶液至接近体温，避免引起输卵管痉挛。协助医师用 Y 形管将宫颈导管末端与压力表、注射器相连，压力表高于 Y 形管水平，以免液体进入压力表内。

2. 医师向宫腔内推注液体时，询问患者有无下腹不适感或疼痛，观察其有无痛苦表情，协助医师判断输卵管通畅情况。

（三）检查后护理及配合

1. 嘱患者在观察室休息 30 分钟，测量血压、心率、呼吸。

2. 检查后 2 周内禁止性生活、游泳及盆浴。遵医嘱应用抗生素预防感染。

第十章 妇科护理

第一节 妇科腹部手术护理常规

随着手术技术的提高、术式的改进以及与手术有关条件的完善，手术治疗更趋安全，使得腹部手术成为妇科疾病常用的一种治疗手段，尤其是妇科肿瘤病人的主要治疗手段之一。手术既是治疗的过程，也是创伤的过程。要保证手术的顺利进行、病人术后如期康复，则需要充分的术前准备和精心的术后护理，以保证病人以最佳身心状态经历手术全过程。

一、妇产科腹部手术种类及适应证

按手术急缓程度，可分为择期手术、限期手术和急诊手术。按手术范围区分，有剖腹探查术、肿瘤细胞减灭术、附件切除术、全子宫切除术、次全子宫切除术、广泛子宫切除术、次广泛子宫切除术、扩大子宫切除术、盆腔淋巴清扫术和剖宫产术等。

子宫本身及附件有病变，因附件病变而不能或不必要保留子宫者，性质不明的下腹部肿块，诊断不清的急腹症以及困难的阴道分娩，等等。

二、腹部手术前病人的护理

（一）护理评估

1. 健康史

询问病人既往健康状况，有无药物或其他过敏史；了解饮食习惯，有无烟酒嗜好；了解所患疾病及拟施行的手术种类；了解术前心理状态，对将要进行的手术的了解程度，有无思想顾虑等；了解有无手术史及手术的原因。

2. 身体状况

询问有无月经来潮，对有阴道流血者应观察出血量、性状、有无异味，有无其他伴随症状。观察有无贫血、上呼吸道感染、皮肤感染等；评估睡眠时间是否充分，睡眠质量如何，有些病人因为紧张可能有失眠。测体温、脉搏、呼吸及血压。详细了解心、肺、肝、肾等重要脏器的功能情况。

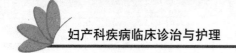

3. 心理社会状况

由于对生殖器官的认识不足，有些病人担心经妇科手术切除卵巢或子宫后，就意味着失去了女性特征。因此，妇科手术对病人而言是身心两方面的应激，它通过心理上的疑惑和生理上的创伤影响着病人正常的心理活动，并且由此影响病人术后康复。多数受术者会对手术产生焦虑、紧张、消极或悲观等各种不良的心理状态。

4. 辅助检查

肝功能、心电图、电解质、血尿常规等检查，以了解有无糖尿病，水、电解质紊乱，贫血及感染等情况。必要时做宫颈刮片细胞检查，阴道清洁度检查，还应注意 B 型超声及胸部 X 线摄片检查情况。

（二）常见的护理诊断

1. 焦虑

紧张不安、忧郁、失眠，与担心能否耐受手术及手术效果有关。

2. 知识缺乏

与缺乏对生殖器功能的认识、缺乏有关疾病及手术的知识有关。

（三）护理措施

1. 减轻焦虑

解释病情及手术的必要性及手术的过程，介绍手术医生的简况及手术成功的病例，消除其对手术的焦虑、恐惧心理，帮助病人对手术治疗树立信心。

2. 向病人介绍有关知识

应用通俗易懂的语言向病人介绍相关医学知识，讲解女性生殖器的功能及手术切除后可能出现的表现和应对措施。在病情许可的情况下，给予高蛋白、高热量、富含多种维生素的饮食。

3. 指导病人术前训练

手术后病人常因伤口疼痛而不敢咳嗽，因此，术前要训练病人做胸式深呼吸运动和有效咳痰。指导病人双手按住季肋部或切口两侧，以限制腹部活动的幅度，深吸气后再用力咳痰，重复训练，直到病人掌握为止。多数病人术后不习惯在床上小便，因此，术前应指导病人在床上练习使用便器，以免术后发生排尿困难。另外，可指导病人床上漱口、翻身及上下床，以利术后的康复。

4. 注意月经周期

经期一般不手术，经前期盆腔充血，手术时易造成出血。若非急症的择期手术，安排在月经后较妥。

5. 做好术前常规准备工作

（1）做普鲁卡因、青霉素等药物过敏试验。

（2）皮肤准备：病人于术前应沐浴、更衣、剪指甲。术前1天进行皮肤准备。妇科腹部手术备皮范围上自剑突下，两侧至腋中线，下达阴阜和大腿内上1/3处。

（3）检查血型、必要的备血。

（4）阴道准备：经腹全子宫切除术者，术前3天每日用1：5 000高锰酸钾液或1：1 000苯扎溴铵液冲洗阴道，如有阴道流血，改用0.5%氯已定醇溶液（洗必泰酊）擦洗阴道，每日1次，共3次；手术当日须再次阴道冲洗，冲洗后拭干。宫颈癌和子宫内膜癌的病人冲洗擦干后，在宫颈和穹隆部涂1%甲紫（龙胆紫），并填塞无菌纱布条。

（5）胃肠道准备：妇科腹部手术者术前1天晚饭减量，进软食，午夜后禁食；睡前予肥皂水或生理盐水灌肠1次，也可用口服番泻叶水代替；手术当日晨再次灌肠。

（6）为保证休息，术前1日晚按医嘱睡前给予镇静安眠药。

（7）手术当日护理：测生命体征。去手术室前30分钟，留置导尿管，排空膀胱，然后用无菌纱布将导尿管口包扎紧；按麻醉科医嘱，术前肌注苯巴比妥钠、硫酸阿托品等药物。入手术室前嘱病人取下义齿、贵重物品交家属保管。按手术需要将病历、输液瓶及药物等带往手术室，送病人至手术室，并与手术室护士交接班。

三、腹部手术后病人的护理

（一）护理评估

1. 健康史

通过与麻醉师交接班、查阅手术记录，了解术中经过情况，如手术范围、术中出血量、麻醉用药情况及有无需要特别注意的情况。

2. 身体状况

术后24小时内，麻醉作用消失后，病人感到刀口疼痛，术后2～3天可自行减轻。手术后，病人常有恶心、呕吐反应。有腹胀者一般于手术后2～3天内自然消退。术后应重点评估病人的面色及生命体征，及时发现内出血征象。术后1～2天体温可略升高，但不超过38℃。了解有无保留导尿管，导尿管是否通畅，估计尿量（每小时尿量至少50 mL以上）。观察腹壁伤口有无渗血、渗液及感染的征象；注意阴道出血及分泌物的情况。

3. 心理社会状况

病人对手术是否成功表现出极大的关心，对手术后出现的不适感到紧张、焦虑。病人及其配偶可能对术后体力的恢复、性生活的恢复表示担忧。

4. 实验室检查及其他检查

电解质、二氧化碳结合力测定，以了解有无电解质紊乱、酸碱平衡失调；血常规检查，以了解有无贫血及感染。

（二）护理诊断

1. 疼痛

腹部或会阴部疼痛、咳嗽及活动受到限制，与手术切口有关。

2. 自理能力缺陷

衣食起居受限制，与手术及术后输液有关。

3. 知识缺乏

与缺乏术后康复的有关知识有关。

4. 有感染的危险

与手术切口、术后机体抵抗力降低有关。

（三）护理措施

1. 一般护理

（1）准备工作

将病人送往手术室后，病房护士应准备麻醉床及术后所需的用具，如血压计、听诊器、输液架、尿管接管、尿袋和氧气，有条件者备心电监护仪等。

（2）体位

全身麻醉病人在尚未清醒前应有专人守护。去枕平卧，头侧向一旁。蛛网膜下腔麻醉者，去枕平卧12小时。硬膜外麻醉者，去枕平卧6～8小时。如病人无特殊情况，血压平稳，一般情况良好，术后次晨取半卧位。这样有助于腹部肌肉放松，降低腹部切口张力，减轻疼痛；有利于深呼吸，增加肺活量，减少肺不张情况的发生。同时，半卧位也有利于腹腔引流，术后腹腔内血性液体、炎症渗出液以重力作用向直肠子宫陷凹引流，避免对膈肌激惹，减少脏器刺激。护士要经常巡视病人，注意观察病人意识及肢体感觉的恢复情况；保持床单清洁、平整，协助病人维持正确的体位。鼓励病人活动肢体，每15分钟进行一次腿部运动，防止下肢静脉血栓形成。每2小时翻身、咳嗽、做深呼吸1次，有助于改善循环和促进良好的呼吸功能。老年病人的卧床时间、活动方式及活动量须根据具体情况进行调整。注意防止老年人因体位变化引起血压不稳定，突然起床时发生跌倒的情况，随时提供必要的扶助，特别需要耐心地反复交代相关事项，直到确定其完全掌握为止，例如呼唤开关的使用等。

（3）密切观察生命体征

病人回病房后，根据手术大小、病情轻重，每 0.5 ~ 1 小时测血压、脉搏、呼吸 1 次，直至平稳。术后 3 天每日测体温、脉搏、呼吸 4 次，正常后改为每日 2 次。

（4）饮食

腹部手术患者当天禁食；术后 1 ~ 2 天进流食，忌食牛奶、豆浆等产气类食物，以防发生肠胀气；以后逐渐改为半流质和普通饮食。术后每日应补充足够的热量和维生素 C；饮食上，每餐除给鸡蛋、肉、牛奶类外，必须搭配主食或副食。

（5）大小便

发现尿少、血尿，须及时通知医生。一般术后 24 ~ 48 小时可拔除导尿管，广泛性全子宫切除和盆腔淋巴结清除术留置 10 ~ 14 天。经阴全子宫切除术和阴道前后壁修补术，必须留置导尿管 3 ~ 5 日，在拔管后 6 小时内，注意病人能否自行排尿，必要时须再次保留尿管，定时开放，以锻炼膀胱肌肉，促使排尿功能的恢复。腹部手术后 4 天仍未解大便者，可遵医嘱给予缓泻剂或开塞露；无效时，可予肥皂水灌肠。

（6）介绍有关康复的知识，做好生活护理

在自理能力恢复以前，协助进食、休息、穿着、上厕所。将日常生活用品及呼叫器放于伸手可及之处。

（7）鼓励自理，早下床活动

卧床时鼓励病人多翻身，注意下肢的活动。拔除导尿管后应鼓励病人早期下床活动。第一次下床时应有人陪伴在侧，注意安全，或扶着床边活动，以后活动量逐渐增大。活动量的多少视病人的耐受力而定，如果有头晕心慌立即休息。

2. 疼痛的护理

虽然术后疼痛是常见的问题，但妇产科手术病人术后疼痛并不严重。腹式子宫切除术后，疼痛和不适通常集中在切口处，其他还可能有下背部和肩膀，多因在手术台上的体位所致。病人在麻醉作用消失后，会感到伤口疼痛，通常手术后 24 小时内最为明显。持续而剧烈的疼痛会使病人产生焦虑、不安、失眠、食欲不振，甚至保持被动体位，拒绝翻身、检查和护理等。护士应牢记：病人只有在不痛的情况下才能主动配合护理活动，进行深呼吸、咳嗽和翻身。为此，须根据病人具体情况，及时给予止痛处理，以保证病人在舒适状态下配合完成护理活动。具体处理措施如下：

（1）保持室内安静，提供舒适环境，帮助病人床上翻身及小便。

（2）必要时可遵医嘱给予镇静止痛剂。

（3）恶心、呕吐时用弯盘盛接，给温水漱口，同时扶住切口两侧的腹壁以减轻疼痛。

3. 腹胀

术后腹胀多因术中肠管受到激惹使肠蠕动减弱所致。病人术后呻吟、抽泣、憋气等可咽入大量不易被肠黏膜吸收的气体，加重腹胀。一般情况下肠蠕动于术后 12～24 小时开始恢复，此时可闻及肠鸣音。通常术后 48 小时恢复正常肠蠕动，一经排气，腹胀即可缓解。如果术后 48 小时肠蠕动仍未恢复正常，应排除麻痹性肠梗阻、机械性肠梗阻的可能。刺激肠蠕动、缓解腹胀的措施很多，具体如下：

（1）采用生理盐水低位灌肠，1、2、3 灌肠，热敷下腹部及采取针灸理疗等。

（2）在肠蠕动已恢复但仍不能排气时，可针刺足三里，或按医嘱皮下注射新斯的明（0.5mg），肛管排气，等等。

（3）术后早期下床活动可改善胃肠功能，预防或减轻腹胀。

（4）如因炎症或缺钾引起，则按医嘱分别补以抗生素或钾；形成脓肿者则应及早切开引流。

4. 预防感染

（1）注意体温及伤口情况，如有体温异常升高，伤口红肿、硬结或化脓等情况，应及时报告医生。

（2）保持会阴清洁、干燥，每日擦洗两次，勤换消毒会阴垫。

（3）保留导尿管期间应保持尿管通畅，每日更换尿管接管及无菌尿袋。

（四）健康教育

健康教育内容应包括自我照顾技巧、生活形态改变后的适应、环境调整及追踪照顾的明确指导；还要提供饮食、药物使用、运动忍受度、可能的并发症及出院指导。为了保证效果，宜列出具体内容的细目单。例如子宫切除术病人的出院前教育主要包括以下几个内容：

1. 指导术后病人执行腹部肌肉增强运动，加强因手术而影响的肌肉运动。

2. 术后两个月内避免提举重物，防止正在愈合的腹部肌肉用力，并应逐渐加强腹部肌肉的力量。

3. 未经医护人员允许，避免从事会增加盆腔充血的活动，如跳舞、久站等，因盆腔组织的愈合需要良好的血液循环。

4. 未经医师同意，避免阴道冲洗和性生活，否则会影响阴道伤口愈合，并引起感染。

5. 出现阴道流血、异常分泌物时应及时报告医师。

6. 按医嘱如期返院接受追踪检查。

7. 及时澄清病人及家属的疑问。

四、急诊手术病人的护理要点

遇到急诊手术病人，则要求护士动作敏捷，在最短时间内扼要重点地了解病史，问清医师准备实施的手术类型，医护密切配合，使工作有条不紊。

（一）提供安全环境

在病人对自己病情一无所知的情况下，护士通过实施娴熟技术，使病人确信自己正被救治中。配合医师向家属耐心解说病情，解答提问，并告知一些注意事项，让家属了解目前正为病人进行的各种术前准备工作。在条件许可的情况下允许家属陪伴，避免病人初到新环境出现孤独感。

（二）迅速完成术前准备

急诊病人通常病情危重，处于极度痛苦、衰竭、甚至休克状态。病人到来后，护士须立即观察病情并详细记录病人的神志、体温、血压、脉搏、呼吸等。遇到失血性休克病人，除抢救休克外，手术前准备力求快捷。如用肥皂水擦洗腹部；常规备皮后不必灌肠；如情况允许，刚进食者手术可推迟 2 ~ 3 小时进行；阴道准备可与手术准备同时进行；等等。

总之，在术前准备的全过程，要保证病人在舒适的环境中获得心理安全感。医护人员要在最短时间内以熟练的专业技术，完成腹部手术准备，并取得病人和家属的信任，使护理对象确信自己在接受最佳的治疗方案，这里的医护人员具备相当的经验，病痛将迅速得到缓解。

第二节 妇科外阴、阴道手术护理常规

一、妇科外阴、阴道手术护理特点

外阴手术是指女性外生殖器部位的手术，该手术区域血管神经丰富、组织松软等特殊的组织学、解剖学特点，导致患者易出现疼痛、出血、感染等问题。手术暴露部位涉及身体隐私处，患者在心理上常具有身体意向紊乱、自尊低下等问题。

二、手术适应证

1. 外阴、阴道及宫颈病变、创伤。

2. 生殖道瘘、畸形。

3. 子宫、阴道前后壁脱垂。

4. 子宫黏膜下肌瘤及阴式子宫切除等。

三、护理要点

（一）心理护理

解答疑问，鼓励表达，进行个体化心理指导，帮助患者选择适宜的应对措施，消除患者的紧张情绪，使其主动配合手术。进行术前准备、检查时使用屏风遮挡患者，尽量减少暴露，减轻患者的羞怯感。做好家属的工作，使其理解患者，积极配合治疗和护理工作。

（二）术前检查

术前协助患者做好血尿系列、肝肾功能、凝血试验、医院感染九项指标、心电图、B超、CT等各项检查，进行皮试、配血等。

（三）全身情况准备

1. 详细了解患者全身重要器官的功能，正确评估患者对手术的耐受力，如有贫血、高血压、心脏病、糖尿病等内科合并症应遵医嘱给予纠正。

2. 观察患者生命体征，注意有无月经来潮，有异常及时通知医师。

（四）肠道准备

1. 术前3日开始进无渣、半流质饮食，并遵医嘱给予肠道抗生素口服。

2. 术前1日口服甘露醇导泻，术日晨清洁灌肠。

（五）阴道准备

术前3日每日冲洗阴道或坐浴2次，常用1∶5 000高锰酸钾溶液。

（六）皮肤准备

备皮范围上至耻骨联合上10 cm，下至会阴部及肛周，腹股沟及大腿内侧上1/3处。

（七）膀胱准备

入手术室前，嘱患者排空膀胱。

（八）其他

1.术前指导患者充分休息，保证睡眠，必要时给予口服镇静药物。

2.告知患者将贵重物品交由家属妥善保管。

3.根据不同手术，备齐各种用物，如软垫、支托、阴道模型、丁字带、绷带等。

（九）健康教育

1.酌情向患者解释术前准备的目的、方法及注意事项等。

2.指导患者学习床上使用便器。

3.讲解手术过程中常用体位及术后维持相应体位的重要性。

4.指导患者正确的咳痰方法，以防术后并发症。

5.指导患者床上肢体功能锻炼的方法。

四、术后护理要点

（一）根据不同手术采取相应体位

1.处女膜闭锁及有子宫的先天性无阴道患者，术后应取半卧位。

2.外阴癌根治术后的患者应取平卧位，双腿外展屈膝，膝下垫软枕，以减少腹股沟及外阴部张力。

3.行阴道前后壁修补或盆底组织修补术后的患者应以平卧位为宜，禁止半卧位，以减轻外阴阴道张力。

（二）切口护理

1.外阴、阴道肌肉组织少，切口张力大，愈合困难，护理人员应密切观察会阴切口情况，注意有无渗血、红、肿、热、痛等炎症反应。

2.注意观察局部皮肤颜色、温度、湿度，有无皮肤或皮下组织坏死。

（三）切口引流管护理

注意保持引流管通畅，观察引流液量、性质，详细、准确、及时记录引流管状态、引流情况。

（四）留置尿管的护理

1. 根据手术范围或病情保留尿管 2 ~ 10 日，保持尿管通畅，勿扭曲、打折。

2. 观察尿色、量、性质，如有异常及时通知医师处理。

3. 对尿瘘修补术后留置尿管者，如发现尿管引流不畅需及时查找原因并予以处理。

4. 拔除尿管前应进行膀胱功能训练，拔除尿管后应嘱患者尽早排尿，测残余尿量。

5. 注意观察患者排尿情况，如有排尿困难，给予诱导、热敷等措施帮助排尿，必要时重新留置尿管。

（五）饮食及肠道护理

外阴、阴道手术后，为防止患者粪便对伤口的污染及排便时对伤口的牵拉，应控制首次排便的时间。一般术后当日、术后第 1 日禁饮食，术后第 2 日可进流质饮食，之后逐渐进食少渣、半流质饮食、普通饮食。从术后第 5 日开始遵医嘱给予液状石蜡口服，使大便软化，避免排便困难影响切口愈合。

（六）外阴护理

1. 保持外阴清洁、干燥，勤更换内衣、内裤及会阴垫。

2. 每日用 0.5% 聚维酮碘擦洗会阴 2 次，每次排便后擦洗会阴 1 次。

3. 注意观察外阴局部有无渗血、渗液，注意观察阴道分泌物的量、性质、颜色及有无异味，有异常及时通知医师。

4. 术后阴道内填塞纱布宜在 12 ~ 24 小时取出，取出后及时核对纱布数目并准确记录。

（七）避免增加腹压的动作

告诉患者避免蹲、用力排便等增加腹压的动作，以免影响切口愈合。

（八）减轻疼痛

外阴神经末梢丰富，对疼痛敏感，应给予患者及时、充分的止痛，可遵医嘱给予镇痛剂或者使用自控镇痛泵，并注意观察用药后的止痛效果。

（九）健康教育

1. 注意休息，保持良好心态。

2. 进食高蛋白、高维生素饮食，多食瘦肉、蛋类及新鲜果蔬。

3. 避免重体力劳动及增加腹压的动作，逐渐增加活动量。

4. 保持外阴部清洁。

5. 术后一般应休息 3 个月，禁止性生活及盆浴。

6. 出院 1 个月后复诊，术后 3 个月再次复诊，经医师检查确定伤口完全愈合后在医师指导下恢复性生活。

7. 告知患者如有病情变化，及时就诊。

第三节 不孕症与辅助生殖技术的护理

一、不孕症

凡婚后未避孕，有正常性生活，同居 2 年而未妊娠者，称为不孕症。不孕症可分为原发性和继发性。婚后有正常性生活从未妊娠者，称为原发不孕；有过妊娠史而后不孕者，称为继发不孕。

（一）病因

妊娠是一个发生在男女双方的生理过程，需要有正常的卵子和精子，因此，不孕的原因分为男方因素、女方因素和双方因素。一般情况下，女方因素占 40% ~ 55%，男性因素占 25% ~ 40%，双方因素约占 20%，免疫和不明原因的约占 10%。

1. 女方因素

以排卵障碍及输卵管因素最为常见。

（1）排卵障碍：正常排卵需下丘脑 – 垂体 – 卵巢性腺轴功能正常，其中任何环节功能失调或器质性病变，都可造成暂时或长期的卵巢功能障碍而导致无排卵。

（2）输卵管因素：是不孕的常见原因。凡可造成输卵管的机械性阻塞、影响输卵管蠕动功能及伞端捡拾卵子功能的因素均可导致不孕。如输卵管炎症、各种输卵管手术后的粘连、输卵管发育异常及肿瘤压迫等。近来许多资料显示性传播疾病如淋球菌、沙眼衣原体、支原体感染也可导致不孕，可能是感染造成了输卵管的损伤引起。

（3）子宫因素：子宫畸形、子宫肌瘤、子宫内膜息肉或慢性炎症、子宫腔粘连等均可导致不孕。子宫问题并不一定引起受孕的困难，但常是妊娠后流产的原因。

（4）宫颈因素：宫颈异常将影响精子的活动、上游与储存而导致不孕。如子宫颈炎症、子宫颈重度糜烂、宫颈发育异常、宫颈肿物。

（5）外阴、阴道因素：处女膜发育异常、阴道部分或完全闭锁等可影响性生活或阻碍精子进入宫颈口而致不孕。严重的阴道炎也可影响受孕。

2. 男方因素

主要是生精障碍与输精障碍。

（1）精液异常：如少精症、弱精症、畸形精子症、无精症、无精浆症。

（2）性交功能及射精功能障碍：外生殖器发育不良，心理原因导致的勃起不足等。

3. 双方因素

（1）缺乏性生活的基本知识，造成性生活障碍而导致不孕。

（2）心理上存在某种障碍，男女双方盼孕心切造成的精神过度紧张。

4. 免疫因素

包括同种免疫、自身免疫、女方体液免疫和子宫内膜局部细胞免疫异常。

5. 原因不明的不孕症

（二）辅助检查

不孕症夫妇双方均需要进行全面检查。

1. 男方检查

（1）一般情况检查：详细询问病史，了解性生活、性功能等情况。进行全面的体检，重点是外生殖器的检查。

（2）精液检查：精液检查是不孕症的常规检查项目。精液的参考指标包括：射精量 ≥ 2 mL，精子密度 $\geq 20 \times 10^9$/L，总精子数 $\geq 40 \times 10^6$，向前运动精子（a+b 级）$\geq 50\%$，活精 $\geq 50\%$，正常形态精子 $\geq 15\%$，白细胞 $< 1 \times 10^6$/mL。低于以上指标为异常。

2. 女方检查

（1）病史采集：认真询问患者的一般情况，包括婚育史、性生活情况、避孕情况、月经史、家族史及以往病史等。

（2）体格检查：进行全身的体格检查，应注意第二性征的发育情况。

（3）卵巢功能检查：主要了解卵巢的排卵功能、内分泌功能及卵巢储备能力。常用的方法有：基础体温测定、子宫颈黏液评分、血清内分泌激素的检测及超声监测卵泡发育、排卵的情况。

（4）输卵管通畅试验：主要有子宫输卵管通液术、子宫输卵管碘液造影等检查方法。

（5）超声影像学检查：超声检查是诊断不孕的常用手段。超声检查可发现子宫、卵巢、输卵管的器质性病变，连续超声可监测卵泡发育、排卵、黄体形成等征象。超声还可显示卵巢窦卵泡的数目，以判断卵巢储备功能。

（6）腹腔镜检查：腹腔镜下可直视观察盆腔内情况，同时还可以进行治疗性操作。

（7）子宫腔镜检查：直视下了解子宫腔内情况，必要时可与腹腔镜同时进行，更有利于全面评价患者的情况。

（8）子宫内膜组织学检查：主要是了解卵巢功能及子宫内膜对卵巢激素的反应，并能发现子宫内膜病变。

（9）输卵管镜检查：可直视下了解输卵管内情况，有无阻塞，并了解输卵管蠕动情况。

（10）精子免疫学检查：可检查抗精子抗体。

（11）性交后试验。

（三）治疗方法

1. 器质性病变的治疗

针对病因积极进行治疗子宫畸形、子宫发育异常、子宫肌瘤、子宫内膜异位症、阴道畸形、生殖器炎症等。

2. 输卵管性不孕的治疗

根据病因选择不同的治疗方法。常用的治疗方法有输卵管通液术，腹腔镜下或开腹直视下行盆腔粘连松解术或输卵管伞端成形术或输卵管腔插管疏通术等。

3. 促排卵药物的治疗

促排卵治疗只应用于女方排卵障碍所致的不孕症或用于正常排卵妇女在进行助孕技术时超排卵刺激周期。常用的药物有枸橼酸克罗米酚、人绝经后促性腺激素、卵泡刺激素、人绒毛膜促性腺激素、促性腺激素释放激素及其类似物、溴隐亭等。

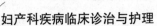

4. 辅助生育技术

常见的辅助生育技术有：人工授精、体外受精与胚胎移植、显微授精技术、配子输卵管移植、供卵、供胚胎及植入前遗传学诊断等。体外受精与胚胎移植是辅助生育技术发展的基础。

（四）护理评估

1. 病史

了解患者的月经情况：有无闭经、月经稀发或少经、不规则阴道出血或单纯不孕。询问男女双方的病史，了解其中与不孕相关的因素包括手术史、盆腔炎、结核及其他疾病。了解婚孕史：双方年龄、不孕时间、性交频率、人工流产、中期引产、异位妊娠。有无精神压力、精神打击、服用药物情况、生活方式的改变等。

2. 身心状况

了解患者对不孕症的认知程度，了解患者目前所承受的精神压力和心理负担，自身的应对能力；了解患者对治疗效果的信心度，以及家属给予患者的支持力度。

（五）护理问题

1. 知识缺乏

缺乏生育与不孕的相关知识。

2. 绝望

与治疗效果不佳或因不孕受到家庭、周围人群的歧视有关。

3. 慢性疼痛

与慢性盆腔炎或子宫内膜异位症引起的瘢痕粘连及盆腔充血有关。

（六）护理措施

1. 心理护理

不孕患者由于盼子心切等多种因素，她们认为无孩子的家庭是不完美的，从而导致心理压抑，甚至感到绝望。护士在与患者的接触中要充分理解她们，了解她们的顾虑，减轻其思想压力。同时做好患者家属的工作，讲明他们的支持与理解对患者具有极其重要的影响。最终达到夫妻双方在所能达到的最佳心理状态下配合检查及治疗。

2. 健康指导

除器质性病变外，环境、职业污染、饮食习惯、生活习惯、精神因素均可引起不孕。故须指导有生育要求的患者：①远离噪声、高热、缺氧的环境，避免接触射线和有毒物质。这些因素可直接或间接地影响卵子和精子的发育及质量而造成不孕。②纠正饮食习惯：注意营养搭配，防止出现营养不良或营养过剩。保证微量元素、维生素的摄入量。③改变不良的生活习惯：避免酗酒、吸烟、吸毒、不规律的作息。④加强体育锻炼：具备健康的体魄，肥胖者须增强运动，注意减肥，因为肥胖会引起内分泌的失调，造成不孕。⑤缓解紧张的精神、保持稳定的情绪、和谐的夫妻关系是保证正常的性功能及受孕的基础。

3. 教会妇女提高妊娠率的技巧

①在性交前、中、后勿使用阴道润滑剂或进行阴道灌洗，不要在性交后立即如厕，而应该卧床，并抬高臀部，持续 20 ~ 30min，以使精子进入宫颈；②选择适当的日期性交，如在排卵前 2 ~ 3 天或排卵后 24h 内增加性交次数，以增加受孕的机会。

二、辅助生殖技术

（一）夫精人工授精

人工授精是指通过人工方式将丈夫的精液或供者的精子注入女性生殖道内，包括阴道内、宫颈内、宫腔内、输卵管内、腹腔内，甚至卵泡内，以帮助不孕不育夫妇获得妊娠的一种助孕方法。按精子的来源分为夫精人工授精（AIH）和供精人工授精（AID）或治疗性供精人工授精（TDI）。按精子注射的部位分为阴道内人工授精（IVI）、宫颈内人工授精（ICI）、宫腔内人工授精（IUI）、输卵管内人工授精（IFI）、腹腔内人工授精（IPI）、卵泡内人工授精（IFI）。临床上，IUI 使用最为广泛，其次是 ICI，其他方法的人工授精较为少用。

（二）体外受精和胚胎移植

体外受精与胚胎移植（IVF-ET）是将不孕患者夫妇的卵子和精子取出体外，在体外培养系统中受精并发育成胚胎后将胚胎移植入子宫腔内，达到妊娠目的，俗称试管婴儿。

1. 护理评估

（1）适应证：①女方各种因素导致的配子运送障碍，如双侧输卵管阻塞、输卵管阙如、严重盆腔粘连或输卵管手术史等输卵管功能丧失者；②排卵障碍，经反复常规药物治疗或结合宫腔内人工授精技术治疗后未获妊娠者；③子宫内膜异位症，经常规药物或手术治疗后未获妊娠者；④男方少、弱、畸精子症，如经人工授精技术治疗仍未获妊娠，或男方因素严重程度不适宜实施人工授精者；⑤免疫性不孕与不明原因不孕，如反复人工授精或其他常规治疗仍未获妊娠者。

（2）禁忌证：①男女任何一方患有严重的精神疾病、泌尿生殖系统急性感染、性传播性疾病；②患有国家《母婴保健法》规定的不宜生育且目前无法进行产前诊断或胚胎植入前遗传学诊断的遗传性疾病；③任何一方具有吸毒等严重不良嗜好；④任何一方接触致畸量的射线、毒物、药物并处于作用期；⑤女方子宫不具备妊娠功能或严重躯体疾病不能承受妊娠者。

（3）了解病人的年龄、家庭状况和不孕史，评估其心理状态及对 IVF 的了解程度。

（4）男女双方 IVF 术前常规检查是否完善和正常。

（5）"三证"即身份证、结婚证、计划生育服务证（或符合国家计划生育政策的相关生育指标证明）是否齐全；是否已签署相关知情同意书。

2. 护理要点

（1）详细介绍 IVF-ET 流程安排、费用、成功率及相关风险。

（2）指导患者完成 IVF 术前各项常规检查。

（3）审核患者三证原件并保留复印件。

（4）遵医嘱正确使用促排卵方案，指导患者完成各项治疗。

（5）心理护理贯穿 IVF-ET 全过程，通过宣教，减轻患者的心理负担。

（6）及时完成及记录随访结果。

3. 健康教育

（1）向患者夫妇说明 IVF-ET 的全过程、费用、成功率及有关并发症和风险。

（2）介绍就诊环境和就诊流程。

（3）解释 IVF-ET 各步骤配合及相关注意事项。

（4）接受病人咨询，减轻患者夫妇忧虑、恐惧等不良情绪。

4. 控制性超排卵

控制性超排卵（COH）是指应用药物在可控的范围内诱发超生理状态的多个卵泡的发育和成熟。

5. 经阴道超声显像引导下穿刺取卵

经阴道超声显像引导下穿刺取卵术（OPU）是经阴道超声显像引导下，穿刺卵泡，抽取卵泡液，从而获得卵子。这是一种安全、有效、相对简单、可重复进行的取卵术式，是目前 IVF 常规收集卵子的方法。

6. 胚胎移植

胚胎移植（ET）是指通过胚胎移植导管把体外受精培养获得的胚胎移植到子宫腔内。目前大多数采用经腹 B 超引导胚胎移植。通常在受精后第 2 ~ 3 天进行卵裂期胚胎移植，或在受精后第 5 天进行囊胚移植。35 岁以下第 1 周期移植的胚胎数不超过 2 个，其他情况下移植的胚胎数不超过 3 个。

（三）卵细胞胞质内单精子注射

卵细胞胞质内单精子注射（ICSI）技术是将单个精子通过显微注射的方法注入卵母细胞胞质内，从而使精子和卵母细胞被动结合受精，形成受精卵并进行胚胎移植，达到妊娠目的。

1. 护理评估

（1）适应证：①严重的少、弱、畸精子症；②不可逆的梗阻性无精子症；③生精功能障碍（排除遗传缺陷疾病所致）；④免疫性不孕；⑤体外受精失败；⑥精子顶替异常；⑦须行植入前遗传学诊断者。

（2）禁忌证：①男女任何一方患有严重的精神疾病、泌尿生殖系统急性感染、性传播性疾病；②患有不宜生育且目前无法进行产前诊断或胚胎植入前遗传学诊断的遗传性疾病；③任何一方具有吸毒等严重不良嗜好；④任何一方接触致畸量的射线、毒物、药物并处于作用期；⑤女方子宫不具备妊娠功能或严重躯体疾病不能承受妊娠者。

（3）了解病人的年龄、家庭状况和不孕史，评估其心理状态及对 ICSI 的了解程度。

（4）男女双方 ICSI 术前常规检查是否完善。

（5）男方精液异常还是无精子症。

（6）"三证"即身份证、结婚证、计划生育服务证（或符合国家计划生育政策的相关生育指标证明）是否齐全；是否已签署相关知情同意书。

2. 护理要点（附睾 / 睾丸穿刺取精术）

（1）物品准备

①无菌手术包内有孔巾 1 条、弯盘 1 个、输精管分离钳 1 把、眼科镊 1 个、眼科剪 1 把、大方纱 10 块。

②碘伏、外用生理盐水、头皮针 1 支、10 mL 注射器 1 个、30 mL 注射器 1 个、大头棉签数根、灭菌无粉手套 2 双。

（2）操作步骤与配合

①嘱患者解小便，取膀胱截石位。

②用碘伏擦洗外阴、阴茎、阴囊，再用外用生理盐水彻底冲洗，避免消毒液残留。

③用 10ml 注射器吸 0.1% 利多卡因 10 mL 做局麻准备。

④附睾取精者，局麻后协助医生从附睾抽吸精液，并把抽出液注入装有培养液的培养皿传递至培养室检查有无精子。如发现有足够精子，结束手术。如未发现精子或精子数量不足，穿刺抽吸另一侧附睾。如仍未发现精子，则行睾丸取精术。

⑤睾丸取精时，协助医生将从睾丸取出的曲细精管放在装有培养液的培养皿，传递至培养室培养。

⑥术毕用纱布块按压穿刺部位，穿刺点无出血后用大方纱垫包阴囊，穿紧身内裤。

⑦术后注意观察手术部位有无出血、阴囊肿胀，嘱不适随诊。

⑧睾丸取精者，嘱其等通知方可离院，因为取出的曲细精管内不一定有精子，如没有精子，患者夫妇要决定是否冷冻卵子。

⑨按医嘱口服抗生素 3 天。

3. 健康教育

（1）术后适当休息，避免剧烈运动。

（2）手术日要穿紧身三角内裤，有利于固定纱布压迫止血。如有出血、发热等不适应及时随诊。

（四）辅助生殖技术并发症及其护理

1. 卵巢过度刺激综合征

卵巢过度刺激综合征（OHSS）是指卵巢在过度的性腺激素刺激下，因卵巢形态改变及产生过多的卵巢激素或激素前体所致的一种综合性疾病。

（1）一般护理

①心理护理

a. 提供正向信息，增强患者信心。

b. 鼓励患者表达情感，给予同情。

c. 为患者提供交流和活动机会。

d. 帮助患者分析可利用的支持系统，鼓励家属给予帮助。

②卧床休息，因卵巢大而脆，易发生破裂或蒂扭转，应禁止做盆腔、腹腔检查及重压和剧烈运动。轻度 OHSS 一般不须特殊处理。

③鼓励进食，宜少食多餐。

（2）遵医嘱采取治疗、护理措施

①注意观察病情变化，中重度 OHSS 患者定时测量生命征。

②准确记录出入液量，每日测体重、腹围。

③正确采集各种标本，及时送检。

④注意观察药物反应。

⑤注意识别继发于 OHSS 的严重并发症如卵巢破裂或蒂扭转、肝肾功能损害、血栓形成。

⑥注意观察有无呼吸急促、胸痛，注意监测血氧饱和度，有异常及时报告医师。

⑦中、重度 OHSS 患者卧床休息，注意观察皮肤改变，定时翻身，预防压力伤。

⑧对外阴水肿的患者，注意外阴部皮肤改变，可使用无菌会阴垫轻轻托扶，谨防破溃。注意观察水肿消退情况。

（3）加强多胎妊娠产前监测，建议孕妇提早入院观察

（4）健康教育

①告知患者及家属 OHSS 相关知识及注意事项，减轻患者的焦虑情绪。

②向患者讲解必要的检查程序、治疗及护理措施，以取得患者及家属的理解和配合。

③鼓励患者进食，增强信心，宜少食多餐，可进食蛋汤、蘑菇汤、西瓜汁等。

④保持心态平和，鼓励患者表达情感，鼓励家属给予持续心理支持。

⑤合理膳食，多食新鲜蔬菜、水果，防止便秘。

2. 多胎妊娠减胎术

选择性减胎术可经腹部、阴道进行，通过减少胎儿数目，降低多胎妊娠并发症，改善围生期结局，保护母婴安全。

护理评估如下：

（1）适应证：多胎妊娠。

（2）测量体温：一般体温 37.3℃以上时应延迟手术。

（3）嘱病人进食，不宜空腹，并排空膀胱。

（4）了解孕妇心理状态。

（5）了解妊娠胎数、孕周。了解术前血常规、血型、凝血三项、尿常规及肝功能等。

（6）夫妇双方签署知情同意书。

第四节 计划生育妇女护理

一、避孕方法及其护理

避孕是指用科学的方法，在不影响正常性生活和心理健康的条件下，使妇女暂时不受孕，其作用机制是阻止精子和卵子结合，改变宫腔内环境，使其不宜受精或使受精卵不容易着床和发育。避孕方法有药物避孕法、工具避孕法、安全期避孕法、免疫避孕法等。

（一）药物避孕法

国内常用的避孕药为人工合成的甾体激素类药物，其优点为安全、有效、经济，是育龄妇女采取的主要避孕措施之一。其制剂主要是雌激素衍生物、睾酮衍生物、孕酮衍生物或它们的复合制剂。

1. 护理评估

（1）健康史

询问妇女年龄、婚育史及过去和现在疾病史，以决定是否适合药物避孕，是否自愿接受药物避孕。

（2）身体评估

做全身系统体格检查、妇科检查和肝肾功能检查，有异常者不应使用药物避孕。

（3）心理社会评估

评估妇女及其丈夫对药物避孕知识的了解程度。

2. 常见的护理诊断

（1）知识缺乏

缺乏药物避孕知识。

（2）舒适改变

与类早孕反应、突破性出血、体重增加等有关。

（3）焦虑

与药物的副作用或担心避孕失败有关。

3. 护理措施

（1）心理护理

热情接待,做好细致的解释工作,帮助选择适宜的药物,消除思想顾虑,使其树立信心,乐于接受和配合。

（2）掌握用药的适应证和禁忌证

对有禁忌证者应耐心说明情况,并建议采取其他避孕措施。

（3）用药指导

①短效避孕药片使用较多,应详细交代,使病人熟知其使用方法及补救措施。药物应存放于阴凉干燥处,药物受潮后不要使用,因药片潮解可影响避孕效果。同时注意不要放在儿童能取到的地方。

②向服药的妇女强调按时服药的重要性,若漏服应在次日晨补服,以免发生突破性出血或避孕失败。

③长效避孕针剂应用时,要将药液吸尽注射,并做深部肌内注射。欲停用时,嘱病人要在停药后口服短效避孕药 3 个月,以免引起月经紊乱。

④服药期间禁用巴比妥、利福平等可使肝酶活性增强的药物,因其能加速药物代谢,降低血中避孕药水平,影响避孕效果。

⑤做好登记随访工作

观察用药后情况,随时发现问题,及时指导解决,并对使用避孕药做出恰当的评价。

（二）工具避孕法之一——宫内节育器

工具避孕是指利用工具阻止精子进入阴道或子宫腔,或改变子宫腔内环境,而达到避孕的目的。常用的避孕工具有宫内节育器和男用避孕套。

1. 护理评估

（1）健康史

近期有无全身及生殖器急慢性疾患病史,过去有无严重心、肝、肾脏疾病及血液病史。

（2）身体评估

询问其年龄、月经史、生育史、末次月经干净时间、是否愿意放置宫内节育器。

（3）心理社会状况

评估心理问题,有无焦虑等不良情绪。

2. 护理诊断

（1）知识缺乏

与缺乏避孕知识有关。

（2）焦虑

与工具避孕副作用及其并发症有关。

3. 护理措施

（1）术前护理

①协助医生了解有关禁忌证。

②做好心理护理、解除病人对手术的恐惧心理。

（2）术中配合

①核对受术者姓名、手术名称、测量体温。提醒病人排空膀胱，取膀胱截石位，协助消毒外阴阴道。

②检查器械包消毒有效期，并逐层铺开，取出消毒溶液棉球并置于弯盘内。

③根据探测的宫腔深度或宽度，选择相应大小的节育器。

④指导受术者配合手术。注意受术者的主诉，有无急性腹痛等症状，对于剖宫产术后和处于哺乳期的受术者应加倍观察在术中的情况，发现异常及时报告医生。

⑤保证物品的供应，配合手术，顺利完成。

⑥宫内节育器放置前和取出后，均应给受术者确认。

（3）术后护理

可让受术者在观察室休息片刻，无异常后即可回家休息。

（4）做好健康指导

①术后休息 3 日。

②2 周内禁止同房和盆浴。

③保持外阴清洁，嘱病人如术后严重腹痛、发热、出血多随时就诊。

④术后 1 个月、3 个月、半年、1 年各复查 1 次，以后每年复查 1 次，复查一般安排在月经干净后。

⑤放置的宫内节育器达到规定的期限后，应到医院取出或更换，以免影响避孕效果。

（三）工具避孕法之二——避孕套

避孕套为男性避孕工具，性生活时套在阴茎上，使精液排在套内而不进入宫腔，既可达到避孕的目的，又可防止性病传播。避孕套为筒状优质薄型乳胶制品，顶端呈小囊状，筒径有 29 mm、31 mm、33 mm、35 mm 四种，排精时精液储留于小囊内，使精子不能进入宫腔，达到避孕目的。现采用甲基硅油作隔离剂，以提高避孕套的透明度和润滑性。每次性生活时均应更换新的避孕套，选择合适避孕套型号，吹气检查证实确无漏孔，排去小囊内空气后方可应用。射精后阴茎尚未软缩时，即捏住套口和阴茎一起取出。避孕套还具有防止性传播疾病的传染作用，故被广泛应用。

（四）其他避孕方法

1. 安全期避孕法

指通过避开易受孕期进行性生活，不用其他药具达到避孕目的的方法，又称自然避孕法。精子进入女性生殖道后可存活 2 ~ 3 日，成熟卵子自卵巢排出后可存活 1 ~ 2 日，因此排卵前后 4 ~ 5 日内为易孕期，其余时间不易受孕，视为安全期。在安全期内进行性生活能达到避孕目的。使用安全期避孕法，必须准确确定排卵的日期，一般用基础体温测定、宫颈黏液检查的方法判定排卵期。排卵期一般为下次月经前 14 日，月经规律者可通过月经周期进行推算。但是排卵很容易受外界环境、健康状况、情绪等因素的影响而发生改变，有时也可发生额外排卵。因此，安全期避孕法并不是十分可靠，失败率高达 20%。

2. 外用避孕药

由阴道给药，以杀精或使精子灭活达到避孕。目前常用的避孕药膜以壬苯醇醚为主药，聚乙烯醇为水溶性成膜材料制成。壬苯醇醚具有快速高效的杀精能力，最快者 5 秒钟内使精细胞膜产生不可逆改变。性交前 5 分钟将药膜揉成团置阴道深处，待其溶解后即可性交。正确使用的避孕效果达 95% 以上。一般对局部黏膜无刺激或损害，少数妇女自感阴道灼热。

3. 免疫避孕法

利用单克隆抗体将抗生育药物导向受精卵透明带或滋养细胞层，引起抗原抗体反应，干扰受精卵着床和抑制受精卵发育，达到避孕目的，但多数方法还处于研究阶段。

二、各种终止妊娠的方法

人工终止妊娠是没有避孕或避孕措施失败的补救方法，其主要用于避孕失败后的妊娠及母亲基于各种原因不能继续妊娠或检查发现胚胎异常须终止妊娠。常用的人工终止妊娠的方法有人工流产、药物流产。

（一）人工流产

人工流产分为早期人工流产和中期妊娠引产。凡妊娠在 3 个月以内采用人工或药物方法终止妊娠称为早期妊娠终止。早期妊娠终止的方法可选用手术或药物流产。手术流产又分为负压吸引术和钳刮术。人工流产仅作为避孕失败的补救措施，不能作为常用的节育方法。

1. 负压吸宫术

负压吸宫术是用负压将子宫内的妊娠产物吸出，而达到终止妊娠的目的。护理措施：

（1）术前护理

①心理护理：行人工流产的原因复杂与之相应的是受术者复杂的心理反应。多数妇女会有紧张、担心的心理。护理人员要耐心安慰，细心倾听，详细介绍手术过程及术后注意事项，通过交流减轻其紧张不安的情绪，能够主动配合手术。

②术前一餐禁食。

③测量体温，如术前间隔 4h 有 2 次体温超过 37.5℃，暂缓手术。

④有特殊疾病的受术者做好相应的辅助检查。

（2）术中及术后护理

①进手术室前，嘱其排空膀胱。

②手术过程中应注意观察受术者的脉搏、面色，如出现面色苍白，出冷汗，立即报告医师，暂停操作，立即给予吸氧测量血压，异常情况排除后方可继续手术。

③护士应协助医生准确找出绒毛或胎儿组织并确认是否完整。

④手术完成后护士应护送受术者返回病床休息，并加强巡视，了解其术后腹痛、阴道出血情况及有无人工流产后并发症的发生。

（3）健康指导

①术后注意保持外阴清洁、干燥，每日用温开水清洗会阴并更换内裤，防止感染。

②术后 1 个月禁性生活及盆浴。

③负压吸宫术后休息 2 周，钳刮术后休息 2 ~ 4 周，休息期间避免重体力劳动及剧烈运动。

④2 周后随诊，如出血多于月经量并伴有腹痛应及时就诊。

⑤指导夫妇双方采用安全的避孕措施。

2. 钳刮术

护理措施：

（1）扩张宫颈管

妊娠超过 12 周者需要住院手术。为保证钳刮术的顺利进行，术前 12 h 需先扩张宫颈。扩张宫颈管的方法有：①用导尿管扩张宫颈管，于术前 12 h 将 16 号或 18 号导尿管缓慢插入宫颈，次日行钳刮术前取出导尿管。②术前口服、肌内注射或阴道放置前列腺素制剂使宫颈软化、扩张。③用宫颈扩张棒扩张宫颈管。

（2）宫颈管扩张后护理

①宫腔内插管期间应绝对卧床休息，防止导管的脱出。

②加强巡视，做好生活护理。

③观察受术者有无腹痛、阴道出血及阴道排液增多的情况，如发现上述情况及时向医生报告。

④预防感染，保持会阴部清洁，同时注意体温的变化，插管当日应测 3 次体温，疑有感染的可遵医嘱给予抗生素。

其他护理内容同负压吸宫术。

（二）药物流产

药物流产是用非手术措施终止早期妊娠的一种方法，其优点是简便，对孕妇无创伤。药物流产常用方案是米非司酮和米索前列醇配伍使用。米非司酮是一种合成类固醇，具有抗孕酮、糖皮质醇和轻度抗雄激素特性。米非司酮对子宫内膜孕激素受体的亲和力比孕酮高 5 倍，因而能和孕酮竞争而与脱膜孕激素受体结合，从而阻断孕酮活性而终止妊娠。同时妊娠脱膜坏死，释放内源性前列腺素，促进子宫收缩及宫颈软化。米索前列醇对妊娠子宫有明显的收缩作用，近年研究发现其与米非司酮合用，抗早孕有良好作用。

护理要点：

1. 严密观察血压、脉搏、腹泻、腹痛、阴道出血和有无胎囊排出及不良反应，注意排除宫外孕，个别不良反应重的对症处理。

2. 胎囊排出后，医务人员要认真检查并注意出血情况，出血多的要及时处理。

3. 留院观察期间未见胎囊排出者，用药后第 8 日应到医院检查，经检查证实流产失败者必须行人工流产术。

4. 留院观察期间胎囊排出者，用药第 15 日如出血多于月经量也应到医院检查，经检查证实不全流产时要进行清宫术，并送病理检查。

5. 出院指导

（1）阴道出血增多，随时去医院。

（2）流产后 2 周内适当休息，吃有营养的食物，不做重体力劳动。

（3）注意保持会阴清洁，阴道出血未干净时禁盆浴及性生活。

（4）流产后可能很快恢复排卵，应采取避孕措施，以免再次妊娠。

（三）中期引产术

妊娠中期即孕 14 ～ 27 周。在妊娠中期因某种原因须终止妊娠者行中期引产术。目前常用的方法有药物引产及手术引产。

药物引产是将药物注入宫腔、静脉、肌内或阴道内，在一定的时间里引起宫缩而达到引产的目的。常用的药物主要有依沙吖啶（利凡诺）、天花粉、黄芫花、缩宫素、前列腺素、高渗盐水等。目前临床最常用的药物是依沙吖啶（利凡诺），其具有较强的杀菌作用，能刺激子宫平滑肌收缩，胎儿可因药物中毒而死亡。依沙吖啶（利凡诺）可经腹羊膜腔内注射，也可经阴道羊膜腔外注射。护理要点：

1. 术前准备

（1）心理护理：中期引产的受术者一般因某种疾病或某些社会、家庭原因而不能继续妊娠，因而心情比较复杂，加之对手术的恐惧和担心，易产生焦虑等不良情绪。护士要了解其心理状态，有针对性地进行心理护理，多给予安慰，详细讲解中期引产的方法及可能出现的问题，消除其思想顾虑。

（2）预防感染：术前3日开始每天冲洗阴道1次。由于妊娠期宫颈软并充血，冲洗时动作要轻柔，防止损伤宫颈。同时每天测3次体温。

（3）软化宫颈：术前3日口服己烯雌酚，以增加子宫的敏感性，软化宫颈。

2. 注射依沙吖啶后的护理

（1）严格无菌操作。

（2）注药后须卧床休息10 min，此时测量血压和脉搏，如无异常即可送回病室。

（3）随时注意观察受术者有无宫缩，如72 h无宫缩发动说明引产失败。有宫缩出现要准确记录宫缩开始时间、频率、强度及每次宫缩持续时间，随时了解产程进展情况，定时测量血压及脉搏。

（4）生产过程中要尽量安慰受术者，若其精神过度紧张，宫缩时喊叫不停，指导其做深呼吸或用双手轻柔下腹部，以减轻疼痛，缓解紧张情绪，使产程顺利进行。

3. 产后护理

（1）观察宫缩及阴道出血情况。若子宫收缩不好，阴道出血多，可遵医嘱给予缩宫素治疗。

（2）由于生产过程中产妇消耗大量体力，此时要应充分休息，并保持外阴的清洁，每日冲洗会阴2次，防止感染发生。

（3）督促产妇饮水，产后4～6h协助排尿，防止尿潴留。

（4）产后乳汁开始分泌。为防止泌乳，每日肌内注射己烯雌酚4mg，连续3天。在此期间若出现泌乳，指导产妇不要挤压，保持局部清洁，防止乳腺炎发生，数日后乳胀会逐渐消退。

（5）出院指导。引产后6周内禁止性生活及盆浴。引产后1个月应来院随诊，在此期间如出现阴道出血多，持续腹痛、发热等异常情况要随时就诊。指导夫妇选择适宜的避孕措施。

第十一章 产科护理

第一节 妊娠期妇女的护理

妊娠期管理包括对孕妇的定期产前检查以明确孕妇和胎儿的健康状况、指导妊娠期营养和用药，及时发现和处理异常情况，对胎儿宫内情况进行监护，保证孕妇和胎儿的健康直至安全分娩。妊娠期管理的护理评估主要是通过定期产前检查来实现，收集完整的病史资料、体格检查，为孕妇提供连续的整体护理。

围生医学（perinatology）是研究在围生期内加强围生儿及孕产妇的卫生保健的一门科学，对降低围生期母儿死亡率和病残儿发生率、保障母儿健康具有重要意义。围生期（perinatal period）是指产前、产时和产后的一段时间。对孕产妇而言，要经历妊娠、分娩和产褥期三个阶段。对胎儿而言，要经历受精、细胞分裂、繁殖、发育，从不成熟到成熟和出生后开始独立生活的复杂变化过程。

我国现阶段围生期指从妊娠满 28 周（胎儿体重 ≥ 1 000g 或身长 ≥ 35cm）至产后 1 周。围生期死亡率是衡量产科和新生儿科质量的重要指标，因此，妊娠期管理是围生期保健的关键。

一、护理评估

（一）健康史

1. 个人资料

（1）年龄：年龄过小者容易发生难产；年龄过大，尤其是 35 岁以上的高龄初产妇，容易并发妊娠期高血压疾病、产力异常和产道异常，应予以重视。

（2）职业：放射线能诱发基因突变，造成染色体异常，因此，妊娠早期接触放射线者，可造成流产、胎儿畸形。铅、汞、苯及有机磷农药、一氧化碳中毒等，均可引起胎儿畸形。

（3）其他：孕妇的受教育程度、宗教信仰、婚姻状况、经济状况、住址、电话等资料。

2. 目前健康状况

询问孕妇过去的饮食习惯，包括饮习惯、饮食内容和摄入量，怀孕后饮食习惯的改变与否，以及早孕反应对孕妇饮食的影响程度，等等。询问孕妇的休息与睡眠情况、排泄情况、日常活动与自理情况和有无特殊嗜好。

3. 既往史

重点了解有无高血压、心脏病、糖尿病、肝肾疾病、血液病、传染病（如结核病）等，注意其发病时间和治疗情况，有无手术史及手术名称；既往有无胃肠道疾病史；有无甲状腺功能亢进或糖尿病等内分泌疾病史；有无食物过敏史。

4. 月经史

询问月经初潮的年龄、月经周期和月经持续时间。月经周期的长短因人而异，了解月经周期有助于准确推算预产期，如月经周期40日的孕妇，其预产期应相应推迟10日。

5. 家族史

询问家族中有无高血压、糖尿病、双胎、结核病等病史。对有遗传疾病家族史者，可以在妊娠早期行绒毛活检，或妊娠中期做胎儿染色体核型分析；请专科医师做遗传咨询，以减少遗传病儿的出生率。

6. 配偶健康状况

重点了解有无烟酒嗜好及遗传性疾病等。

7. 孕产史

（1）既往孕产史：了解既往的孕产史及其分娩方式，有无流产、早产、难产、死胎、死产、产后出血史。

（2）本次妊娠经过：了解本次妊娠早孕反应出现的时间、严重程度，有无病毒感染史及用药情况，胎动开始时间，妊娠过程中有无阴道流血、头痛、心悸、气短、下肢水肿等症状。

8. 预产期的推算

问清 LMP 的日期，推算预产期（expected date of confinement，EDC）。计算方法为：末次月经第一日起，月份减3或加9，日期加7。如为农历，月份仍减3或加9，但日期加15。实际分娩日期与推算的预产期可以相差 1 ~ 2 周。如孕妇记不清末次月经的日期，则可根据早孕反应出现时间、胎动开始时间、子宫底高度和B型超声检查的胎囊大小（GS）、头臀长度（CRL）、胎头双顶径（BPD）及股骨长度（FL）值推算出预产期。

（二）身体评估

1. 全身检查

观察发育、营养、精神状态、身高及步态。身材矮小者（145 cm 以下）常伴有骨盆狭窄。

测量血压，正常孕妇不应超过140/90mmHg，超过者属病理状态。测量体重，计算体重指数（body massindex，BMI），BMI=体重（kg）÷身高^2（m^2），评估营养状况。妊娠晚期体重每周增加不应超过500g，超过者应注意水肿或隐性水肿的发生。检查心肺有无异常，乳房发育情况，乳头大小及有无乳头凹陷；脊柱及下肢有无畸形。

2. 产科检查

包括腹部检查、骨盆测量、阴道检查、肛诊和绘制妊娠图。检查前先告知孕妇检查的目的、步骤，检查时动作尽可能轻柔，以取得配合。若检查者为男护士，则应有女护士陪同，注意保护被检查者的隐私。

（三）心理－社会评估

1. 妊娠早期

评估孕妇对妊娠的态度是积极还是消极，以及影响因素。评估孕妇对妊娠的接受程度：孕妇遵循产前指导的能力，筑巢行为，能否主动地或在鼓励下谈论妊娠的不适、感受和困惑，妊娠过程中与家人和配偶的关系等。

2. 妊娠中、晚期

评估孕妇对妊娠有无不良的情绪反应，对即将为人母和分娩有无焦虑和恐惧心理。孕妇到妊娠中、晚期，强烈意识到将要有一个新生儿，同时，妊娠晚期子宫明显增大，给孕妇在体力上加重负担，行动不便，甚至出现了睡眠障碍、腰背痛等症状，日趋加重，使大多数孕妇都急切盼望分娩日期的到来。随着预产期的临近，孕妇常因新生儿将要出生而感到愉快，但又因对分娩将产生的痛苦而焦虑，担心能否顺利分娩、分娩过程中母儿安危、新生儿有无畸形，也有的孕妇担心新生儿的性别能否为家人接受等。

评估支持系统，尤其是配偶对此次妊娠的态度。对准父亲而言这是一项心理压力，会经历与准母亲同样的情感和冲突。他可能会为自己有生育能力而骄傲，也会为即将来临的责任和生活形态的改变而感到焦虑。他会为妻子在妊娠过程中的身心变化而感到惊讶与迷惑，更时常要适应妻子多变的情绪而不知所措。因此，评估准父亲的感受和态度，才能有针对性地协助他承担父亲角色，继而成为孕妇强有力的支持者。

评估孕妇的家庭经济情况、居住环境、宗教信仰以及孕妇在家庭中的角色等。

（四）高危因素评估

重点评估孕妇是否存在下列高危因素：年龄＜18岁或≥35岁；残疾；遗传性疾病史；既往有无流产、异位妊娠、早产、死产、死胎、难产、畸胎史；有无妊娠合并症，如心脏病、肾病、肝病、高血压、糖尿病等；有无妊娠并发症，如妊娠期高血压疾病、前置胎盘、胎盘早剥、羊水异常、胎儿生长受限、过期妊娠、母儿血型不符等。

（五）辅助检查

1. 常规检查

血常规、尿常规、血型（ABO 和 Rh）、肝功能、肾功能、空腹血糖、HBsAg、梅毒螺旋体 HIV 筛查等。

2. 超声检查

妊娠 18 ～ 24 周时进行胎儿系统超声检查，筛查胎儿有无严重畸形；超声检查可以观察胎儿生长发育情况、羊水量、胎位、胎盘位置、胎盘成熟度等。

3.GDM 筛查

先行 50g 葡萄糖筛查（GCT），若 7.2 mmol/L ≤血糖≤ 11.1 mmol/L，则进行 75 gOGTT；若≥ 11.1 mmol/L，则测定空腹血糖。国际最近推荐的方法是可不必先行 50 g GCT，有条件者可直接行 75g OGrIT，其正常上限为空腹血糖 5.1 mmol/L，1 小时血糖为 10.0 mmol/L，2 小时血糖为 8.5 mmol/L。或者通过检测空腹血糖作为筛查标准。

二、常见护理诊断／问题

（一）孕妇

1. 便秘：与妊娠引起肠蠕动减弱有关。
2. 知识缺乏：缺乏妊娠期保健知识。

（二）胎儿

有受伤的危险与遗传、感染、中毒、胎盘功能障碍有关。

三、护理目标

1. 孕妇获得孕期相关健康指导，保持良好排便习惯。
2. 孕妇掌握有关育儿知识，适应母亲角色，维持母儿于健康状态。

四、护理措施

（一）一般护理

告知孕妇产前检查的意义和重要性，预约下次产前检查的时间，解释产前检查内容。

一般情况下产前检查从确诊早孕开始，主要目的：一是确定孕妇和胎儿的健康状况；二是估计和核对孕期或胎龄；三是制订产前检查计划。

（二）心理护理

了解孕妇对妊娠的心理适应程度，可在每一次产前检查接触孕妇时进行。鼓励孕妇抒发内心感受和想法，针对其需要解决问题。若孕妇始终抱怨身体不适，须判断是否有其他潜在的心理问题，找出症结所在。

孕妇体形随妊娠的进展而发生改变，这是正常的生理现象，产后体形将逐渐恢复。给孕妇提供心理支持，帮助孕妇清除由体形改变而产生的不良情绪。

告诉孕妇，母体是胎儿生活的小环境，孕妇的生理和心理活动都会波及胎儿，要保持心情愉快、轻松。孕妇的情绪变化可以通过血液和内分泌调节的改变对胎儿产生影响，若孕妇经常心境不佳、焦虑、恐惧、紧张、或悲伤等，会使胎儿脑血管收缩，减少脑部供血量，影响脑部发育。过度的紧张、恐惧甚至可以造成胎儿大脑发育畸形。大量研究资料证明，情绪困扰的孕妇易发生妊娠期、分娩期并发症。

（三）症状护理

1. 恶心、呕吐

半数左右妇女在妊娠 6 周左右出现早孕反应，12 周左右消失。在此期间应避免空腹，清晨起床时先吃几块饼干或面包，起床时宜缓慢，避免突然起身；每天进食 5～6 餐，少量多餐，避免空腹状态；两餐之间进食液体；食用清淡食物，避免油炸、难以消化或气味难闻的食物；给予精神鼓励和支持，以减少心理的困扰和忧虑。若妊娠 12 周以后仍继续呕吐，甚至影响孕妇营养时，应考虑妊娠剧吐的可能，须住院治疗，纠正水电解质紊乱。对偏食者，在不影响饮食平衡的情况下，可不做特殊处理。

2. 尿频、尿急

常发生在妊娠初 3 个月及末 3 个月。若因妊娠子宫压迫所致，且无任何感染征象，可给予解释，不必处理。孕妇无须通过减少液体摄入量的方式来缓解症状，有尿意时应及时排空。此现象产后可逐渐消失。

3. 白带增多

于妊娠初 3 个月及末 3 个月明显，是妊娠期正常的生理变化。但应排除假丝酵母菌、滴虫、淋菌、衣原体等感染。嘱孕妇每日清洗外阴或经常洗澡，以避免分泌物刺激外阴部，保持外阴部清洁，但严禁阴道冲洗。指导穿透气性好的棉质内裤，经常更换。分泌物过多

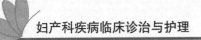

的孕妇，可用卫生巾并经常更换，增加舒适感。

4. 水肿

孕妇在妊娠后期易发生下肢水肿，经休息后可消退，属正常。若下肢明显凹陷性水肿或经休息后不消退者，应及时诊治，警惕妊娠期高血压疾病的发生。嘱孕妇左侧卧位，解除右旋增大的子宫对下腔静脉的压迫，下肢稍垫高，避免长时间的站或坐，以免加重水肿的发生。长时间站立的孕妇，则两侧下肢轮流休息，收缩下肢肌肉，以利血液回流。适当限制孕妇对盐的摄入，但不必限制水分。

5. 下肢、外阴静脉曲张

孕妇应避免两腿交叉或长时间站立、行走，并注意时常抬高下肢；指导孕妇穿弹力裤或袜，避免穿妨碍血液回流的紧身衣裤，以促进血液回流；会阴部有静脉曲张者，可于臀下垫枕，抬高髋部休息。

6. 便秘

是妊娠期常见的症状之一，尤其是妊娠前既有便秘者。嘱孕妇养成每日定期排便的习惯，多吃水果、蔬菜等含纤维素多的食物，同时增加每日饮水量，注意适当地活动。未经医师允许，不可随意用药。

7. 腰背痛

指导孕妇穿低跟鞋，在俯拾或抬举物品时，保持上身直立，弯曲膝部，用两下肢的力量抬起。若工作要求长时间弯腰，妊娠期间应适当给予调整。疼痛严重者，必须卧床休息（硬床垫），局部热敷。

8. 下肢痉挛

指导孕妇饮食中增加钙的摄入，若因钙磷不平衡所致，则限制牛奶（含大量的磷）的摄入量或服用氢氧化铝乳胶，以吸收体内磷质来平衡钙磷之浓度。告诫孕妇避免腿部疲劳、受凉，伸腿时避免脚趾尖伸向前，走路时脚跟先着地。发生下肢肌肉痉挛时，嘱孕妇背屈肢体或站直前倾以伸展痉挛的肌肉，或局部热敷按摩，直至痉挛消失。必要时遵医嘱口服钙剂。

9. 仰卧位低血压综合征

嘱左侧卧位后症状可自然消失，不必紧张。

10. 失眠

每日坚持户外活动，如散步。睡前用梳子梳头，温水洗脚，或喝热牛奶等方式均有助于入眠。

11. 贫血

孕妇应适当增加含铁食物的摄入，如动物肝脏、瘦肉、蛋黄、豆类等。若病情需要补充铁剂时，可用温水或水果汁送服，以促进铁的吸收，且应在餐后 20 分钟服用，以减轻对胃肠道的刺激。向孕妇解释，服用铁剂后大便可能会变黑，或可能导致便秘或轻度腹泻，不必担心。

（四）健康教育

1. 异常症状的判断

孕妇出现下列症状应立即就诊：阴道流血，妊娠 3 个月后仍持续呕吐，寒战发热，腹部疼痛，头痛、眼花、胸闷、心悸、气短，液体突然自阴道流出，胎动计数突然减少等。

2. 营养指导

母体是胎儿成长的环境，孕妇的营养状况直接或间接地影响自身和胎儿的健康。妊娠期间孕妇必须增加营养的摄入以满足自身及胎儿的双方需要。

（1）帮助制订备孕期和孕期合理的饮食计划，以满足自身和胎儿的双方需要，并为分娩和哺乳做准备。

①备孕是指育龄妇女有计划地妊娠并对优孕进行必要的前期准备，是优孕与优生优育的重要前提。备孕妇女的营养状况直接关系着孕育和哺育新生命的质量，并对妇女及其下一代的健康产生长期影响。

②妊娠期营养对母子双方的近期和远期健康都将产生至关重要的影响。妊娠各期妇女膳食应根据胎儿生长速率及母体生理和代谢的变化进行适当的调整。孕期妇女的膳食应是由多样化食物组成的营养均衡膳食。

a. 补充叶酸，常吃含铁丰富的食物，选用碘盐。叶酸对预防神经管畸形和高同型半胱氨酸血症、促进红细胞成熟和血红蛋白合成极为重要。孕期叶酸的推荐摄入量比非孕时增加了 200μgDFE/d，达到 600μg DFE/d，除常吃含叶酸丰富的食物外，还应补充叶酸 400μg DFE/d。为预防早产、流产，满足孕期血红蛋白合成增加和胎儿铁储备的需要，孕期应常吃含铁丰富的食物，铁缺乏严重者可在医师指导下适量补铁。碘是合成甲状腺素的原料，是调节新陈代谢和促进蛋白质合成的必需微量元素，孕期碘的推荐摄入量比非孕时增加了 110μg/d，除选用碘盐外，每周还应摄入 1 ~ 2 次含碘丰富的海产品。

b. 孕吐严重者，可少量多餐，保证摄入含必要量碳水化合物的食物。孕吐较明显或食欲不佳的孕妇不必过分强调平衡膳食，但每天必须摄取至少 130 g 碳水化合物，首选易消化的粮谷类食物，如 180 g 米或面食，550 g 薯类或鲜玉米；进食少或孕吐严重者须寻求医师帮助。

c.孕中晚期适量增加奶、鱼、禽、蛋、瘦肉的摄入。孕中期开始，每天增200g奶，使总摄入量达到500 g/d；孕中期每天增加鱼、禽、蛋、瘦肉共计50 g，孕晚期再增加75 g左右；深海鱼类含有较多n-3多不饱和脂肪酸，其中的二十二碳六烯酸（(docosahexaenoic acid, DHA）对胎儿脑和视网膜功能发育有益，每周最好食用2～3次。

d.适量身体活动，维持孕期适宜增重。体重增长不足者，可适当增加能量密度高的食物摄入；体重增长过多者，应在保证营养素供应的同时注意控制总能量的摄入；健康的孕妇每天应进行不少于30分钟的中等强度身体活动。

e.禁烟酒，避免被动吸烟和不良空气，适当进行户外活动和运动，愉快孕育新生命，积极准备母乳喂养。

（2）定期测量体重，监测体重增长情况。孕早期体重变化不大，可每月测量1次，孕中、晚期应每周测量体重。

（3）饮食符合均衡、自然的原则，采用正确的烹饪方法，避免破坏营养素。选择易消化、无刺激性的食物，避免烟、酒、浓咖啡、浓茶及辛辣食品。

（4）孕妇的饮食宜重质不重量，即尽量摄取高蛋白质、高维生素、高矿物质、适量脂肪及碳水化合物，低盐饮食。孕妇和乳母须合理膳食，维持机体所需的不饱和脂肪酸，如二十二碳六烯酸（DHA）水平，有益于改善妊娠结局、婴儿早期神经和视觉功能发育。

3. 清洁和舒适

孕期养成良好的刷牙习惯，进食后均应刷牙，注意用软毛牙刷；妊娠后排汗量增多，要勤淋浴，勤换内衣。孕妇衣服应宽松、柔软、舒适，冷暖适宜。不宜穿紧身衣或袜带，以免影响血液循环和胎儿发育、活动。胸罩宜以舒适、合身、足以支托增大的乳房为标准，以减轻不适感。孕期宜穿轻便舒适的鞋子，鞋跟宜低，但不应完全平跟，以能够支撑体重而且感到舒适为宜；避免穿高跟鞋，以防腰背痛及身体失平衡。

4. 活动与休息

一般孕妇可坚持工作到28周，28周后宜适当减轻工作量，避免长时间站立或重体力劳动。坐时可抬高下肢，减轻下肢水肿。接触放射线或有毒物质的工作人员，妊娠期应予以调离。

妊娠期孕妇因身心负荷加重，易感疲惫，需要充足的休息和睡眠。每日应有8小时的睡眠，午休1～2小时。卧床时宜左侧卧位，以增加胎盘血供。居室内保持安静、空气流通。

运动可促进孕妇的血液循环，增进食欲和睡眠，且可以强化肌肉为其分娩做准备，因此，孕期要保证适量的运动。孕期适宜的活动包括：一切家务操作均可正常，注意不要攀高举重。散步是孕妇最适宜的运动，但要注意不要到人群拥挤、空气不佳的公共场所。

5. 胎教

胎教是有目的、有计划地为胎儿的生长发育实施最佳措施，现代科学技术对胎儿的研究发现，胎儿的眼睛能随送入的光亮而活动，触其手足可产生收缩反应；外界音响可传入胎儿听觉器官，并能引起心率的改变。因此，有人提出两种胎教方法：①对胎儿进行抚摸训练，激动胎儿的活动积极性；②对胎儿进行音乐训练。

6. 孕期自我监护

胎心音计数和胎动计数是孕妇自我监护胎儿宫内情况的一种重要手段。教会孕妇和家庭成员听胎心音与计数胎动，并做记录，不仅了解胎儿宫内情况，而且可以和谐孕妇和家庭成员之间的亲情关系。胎动计数≥6次/2小时为正常，<6次/2小时或减少50%者，均应视为子宫胎盘功能不足，胎儿有宫内缺氧，应及时就诊，进一步诊断并处理。

7. 药物的使用

许多药物可通过胎盘进入胚胎内影响胚胎发育。尤其是在妊娠最初两个月，是胚胎器官发育形成时期，此时用药更应注意。孕妇合理用药的原则是：能用一种药，避免联合用药；选用疗效肯定的药物，避免用尚难确定的对胎儿有不良反应的药物；能用小剂量药物，避免大剂量药物；严格掌握用药剂量和持续时间，注意及时停药。若病情需要，选用了对胚胎、胎儿有害的致畸药物，应先终止妊娠，然后用药。

8. 性生活指导

妊娠前3个月及末3个月，均应避免性生活，以防流产、早产及感染。

9. 识别先兆临产

临近预产期的孕妇，若出现阴道血性分泌物或规律宫缩（间歇5～6分钟，持续30秒），应尽快到医院就诊。若阴道突然大量液体流出，嘱孕妇平卧，由家属送往医院，以防脐带脱垂而危及胎儿生命。

第二节 分娩期妇女的护理

一、第一产程产妇的护理

第一产程是宫颈扩张期，是产程的开始。在规律宫缩的作用下，宫口扩张、先露下降。但第一产程时间长，可发生各种异常，须严密观察胎心、宫缩，通过阴道检查判断宫口扩张与先露下降及胎方位、产道等有无异常。

（一）护理评估

1. 健康史

健康史的评估在入院时进行。通过复习产前检查记录了解孕期情况，重点了解年龄、身高、体重、有无不良孕产史，有无合并症等；孕期是否定期产前检查、有无阴道流血或流液；心理状况；B型超声等重要辅助检查的结果；询问宫缩开始的时间、强度及频率等。

2. 身心状况

（1）全身状况评估

①一般状况：观察生命体征，评估精神状态、休息与睡眠、饮食与大小便情况等。

②疼痛评估：询问孕妇对疼痛的感受，观察孕妇面部表情，了解疼痛的部位及程度；根据孕妇的病情和认知水平选择不同的疼痛评估工具，如数字评分法、文字描述评定法、面部表情疼痛评定法等进行疼痛评估及结果评价。

③心理状况：因产房陌生的环境和人员、对分娩结局的未知、宫缩所致的疼痛逐渐增强等，孕妇可表现出焦虑、恐惧，反复询问产程及胎儿情况，或大声喊痛以故意引旁人注意。评估方法包括：a. 与孕妇交谈，了解其心理状态；b. 观察孕妇的行为，如身体姿势是放松或紧张，睡眠及饮食情况有无改变，呻吟、尖叫或沉默等；c. 用心理评估工具，如状态 - 特质焦虑量表可评估孕妇即刻和经常的心理状况。

（2）专科评估

①子宫收缩：产程开始时，出现伴有疼痛的子宫收缩，俗称"产痛"或"阵痛"。开始时宫缩持续时间较短（约30秒）且弱，间歇时间较长（5 ~ 6分钟）。随着产程的进展，持续时间渐长（50 ~ 60秒），且宫缩强度不断增强，间歇时间渐短（2 ~ 3分钟）。当宫口近开全时，宫缩持续时间可长达1分钟或1分钟以上，间歇时间仅1分钟或稍长。

产程中须重视观察并记录子宫收缩的情况，包括宫缩持续时间、间歇时间及强度。临床常用触诊观察法及电子胎儿监护两种方法。a. 触诊观察法：是监测宫缩最简单的方法，观察者将手掌放于孕妇腹壁的宫体近宫底处，宫缩时宫体部隆起变硬，间歇期松弛变软。b. 电子胎儿监护：用电子胎儿监护仪描述宫缩曲线，可以直观地看出宫缩强度、频率和持续时间，是反映宫缩的客观指标。监护仪有外监护及内监护两种。外监护临床应用最广，适用于产程的任何阶段，将宫缩压力探头固定在孕妇腹壁宫体近宫底部即可。宫缩的观察不能完全依赖电子胎儿监护，对做电子胎儿监护的孕妇，护士至少要亲自评估1次宫缩。内监护有宫腔内感染的可能且价格昂贵，临床应用较少。

②胎心：胎心率是产程中极为重要的观察指标。正常胎心率为 110 ~ 160 次 / 分。临产后更应严密监测胎心的频率、规律性和宫缩后胎心有无变异，注意与孕妇的脉搏区分。胎心监测有两种方法。a. 听诊：临床现多采用电子胎心听诊器。此方法简单，但仅获得每分钟胎心率，不能分辨胎心率变异、瞬间变化及其与宫缩、胎动的关系，须注意同时观察孕妇脉搏，与孕妇脉搏区分。b. 电子胎儿监护：多用于外监护描记胎心曲线。观察胎心率变异及其与宫缩、胎动的关系。此方法较能准确判断胎儿在宫内的状态。但是，电子胎儿监护可能出现假阳性，不能过度依赖。

③宫口扩张和胎头下降：宫口扩张与胎头下降的速度和程度是产程观察的两个重要指标，通过阴道检查可了解宫口扩张及胎头下降情况。宫口扩张是临产后规律宫缩的结果，当宫缩渐频且不断增强时，宫颈管逐渐缩短至展平。当宫口开全时，宫口边缘消失，与子宫下段及阴道形成产道。根据宫口扩张情况第一产程可分为潜伏期和活跃期。潜伏期（latent phase）是指从出现规律宫缩开始至宫口扩张 3 cm。潜伏期宫口扩张速度缓慢，平均每 2 ~ 3 小时扩张 1 cm，约需 8 小时，最长时限为 16 小时，超过 16 小时称潜伏期延长。活跃期（active phase）是指宫口扩张 3 cm 至宫口开全。活跃期宫口扩张速度明显加快，约需 4 小时，最长时限为 8 小时，超过 8 小时称活跃期延长。活跃期又划分 3 个时期：加速期是指宫口扩张 3 ~ 4 cm，约需 1.5 小时；最大加速期是指宫口扩张 4 ~ 9 cm，约需 2 小时；减速期是指宫口扩张 9 ~ 10 cm，约需 30 分钟。

胎头下降程度是决定胎儿能否经阴道分娩的重要观察指标。临床上通过阴道检查，能够明确胎头颅骨最低点的位置，并协助判断胎方位。胎头下降的程度以颅骨最低点与坐骨棘平面的关系标示。坐骨棘平面是判断胎头高低的标志。胎头颅骨最低点平坐骨棘平面时，以"0"表示；在坐骨棘平面上 1 cm 时，以"–1"表示；在坐骨棘平面下 1cm 时，以"+1"表示，其余依此类推。潜伏期胎头下降不明显，活跃期下降加快，平均每小时下降0.86 cm。一般宫口开大至 4 ~ 5 cm 时，胎头应达坐骨棘水平。

临床多采用产程图（partogram）来描记和反映宫口扩张及胎头下降的情况，并指导产程的处理。美国学者 Friedman 提出"Friedman 产程曲线"。后经不断的修改及完善后形成以横坐标为临产时间（小时），纵坐标左侧为宫口扩张程度，纵坐标右侧为胎先露下降程度（cm）的产程图。

④胎膜破裂：胎儿先露部衔接后，将羊水阻断为前后两部分。宫缩时，前羊水囊楔入宫颈管内，有助于扩张宫口。随着产程的进展，宫缩的增强，当羊膜腔内压力达到一定程度时，胎膜自然破裂，破膜后羊水冲洗阴道，减少感染机会。正常破膜多发生于宫口近开全时。

评估胎膜是否破裂。若未破，阴道检查时可触及有弹性的水囊；若已破，则推动先露部可见羊水流出。确定破膜时间，羊水颜色、性状及量。也可用 pH 试纸检测，pH 值 ≥ 7.0 时破膜的可能性大。破膜后，宫缩常暂时停止，产妇略感舒适，随后宫缩重现且较前增强。

3. 辅助检查

常用多普勒仪、电子胎儿监护仪监测胎儿宫内情况。

（二）常见护理诊断 / 问题

1. 分娩疼痛

与逐渐增强的宫缩有关。

2. 舒适度减弱

与子宫收缩、膀胱充盈、胎膜破裂等有关。

3. 焦虑

与知识缺乏，担心自己和胎儿的安全有关。

（三）护理目标

1. 孕妇能正确对待宫缩痛。

2. 孕妇主动参与和控制分娩过程。

3. 孕妇情绪稳定。

（四）护理措施

1. 一般护理

（1）生命体征监测

临产后，宫缩频繁致出汗较多，加之阴道血性分泌物及胎膜破裂羊水流出，易导致感染的发生，因此，在做好基础护理的同时，应注意体温的监测。宫缩时，血压会升高 5 ~ 10mmHg，间歇期复原。产程中应每隔4 ~ 6小时测量1次，若发现血压升高或高危人群，应增加测量次数并给予相应的处理。

（2）饮食指导

①正常孕妇的饮食指导：WHO 推荐在没有高危因素情况下，在产程中不应该干扰孕妇饮食，鼓励低风险孕妇进食。但是，临产后的孕妇胃肠功能减弱，加之宫缩引起的不适，孕妇多不愿进食，有时还会出现恶心、呕吐等情况。临产过程中，长时间的呼吸运动和流汗，孕妇体力消耗大。为保证分娩的顺利进行，应鼓励孕妇在宫缩间歇期少量多次进食高

热量、易消化、清淡的食物。

②常见妊娠合并症或并发症孕妇的饮食指导：a.妊娠期糖尿病孕妇——临产后仍采用糖尿病饮食，产程中密切监测孕妇血糖、宫缩、胎心变化，避免产程过长。b.妊娠期高血压疾病孕妇——指导孕妇摄入富含蛋白质和热量的饮食，补充维生素、铁和钙剂。食盐不必严格控制，因为低盐饮食会影响食欲，让临产的孕妇更加厌食，蛋白质及热量摄入不足，对母儿均不利。c.妊娠合并肝功能异常孕妇——肝脏是人体最重要的代谢器官，糖、蛋白质、脂肪三大营养物质均须在肝脏内代谢转化，孕妇摄入过多高蛋白、高脂饮食会增加肝脏的负担。因此，临产后的孕妇应进食高碳水化合物、高维生素、低脂饮食。

（3）休息与活动

临产后，应鼓励孕妇在室内活动，孕妇采取站、蹲、走等多种方式，更利于产程的进展。初产妇或距前次分娩已多年的经产妇，如果休息欠佳，在临产早期并估计胎儿短期内不会娩出者，可遵医嘱给予肌内注射盐酸哌替啶助其休息。

（4）排尿及排便

临产后，鼓励孕妇每2～4小时排尿1次，以免膀胱充盈影响宫缩及胎先露下降。过去认为在临产初期为孕妇行温肥皂水灌肠可促进产程的进展，现已被证实是无效的操作。

（5）人文关怀

分娩不仅是身体的疼痛，很多妇女对分娩的记忆是痛苦的、负面的。孕妇面对陌生的环境、陌生的医务人员，她们可能缺乏安全感。因此，应从孕期即开始对孕妇进行教育和关怀，以改变其对分娩的认知。①孕期健康教育：在孕期进行健康教育，特别是分娩预演，以改变孕妇对分娩的不正确认知，增强她们自然分娩的信心。②陪伴分娩和心理支持：进入分娩室后，不能让孕妇独处一室，陪伴分娩和心理支持非常重要，一个眼神、一次握手、一个拍背、一句鼓励或赞扬的话都可能让孕妇改变对分娩的认知而使分娩经历成为美好的回忆。③自由体位：待产过程中，可以根据胎位、先露下降情况、孕妇自感舒适等采取不同的体位。孕妇怎样舒适、胎儿需要怎样的体位，孕妇就可以采取怎样的体位。在自由体位中，丈夫可以起到很重要的作用，让孕妇感受到爱、安全等。④按摩：按摩是一种很好的非药物镇痛方法，孕妇自行按摩、他人帮助按摩都行，可行全身按摩或局部按摩。

2. 专科护理

（1）胎心监测：胎心听诊应在宫缩间歇期完成。潜伏期每小时听胎心1次，活跃期每15～30分钟听诊胎心1次，每次听诊1分钟。

（2）观察宫缩：潜伏期应每2～4小时观察1次，活跃期每1～2小时观察1次，一般需要连续观察至少3次宫缩。根据产程进展情况决定处理方法，若产程进展好则继续观察；若产程进展差，子宫收缩欠佳应及时处理。处理方法：没有破膜的孕妇，可行人工破膜，使胎先露充分压迫宫口，加强子宫收缩；对于已经破膜且宫缩欠佳的孕妇，可以遵医嘱静脉滴注缩宫素以促进宫缩。

（3）观察宫颈扩张和胎头下降程度：通过阴道检查判断宫口扩张程度及胎头下降程度。阴道检查的主要内容包括：内骨盆、宫口扩张及胎头下降情况等；如果胎膜已破，则应上推胎头了解羊水和胎方位，若胎方位异常、产程进展好，则可继续观察到宫口开全；若产程进展差，应了解宫缩情况，宫缩好可改变产妇体位以助改变胎方位；宫缩差，应加强宫缩。

（4）胎膜破裂的处理：胎膜多在宫口近开全时自然破裂，前羊水流出。一旦胎膜破裂，应立即听诊胎心，并观察羊水性状和流出量、有无宫缩，同时记录破膜时间。正常羊水的颜色随孕周增加而改变。足月以前，羊水是无色、澄清的液体；足月时因有胎脂及胎儿皮肤脱落细胞、毳毛、毛发等小片物混悬其中，羊水则呈轻度乳白色并混有白色的絮状物。若羊水粪染，胎心监测正常，宫口开全或近开全，可继续观察，等待胎儿娩出。若破膜超过 12 小时未分娩者，应给以抗生素预防感染。

二、第二产程妇女的护理

第二产程是胎儿娩出期，应密切观察胎心、宫缩、先露下降，正确指导孕妇使用腹压是缩短第二产程的关键。

（一）护理评估

1. 健康史

了解第一产程的经过与处理、有无妊娠并发症或合并症。

2. 身心状况

（1）一般状况：观察生命体征，评估精神心理状态、饮食情况等。

（2）专科评估

①子宫收缩和胎心：进入第二产程后，宫缩的频率和强度达到高峰，宫缩持续约 1 分钟或以上，宫缩间歇期仅 1 ~ 2 分钟。了解子宫收缩和胎心情况，询问孕妇有无便意，判断是否需要行会阴切开术。

②胎儿下降及娩出：当胎头降至骨盆出口压迫骨盆底组织时，孕妇有排便感，不自主地向下屏气用力，会阴逐渐膨隆和变薄，肛门括约肌松弛。随着产程进展，宫缩时胎头露出阴道口，露出部分不断增大，宫缩间歇时胎头又缩回阴道内，称胎头拨露（head visible on vulval gap-ping）。当胎头双顶径越过骨盆出口，宫缩间歇时胎头也不再回缩，称胎头着冠（crowning of-head）。此时会阴极度扩张，产程继续进展，胎头枕骨于耻骨弓下露出，出现仰伸动作，胎儿额、鼻、口、颏部相继娩出，接着出现胎头复位及外旋转，前肩和后肩、胎体相继娩出，后羊水随之涌出。

3. 辅助检查

常用多普勒仪、电子胎儿监护仪监测胎儿宫内情况。

（二）常见护理诊断／问题

1. 焦虑

与对分娩结局的不确定有关。

2. 知识缺乏

缺乏正确使用腹压知识。

3. 有受伤的危险

与会阴保护及接生手法不当有关。

（三）护理目标

1. 产妇情绪稳定，较好地配合医务人员完成分娩。

2. 产妇能正确使用腹压，分娩顺利。

3. 未发生严重的软产道裂伤及新生儿产伤。

（四）护理措施

1. 一般护理

第二产程期间，助产士应陪伴在旁，及时提供产程进展信息，给予安慰、支持和鼓励，缓解其紧张和恐惧，同时协助其饮水、擦汗等生活护理。

2. 专科护理

（1）指导产妇屏气用力：正确使用腹压是缩短第二产程的关键。宫口开全后，指导产妇双足蹬在产床上，两手握住产床把手，如解大便样向下用力。

（2）观察产程进展：此期宫缩频而强，须密切监测胎心，每 5 ～ 10 分钟听 1 次，观察胎儿有无急性缺氧情况。宫口开全后，胎膜多已自然破裂，若仍未破膜，常影响胎头下降应行人工破膜。

（3）接产准备：初产妇宫口开全、经产妇宫口扩张 4 cm 且宫缩规律有力时，应做好接产准备工作。让产妇仰卧于产床（有条件的医院可采取自由体位），两腿屈曲分开，露出外阴部，臀下放便盆或塑料布，用消毒纱布蘸肥皂水擦洗外阴部，顺序是阴阜、大阴唇、小阴唇、大腿内 1/3、会阴及肛门周围，然后用温开水冲掉肥皂水。接产者按要求洗手、戴手套、穿手术衣，准备接产。

（4）接产

①评估是否须行会阴切开术：综合评估胎儿大小、会阴体长度及弹性后，确定是否须行会阴切开术，防止发生严重会阴裂伤。

②协助娩出胎头：接产者站在产妇右侧，当胎头拨露使阴唇后联合紧张时开始保护会阴。方法是：在会阴部盖消毒巾，接产者右肘支在产床上，右手拇指与其余四指分开，利用手掌大鱼际肌顶住会阴部。每当宫缩时应向上内方托压，同时左手应轻轻下压胎头枕部，协助胎头俯屈和使胎头缓慢下降。宫缩间歇时，保护会阴的右手稍放松，以免压迫过久引起会阴水肿。当胎头枕部在耻骨弓下方露出时，左手应协助胎头仰伸。此时若宫缩强，应嘱产妇呼气以消除腹压，让产妇在宫缩间歇时稍向下屏气，使胎头缓慢娩出，以免造成会阴裂伤。

③脐带绕颈的处理：当胎头娩出见有脐带绕颈一周且较松时，可用手将脐带顺胎肩推下或从胎头滑下。若脐带绕颈过紧或绕颈两周或以上，应用两把血管钳将其一段夹住从中剪断脐带，注意勿伤及胎儿颈部。

④协助娩出胎体：胎头娩出后，右手仍应注意保护会阴，不要急于娩出胎肩，而应先以左手自新生儿鼻根向下颏挤压，挤出口鼻内的黏液和羊水。然后协助胎头复位及外旋转，使胎儿双肩径与骨盆出口前后径相一致。接产者左手向下轻压胎儿颈部，使前肩从耻骨弓下先娩出，再托胎颈向上，使后肩从会阴前缘缓慢娩出。双肩娩出后，保护会阴的右手方可放松，然后双手协助胎体及下肢相继以侧位娩出，记录胎儿娩出时间。

注意：保护会阴的同时协助胎头俯屈，让胎头以最小径线在宫缩间歇时缓慢地通过阴道口，是预防会阴撕裂的关键，胎肩娩出时也要注意保护会阴。若有产后出血史或易发生宫缩乏力的产妇，可在胎儿前肩娩出时静注缩宫素 10 ～ 20 U，也可在胎儿前肩娩出后立即肌内注射缩宫素 10 U，均能促使胎盘迅速剥离以减少出血。

三、第三产程妇女的护理

第三产程是胎盘娩出期，正确处理已娩出的新生儿、仔细检查胎盘完整性、检查软产道有无损伤、预防产后出血等是该期的主要内容。

（一）护理评估

1. 健康史

了解第一、第二产程的经过及其处理。

2. 身心状况

（1）一般状况：观察生命体征，评估精神心理状态、对新生儿性别及外形等是否满意等。

（2）专科评估

①子宫收缩及阴道流血：胎儿娩出后，宫底降至平脐，产妇感到轻松，宫缩暂停数分钟后再现，应注意评估子宫收缩及阴道流血情况。

②胎盘剥离征象：胎儿娩出后，由于宫腔容积突然明显缩小，胎盘不能相应缩小，胎盘附着面与子宫壁发生错位而剥离。剥离面出血形成胎盘后血肿，子宫继续收缩，增大剥离的面积，直至胎盘完全剥离而排出。胎盘剥离的征象有：a. 子宫底变硬呈球形，胎盘剥离后降至子宫下段，下段被扩张，子宫体呈狭长形被推向上，宫底升高达脐上；b. 剥离的胎盘降至子宫下段，阴道口外露的一段脐带自行延长；c. 阴道少量流血；d. 用手掌尺侧在产妇耻骨联合上方轻压子宫下段时，宫体上升而外露的脐带不再回缩。

③胎盘排出方式：a. 胎儿面娩出式：胎盘胎儿面先排出。胎盘从中央开始剥离，而后向周围剥离，其特点是胎盘先排出，随后见少量阴道流血，这种娩出方式多见。b. 母体面娩出式：胎盘母体面先排出。胎盘边缘先开始剥离，血液沿剥离面流出，其特点是先有较多阴道流血，然后胎盘娩出，这种娩出方式少见。

④胎盘、胎膜的完整性：胎盘娩出后，评估胎盘、胎膜是否完整，有无胎盘小叶或胎膜残留，胎盘周边有无断裂的血管残端，判断是否有副胎盘。

⑤会阴伤口：仔细检查软产道，注意有无宫颈裂伤、阴道裂伤及会阴裂伤。

3. 新生儿评估

对新生儿的评估重点包括 Apgar 评分和一般状况评估。① Apgar 评分：用于判断有无新生儿窒息及窒息的严重程度。以出生后 1 分钟内的心率、呼吸、肌张力、喉反射及皮肤颜色 5 项体征为依据，每项为 0 ~ 2 分，满分为 10 分。若评分为 8 ~ 10 分，属正常新生儿；4 ~ 7 分属轻度窒息，又称青紫窒息，须清理呼吸道、人工呼吸、吸氧、用药等措施才能恢复；0 ~ 3 分属重度窒息，又称苍白窒息，缺氧严重须紧急抢救，在直视下行喉镜气管内插管并给氧。对缺氧严重的新生儿，应在出生后 5 分钟、10 分钟时再次评分，直至连续两次评分均≥8分。1分钟评分反映胎儿在宫内的情况；5分钟及以后评分反映复苏效果，与预后关系密切。新生儿Apgar评分以呼吸为基础，皮肤颜色最灵敏，心率是最终消失的指标。临床恶化顺序为皮肤颜色→呼吸→肌张力→反射→心率。复苏有效顺序为心率→反射→皮肤颜色→呼吸—肌张力。肌张力恢复越快，预后越好。②一般状况：评估新生儿身高、体重，体表有无畸形，等等。

4. 辅助检查

根据产妇情况选择必要的检查。

（二）常见护理诊断／问题

1. 有关系无效的危险

与疲乏、会阴切口疼痛或新生儿性别不理想有关。

2. 潜在并发症

产后出血、新生儿窒息。

（三）护理目标

1. 产妇接受新生儿并开始亲子间互动。

2. 住院期间未发生产后出血及新生儿窒息等。

（四）护理措施

1. 新生儿护理

（1）清理呼吸道：用吸耳球或新生儿吸痰管轻轻吸出新生儿口、鼻腔黏液和羊水，以免发生吸入性肺炎。当确认呼吸道通畅而仍未啼哭时，可用手轻拍新生儿足底。新生儿大声啼哭后即可处理脐带。

（2）处理脐带：结扎脐带可用多种方法，如气门芯、脐带夹、血管钳等。目前常用气门芯套扎法，即将消毒后系有丝线的气门芯套入止血钳，用止血钳夹住距脐根部0.5cm处的脐带，在其上端的0.5cm处将脐带剪断，套拉丝线将气门芯拉长套住脐带，取下止血钳，挤出脐带残端血后用5%聚维酮碘溶液或75%乙醇消毒脐带断面，最后脐带断面用无菌纱布覆盖。处理脐带时，应注意新生儿保暖。

（3）一般护理：擦净新生儿足底胎脂，打足印及拇指印于新生儿病历上，经仔细体格检查后，系以标明母亲姓名、床号、住院号，新生儿性别、体重和出生时间的手腕带及脚腕带，将新生儿抱给母亲进行母婴皮肤接触及母乳喂养。

2. 协助胎盘娩出

正确处理胎盘娩出，可减少产后出血的发生。接产者切忌在胎盘尚未完全剥离时用手按揉、下压宫底或牵拉脐带，以免引起胎盘部分剥离而出血或拉断脐带，甚至造成子宫内翻。当确认胎盘已完全剥离时，于宫缩时以左手握住宫底（拇指置于子宫前壁，其余四指放于子宫后壁）并按压，同时右手轻拉脐带，协助胎盘娩出。当胎盘娩出至阴道口时，接产者用双手接住胎盘，向一个方向旋转并缓慢向外牵拉，协助胎盘胎膜完整娩出。若在胎盘娩出过程中，发现胎膜有部分断裂，可用血管钳夹住断裂上端的胎膜，再继续向原方向旋转，直至胎膜完全娩出。胎盘胎膜娩出后，按摩子宫以刺激子宫收缩、减少出血，同时注意观察并测量出血量。若胎盘未完全剥离而出血多，或胎儿已娩出30分钟胎盘仍未排出，应行人工剥离胎盘术。

3. 检查胎盘、胎膜

将胎盘铺平，先检查胎盘母体面胎盘小叶有无缺损。然后将胎盘提起，检查胎膜是否完整，再检查胎盘胎儿面边缘有无血管断裂，及时发现副胎盘。若有副胎盘、部分胎盘残留或大部分胎膜残留时，应在无菌操作下伸手入宫腔取出残留组织。若确认仅有少量胎膜残留，可给予子宫收缩剂待其自然排出。

4. 检查软产道

胎盘娩出后，应仔细检查会阴、小阴唇内侧、尿道口周围、阴道及宫颈有无裂伤。若有裂伤，应立即缝合。

5. 产后2小时护理

产后2小时的护理要点有：①在产房观察2小时：重点观察血压、脉搏、子宫收缩情况、阴道流血量，膀胱是否充盈，会阴及阴道有无血肿等，发现异常及时处理。②提供舒适：为产妇擦汗更衣，及时更换床单及会阴垫，提供清淡、易消化流质食物，帮助产妇恢复体力。③情感支持：帮助产妇接受新生儿，协助产妇和新生儿进行皮肤接触和早吸吮，建立母子情感。

第三节 异常分娩妇女的护理

一、产力因素

产力是分娩的动力，包括子宫收缩力、腹肌及膈肌收缩力和肛提肌收缩力，其中以子宫收缩力为主，子宫收缩力贯穿分娩过程的始终。有效的产力能使宫口扩张，胎先露下降，产程不断进展；相反，若产力无效或受到来自胎儿、待产妇产道和（或）精神心理因素的影响会出现产力异常。在分娩过程中，子宫收缩的节律性、对称性及极性不正常或强度、频率有异常，称为子宫收缩力异常（abnormal uterine action），简称产力异常。临床上，子宫收缩力异常分为子宫收缩乏力（uterine inertia，简称宫缩乏力）和子宫收缩过强（uterine hypercontractility，简称宫缩过强）两类。每类又分为协调性子宫收缩和不协调性子宫收缩。当子宫收缩乏力时，可导致产程延长，甚至发生滞产及一系列影响母儿健康的问题；当子宫收缩过强时，可导致急产或不协调性子宫收缩过强，可出现胎儿宫内缺氧、宫内死亡，甚至新生儿窒息死亡及母体损伤等。

（一）子宫收缩乏力

1. 护理评估

（1）健康史

首先要评估产前检查的一般资料，了解产妇的身体发育状况、身高与骨盆测量值、胎儿大小与头盆关系等；同时还要注意既往病史、妊娠及分娩史；评估产妇的社会支持系统情况。

（2）身心状况

临产后，测量产妇的体温、血压、脉搏、呼吸、心率，观察产妇神志、皮肤弹性等。注意评估产妇的精神状态、产妇的休息、进食及排泄情况。评估产程进展情况，用手触摸孕妇腹部监测宫缩的节律性、对称性、极性、强度及频率的变化情况，区别宫缩乏力是协调性还是不协调性协调性。子宫收缩乏力者，产妇无特殊不适，精神好，进食正常，休息好，表现为宫缩软弱无力，持续时间短，间歇时间长，先露下降及子宫颈口扩张缓慢。也有表现为临产开始宫缩正常，宫缩时宫体隆起变硬，有痛感。当产程进展到某一阶段时，产妇自觉子宫收缩转弱，产程进展缓慢。由于产程延长，产妇出现焦虑状态，休息差，进食少，甚至出现肠胀气，排尿困难等。产妇及家属对阴道分娩方式失去信心，通常要求手术分娩。不协调性子宫收缩乏力者，临产后就表现为持续性腹痛，烦躁不安，进食、休息均差，产妇疲乏无力。产妇子宫壁在两次宫缩间歇期不能完全放松，下腹部有压痛，胎位触不清，胎心不规律，严重时可出现产程停滞。产妇及家属显得焦虑、恐惧，担心母儿的安危。

（3）辅助检查

①多普勒胎心听诊仪监测可及时发现心率减慢、过快或心律不齐。评估宫口开大及先露下降情况，了解产程进展，对产程延长者及时查找原因并进行处理。

②实验室检查：尿液检查可出现尿酮体阳性，血液生化检查可出现钾、钠、氯及钙等电解质的改变，二氧化碳结合力可降低。

③Bishop 宫颈成熟度评分：可以利用 Bishop 宫颈成熟度评分法，判断引产和加强宫缩的成功率。该评分法满分为 13 分。若产妇得分 ≤ 3 分，人工破膜多失败，应该用其他方法；4 ~ 6 分的成功率约为 50%；7 ~ 9 分的成功率约为 80%；≥ 10 分引产成功。

2. 常见护理诊断／问题

（1）疲乏

与产程延长、孕妇体力消耗有关。

（2）有体液不足的危险

与产程延长、孕妇体力消耗、过度疲乏影响摄入有关。

3. 护理目标

（1）产妇情绪稳定，安全度过分娩期。

（2）产妇体液的问题得到纠正，水、电解质达到平衡。

4. 护理措施

（1）协调性子宫收缩乏力

无论是原发性还是继发性宫缩乏力，首先应寻找原因，检查有无头盆不称或胎位异常，阴道检查了解宫颈扩张和胎先露下降情况。若发现有头盆不称、胎位异常及骨盆狭窄等，估计不能经阴道分娩者，应及时做好剖宫产术前准备。若估计可经阴道分娩者，应做好以下护理：

首先，第一产程的护理：

①改善全身情况：a. 保证休息，心理疏导。产妇进入产程后，护士／助产士要关心和安慰产妇、消除其精神紧张与恐惧心理，使其了解分娩的生理过程，增强对分娩的信心。对产程长、产妇过度疲劳或烦躁不安者按医嘱给予镇静剂，如地西泮（安定）10mg 缓慢静脉推注或哌替啶 100mg 肌内注射，使其休息后体力和子宫收缩力得以恢复。b. 补充营养、水分、电解质。鼓励产妇多进易消化、高热量饮食。不能进食者静脉补充营养。按医嘱对酸中毒者根据二氧化碳结合力补充适量 5% 碳酸氢钠；低钾血症时应给予氯化钾缓慢静脉滴注；补充钙剂可提高子宫肌球蛋白及腺苷酶的活性，增加间隙连接蛋白的数量，增强子宫收缩；同时注意纠正产妇电解质紊乱状态。c. 开展陪伴分娩。通过医院设置的家庭病房或陪伴分娩室，让有经验的助产士陪伴指导，同时家属陪伴在产妇身边，宫缩时家属辅助腰骶部按摩，精神上鼓励，有助于消除产妇紧张的情绪，减少因精神紧张所致的宫缩乏力。d. 保持膀胱和直肠空虚状态。

②加强子宫收缩：无胎儿窘迫、产妇无剖宫产史者，诊断为协调性宫缩乏力，产程无明显进展，则按医嘱加强子宫收缩。常用的加强宫缩方法有：a. 人工破膜：宫颈扩张≥3cm，无头盆不称，胎头已衔接而产程延缓者，可行人工破膜，破膜后先露下降紧贴子宫下段和宫颈内口，引起宫缩加强，加速宫口扩张及产程进展。破膜前必须检查有无脐带先露，破膜应在宫缩间歇期进行；破膜后术者手指应停留在阴道内，经过 1～2 次宫缩待胎头入盆后，术者再将手指取出，便于查看和处理脐带脱垂。同时应观察羊水量、性状和胎心变化。b. 缩宫素静脉滴注：适用于产程延长且协调性宫缩乏力、胎心良好、胎位正常、头盆相称者。原则以最小浓度获得最佳宫缩，一般将缩宫素 2.5 U 加入 0.9% 的生理盐水 500 mL 内，使每滴液含缩宫素 0.33 mU，从 4～5 滴分开始，根据宫缩强弱进行调整。每隔 15 分钟观察 1 次子宫收缩、胎心、血压脉搏及产程进展，并予记录。若子宫收缩不强，可逐渐加快滴速，最大剂量通长不超多 60 滴 / 分（20 mUmin），维持宫缩时宫腔内压力达 50～60 mmHg，以子宫收缩达到持续 40～60 秒，间隔 2～3 分钟为好。在用缩宫素静脉滴注时，必须专人监护，监测宫缩、胎心、血压及产程进展等状况。通过触诊子宫、电子胎儿监护和宫腔内导管测量子宫收缩力的方法，评估宫缩强度。随时调节剂量、浓度和滴速，若 10 分钟内宫缩 ≥ 5 次、宫缩持续 1 分钟以上或胎心率异常，应立即停止滴注缩宫素。避免因子宫收缩过强而发生子宫破裂或胎儿窘迫等严重并发症。c. 针刺穴位：通常针刺合谷、三阴交、太冲、关元、中极等穴位，有增强宫缩的效果。d. 刺激乳头可加强宫缩。e. 地西泮静脉推注：地西泮能使子宫颈平滑肌松弛，软化宫颈，促进宫口扩张，而不影响宫体肌纤维收缩，适用于宫口扩张缓慢及宫颈水肿时。常用剂量为 10mg，缓慢静脉推注，与缩宫素联合应用效果更佳。

③剖宫产术前准备：若经上述处理，试产 2～4 小时仍无进展产程，甚至出现胎儿宫内窘迫、产妇体力衰竭等情况时，应立即做好剖宫产术前准备。

其次，第二产程的护理：应做好阴道助产和抢救新生儿的准备，密切观察胎心、宫缩与胎先露下降情况。若无头盆不称，于第二产程期间出现宫缩乏力时，也应加强宫缩，给予缩宫素静脉滴注促进产程进展。若胎头双顶径已通过坐骨棘平面，等待自然分娩或行阴道助产结束分娩；若胎头还是未衔接或出现胎儿窘迫征象时，应行剖宫产术。

最后，第三产程的护理：预防产后出血及感染。按医嘱于胎儿前肩娩出时可静脉推注缩宫素 10 U，并同时给予缩宫素 10～20 U 静脉滴注，加强子宫收缩，促使胎盘剥离与娩出及子宫血窦关闭。凡破膜时间超过 12 小时、总产程超过 24 小时、肛查或阴道助产操作多者，应用抗生素预防感染。密切观察子宫收缩、阴道出血情况及生命体征各项指标。注意产后及时保暖及饮用一些高热量饮品，以利于产妇在产房的 2 小时观察中得到休息与恢复。

（2）不协调性宫缩乏力

处理原则是调节子宫收缩，恢复正常节律性和极性。医护人员要关心病人，耐心细致地向产妇解释疼痛的原因，指导产妇宫缩时做深呼吸、腹部按摩及放松，稳定其情绪，减轻疼痛，缓解其不适。按医嘱给予适当的镇静剂，如派替啶 100 mg、吗啡 10 mg 肌内注射或地西泮 10 mg 静脉推注等，确保产妇充分休息。充分休息后不协调性宫缩多能恢复为协调性子宫收缩，产程得以顺利进展。在协调性宫缩恢复之前，严禁应用缩宫素。若宫缩仍不协调或出现胎儿窘迫征象，或伴有头盆不称、胎位异常等，应及时通知医师，并做好剖宫产术和抢救新生儿的准备。若不协调性宫缩已被纠正，但宫缩较弱时，按协调性宫缩乏力处理。

（3）提供心理支持，减少焦虑与恐惧

产妇的心理状态是影响子宫收缩的重要因素，护士／助产士必须重视评估产妇的心理状况，及时给予解释和支持，防止精神紧张。可用语言和非语言性沟通技巧以示关心。指导产妇学会在宫缩间歇期休息，休息时行左侧卧位；适当的室内活动有助于加强宫缩；鼓励产妇及家属表达出他们的担心和不适感，护士／助产士随时向产妇及家属解答问题，不断对分娩进程做出判断并将产程的进展和护理计划告知产妇及家属，使产妇心中有数，对分娩有信心，并鼓励家属为产妇提供持续性心理支持。

（二）子宫收缩过强

1. 护理评估

（1）健康史

认真阅读产前检查记录，包括骨盆测量值、胎儿情况及妊娠并发症等有关资料。经产妇须了解有无急产史。重点评估临产时间、宫缩频率、强度及胎心、胎动情况。

（2）身心状况

应测量身高、体重、体温、脉搏、呼吸、血压及一般情况。密切观察产妇产程进展情况，注意观察宫缩、胎心、血压及产程进展，评估宫缩强度。产妇临产后突感腹部宫缩阵痛难忍，子宫收缩过频、过强。产科检查发现待产妇宫缩持续时间长、宫缩时宫内压很高，宫体硬，间歇时间短，触诊胎方位不清。若产道无梗阻，则产程进展快，胎头下降迅速。若遇产道梗阻，可在腹部见到病理性缩复环，此时子宫下段很薄，压痛明显，膀胱充盈或有血尿等先兆子宫破裂的征象。

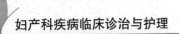

由于子宫收缩过频、过强，无喘息之机，产程进展很快，产妇毫无思想准备，尤其周围无医护人员及家属的情况下，产妇有恐惧和极度无助感，担心胎儿与自身的安危。

2. 常见护理诊断／问题

（1）急性疼痛

与过频过强子宫收缩有关。

（2）焦虑

与担心自身及胎儿安危有关。

3. 护理目标

（1）产妇能应用减轻疼痛的常用技巧。

（2）产妇能描述自己的焦虑和应对方法。

4. 护理措施

（1）分娩前护理

有高危妊娠因素或异常分娩史的孕妇在预产期前 1 ~ 2 周不宜外出，以免发生意外，宜提前 2 周住院待产，以防院外分娩，造成损伤和意外。经常巡视住院的孕妇，嘱其勿远离病房。应卧床休息，最好左侧卧位。待产妇主诉有便意时，先判断宫口大小及胎先露下降情况，以防分娩在厕所造成意外伤害。做好接生及抢救新生儿的准备。做好与孕产妇沟通，让其了解分娩过程，减轻其焦虑与紧张等不良情绪。

（2）分娩期护理

有临产征兆后，提供缓解疼痛、减轻焦虑的支持性措施。鼓励产妇做深呼吸，提供背部按摩，嘱其不要向下屏气，以减慢分娩过程。密切观察产程进展及产妇状况，发现异常及时通知医师并配合处理。宫缩过强时按医嘱给予宫缩抑制剂，如 25% 硫酸镁 20 ml 加入506 葡萄糖注射液 20 ml 内缓慢静脉推注（不少于 5 分钟），等待异常宫缩自然消失。若属梗阻性原因，应停止一切刺激，如禁止阴道内操作、停用缩宫素等。当子宫收缩恢复正常时，可行阴道助产或等待自然分娩。经上述处理不能缓解，宫口未开全，胎先露较高，或伴有胎儿窘迫征象者，均应行剖宫产。接生时防止会阴撕裂，遇有宫颈、阴道及会阴撕裂伤，应及时发现并予缝合。新生儿按医嘱给维生素 K，肌内注射，以预防颅内出血。

（3）产后护理

除观察宫体复旧、会阴伤口、阴道出血、生命体征等情况外，应向产妇进行健康教育及出院指导。若新生儿出现意外，须协助产妇及家属顺利度过哀伤期，并为产妇提供出院后的避孕指导。

二、产道因素

产道包括骨产道（骨盆腔）及软产道（子宫下段、宫颈、阴道、外阴），是胎儿娩出的通道。产道异常包括骨产道异常及软产道异常，临床上以骨产道异常多见，可使胎儿娩出受阻。由于骨盆径线过短或形态异常，致使骨盆腔小于胎先露可通过的限度，阻碍胎先露下降，影响产程顺利进展，称为狭窄骨盆（pelvic contraction）。狭窄骨盆可以为一个径线过短或多个径线过短，也可以一个平面狭窄或多个平面狭窄，临床上需要综合分析，做出判断。常见的狭窄骨盆有扁平骨盆、漏斗骨盆、均小骨盆、畸形骨盆等。

（一）护理评估

1. 健康史

仔细阅读产妇产前检查的有关资料，尤其是骨盆各径线测量值及妇科检查记录、曾经处理情况及身体反应。重点了解既往分娩史，内、外科疾病史，询问产妇有无佝偻病、脊髓灰质炎、脊柱和髋关节结核以及外伤史。若为经产妇，应了解既往有无难产史及新生儿有无产伤等。

2. 身心状况

评估本次妊娠经过及身体反应，了解产妇情绪，妊娠早、中、晚期的经过，是否有病理妊娠问题与妊娠并发症的发生，以及产妇的心理状态及社会支持系统等情况。

（1）一般检查：观察腹部形态，尖腹及悬垂腹者应提示可能有盆腔入口平面狭窄。观察产妇的体形、步态有无跛足，有无脊柱及髋关节畸形，米氏菱形窝是否对称等。身高低于145cm者，应警惕均小骨盆。

（2）腹部检查

①测量子宫底高度和腹围，估计胎儿大小。

②腹部四步触诊：了解胎先露、胎方位及胎先露是否衔接。

③评估头盆关系：正常情况下，部分初孕妇在预产期前1~2周，经产妇于临产后，胎头已经入盆。若已临产，胎头仍未入盆，则应充分估计头盆关系。检查头盆是否相称的具体方法：产妇排空膀胱后仰卧，两腿伸直。检查者将一手放于耻骨联合上方，另一手将胎头向骨盆腔方向推压。若胎头低于耻骨联合平面，称胎头跨耻征阴性，提示头盆相称；若胎头与耻骨联合在同一平面，表示可疑头盆不称，为跨耻征可疑阳性；若胎头高于耻骨联合平面，则表示头盆明显不称，为跨耻征阳性。对出现跨耻征阳性的孕妇，应让其取两腿屈曲半卧位，再次检查胎头跨耻征，若转为阴性，提示为骨盆倾斜度异常，而不是头盆不称。头盆不称提示可能有骨盆相对性或绝对性狭窄，但是不能单凭胎头跨耻征阳性而轻

易做出临床诊断，需要观察产程进展或试产后方可做出最终诊断。此项检查在初产妇预产期前两周或经产妇临产后胎头尚未入盆时有一定的临床意义。

（3）骨盆测量：包括骨盆外测量和内测量。

3. 辅助检查

（1）B型超声检查：观察胎先露与骨盆的关系，测量胎头双顶径、胸径、腹径、股骨长度，预测胎儿体重，判断胎儿能否通过骨产道。

（2）电子胎儿监护仪：监测子宫收缩和胎儿胎心率的情况。

（二）常见护理诊断/问题

1. 有感染的危险

与胎膜早破、产程延长、手术操作有关。

2. 有窒息的危险

与产道异常、产程延长有关。

3. 潜在并发症

子宫破裂、胎儿窘迫。

（三）护理目标

1. 产妇的感染征象得到预防和控制。

2. 新生儿出生状况良好，Apgar 评分＞7 分。

3. 产妇能平安分娩，无并发症发生。

（四）护理措施

1. 有明显头盆不称、不能从阴道分娩者，做好剖宫产术的围手术期护理。

2. 阴道试产的护理形

（1）心理护理，为产妇及其家属提供心理支持做好产妇心理护理：①向产妇及家属讲清楚阴道分娩的可能性及优点，增强其自信心；②认真解答产妇及家属提出的疑问，使其了解目前产程进展状况；③向产妇及家属讲明产道异常对母儿的影响，使产妇及家属解除对未知的焦虑，以取得良好的合作；④提供人文关怀护理，使他们建立对医护人员的信任感，缓解恐惧，安全度过分娩期。

（2）保证良好的产力：关心产妇饮食、营养、水分、休息。必要时按医嘱补充水、电解质、维生素 C。

（3）观察产程进展：护士用手放于产妇腹部或用胎儿电子监护仪监测子宫收缩及胎

心率变化，发现异常时，及时通知医师及早处理。

（4）协助处理：中骨盆狭窄者，若宫口已开全，胎头双顶径达坐骨棘水平或更低，可经阴道徒手旋转胎头为枕前位，待其自然分娩，或用胎头吸引、产钳等阴道助产术，并做好抢救新生儿的准备；若胎头双顶径未达坐骨棘水平，或出现胎儿窘迫征象，应做好剖宫产术前准备。骨盆出口狭窄者应在临产前对胎儿大小、头盆关系做充分估计，及早决定分娩方式，出口平面狭窄者不宜试产。临床上常用坐骨结节间径与后矢状径之和估计出口大小。若出口横径与后矢状径之和＞15 cm，多数可经阴道分娩，有时须行产钳术或胎头吸引助产术，应做较大的会阴后一侧切开，以免会阴严重撕裂；若出口横径与后矢状径两者之和≤15 cm 者，足月胎儿不易经阴道分娩，应行剖宫产术前准备。

3. 预防产后出血和感染：胎儿娩出后，及时按医嘱使用宫缩剂、抗生素，预防产后出血及感染。保持外阴清洁，每日冲（擦）洗会阴2次，使用消毒会阴垫。胎先露长时间压迫阴道或出现血尿时，应及时留置导尿管8 ~ 12 日，必须保证导尿管通畅，以防止发生生殖道瘘。做好留置尿管产妇的管道护理，定期更换尿袋，防止感染。

4. 新生儿护理：胎头在产道压迫时间过长或经手术助产的新生儿，应按产伤处理，严密观察颅内出血或其他损伤的症状。

三、胎儿因素

胎儿的胎位异常（abnormal fetal position）或发育异常均可导致不同程度的异常分娩，造成难产。

（一）护理评估

1. 健康史

仔细阅读产前检查的资料，如身高、骨盆测量值、胎方位，估计胎儿大小、羊水量、有无前置胎盘及盆腔肿瘤等。询问既往分娩史，注意有无头盆不称、糖尿病史。了解是否有分娩巨大儿、畸形儿等家族史。评估待产过程中产程进展、胎头下降等情况。

2. 身心状况

胎位异常或胎儿发育异常均可导致产程延长、继发宫缩无力，或出现胎膜早破、脐带先露或脐带脱垂的危险，导致胎心不规则，甚至窒息死亡。产妇因产程时间过长，极度疲乏失去信心而产生急躁情绪，同时也十分担心自身及胎儿的安危。

3. 辅助检查

（1）B 型超声检查：于产前检查则可估计头盆是否相称，探测胎头的位置、大小及形态，做出胎位及胎儿发育异常的诊断。

（2）实验室检查：可疑为巨大胎儿的孕妇，产前应做血糖、尿糖检查、孕晚期抽羊水做胎儿肺成熟度检查、胎盘功能检查。疑为脑积水合并脊柱裂者，妊娠期可查孕妇血清或羊水中的甲胎蛋白水平。

（二）常见护理诊断 / 问题

1. 有窒息的危险
与分娩因素异常有关。

2. 恐惧
与难产及胎儿发育异常的结果有关。

（三）护理目标

1. 新生儿健康。

2. 产妇能正视分娩障碍，与医护合作，分娩过程顺利，无并发症。

（四）护理措施

加强孕期及分娩期的监测与护理，减少母儿并发症。

1. 加强孕期保健，通过产前检查及时发现并处理异常情况。胎位异常者于 30 周前多能自行转为头先露，若 30 周后仍不纠正，可指导孕妇行胸膝卧位：孕妇排空膀胱，松解裤带，每日 2 次，每次 15 分钟，连做 1 周后复查。还可以采用激光或艾灸"至阴穴"（足小趾外侧，距脚指甲角 0.1 寸）等。

2. 有明显头盆不称、胎位异常或确诊为巨大胎儿的产妇，应做好剖宫产围手术期护理。

3. 阴道分娩的孕妇，应做好如下护理：

（1）鼓励待产妇进食，保持待产妇良好的营养状况，按医嘱必要时给予补液，维持水、电解质平衡；指导产妇合理用力，避免体力消耗；枕后位者，嘱其不要过早屏气用力，以防宫颈水肿及疲乏。

（2）防止胎膜早破：孕妇在待产过程中应少活动，尽量少做肛查，禁灌肠。一旦胎膜早破，立即观察胎心，抬高床尾，若胎心有改变，及时报告医师，并立即行阴道检查，及早发现脐带脱垂情况。

（3）协助医师做好阴道助产及新生儿抢救的准备，必要时为缩短第二产程可行阴道助产。新生儿出生后应仔细检查有无产伤。第三产程应仔细检查胎盘、胎膜的完整性及母体产道的损伤情况。按医嘱及时应用宫缩剂与抗生素，预防产后出血与感染。

（4）心理护理：针对产妇及家属的疑问、焦虑与恐惧，护士在执行医嘱及提供护理照顾时，应给予充分解释，消除产妇与家属的精神紧张状态，并将产妇及胎儿状况及时告诉本人及家属。为待产妇提供分娩过程中增加舒适感的措施，如松弛身心、抚摸腹部等持续的关照。鼓励产妇更好地与医护人员配合，以增强其对分娩的自信心，安全度过分娩期。

第四节 产褥期疾病妇女的护理

一、产褥感染

产褥感染（puerperal infection）是指分娩及产褥期内生殖道受病原体侵袭引起的局部和全身感染。产褥病率（puerperal morbidity）是指分娩 24 小时以后的 10 日内，每日测量体温 4 次，间隔时间 4 小时，有 2 次体温 ≥ 38℃（口表）。产褥病率的常见原因是产褥感染，也可由生殖道以外感染所致（如泌尿系感染、上呼吸道感染、急性乳腺炎、血栓静脉炎等）。产褥感染是常见的产褥期并发症，其发病率约为 6%，是产妇死亡的四大原因之一（另外三种是产后出血妊娠合并心脏病和严重的妊娠高血压疾病）。

（一）护理评估

1. 健康史

评估产褥感染的诱发因素，如是否有贫血、营养不良或生殖道、泌尿道感染的病史；了解本次妊娠有无妊娠合并症与并发症、分娩时是否有胎膜早破、产程延长、手术助产、软产道损伤、产前出血、产后出血史及产妇的个人卫生习惯等。

2. 身心状况

评估病人的体温、脉搏等基本生命体征，子宫复旧及伤口愈合情况；检查宫底高度、子宫软硬度、有无压痛及其程度；观察会阴部有无疼痛、局部红肿、硬结及脓性分泌物；观察恶露量、颜色、性状、气味等；窥阴器检查阴道、宫颈及分泌物的情况，双合诊检查宫颈有无举痛、子宫一侧或双侧是否扪及包块；另外，还应注意病人有无排便或排尿异常及乳腺炎、泌尿系统感染的症状和体征。评估观察病人的情绪与心理状态，是否存在心理沮丧、烦躁与焦虑情绪。

3. 辅助检查

（1）血液检查：白细胞计数增高，尤其是中性白细胞计数升高明显；血沉加快。血清C-反应蛋白 > 8 mg/L 有助于早期感染的诊断。

（2）病原体：取宫腔分泌物、脓肿穿刺物、后穹隆穿刺物做细菌培养和药物敏感试验，确定病原体及敏感的抗生素，必要时做血培养和厌氧菌培养。病原体抗原和特异抗体检测可以作为快速确定病原体的方法。

（3）影像学检查：B 型超声、彩色多普勒超声、CT 及磁共振成像等检查手段，能够对产褥感染形成的炎性包块、脓肿做出定位及定性诊断。

（二）常见护理诊断 / 问题

1. 体温过高

与病原体感染及产后机体抵抗力降低有关。

2. 急性疼痛

与感染有关。

（三）护理目标

1. 产妇感染得到控制，体温正常，舒适感增加。

2. 产妇疼痛减轻至缓解。

（四）护理措施

1. 一般护理

注意保暖，保持病室安静、清洁、空气新鲜。保持床单、衣物及用品清洁。保证产妇休息加强营养，给予高蛋白、高热量、高维生素易消化饮食。鼓励产妇多饮水，保证足够的液体摄入。产妇出现高热、疼痛、呕吐时做好症状护理，解除或减轻不适。产妇取半卧位以利恶露引流。

2. 心理护理

耐心解答家属及病人的疑虑，向其讲解疾病的知识，让其了解病情和治疗护理情况，增加治疗信心，缓解疑虑情绪。

3. 病情观察

密切观察产后生命体征的变化，尤其体温，每 4 小时测 1 次。观察是否有恶心、呕吐、全身乏力、腹胀、腹痛等症状。同时观察记录恶露的颜色、性状与气味，子宫复旧情况及会阴伤口情况。

4. 治疗配合

根据医嘱进行支持治疗，增强抵抗力。配合做好脓肿引流术、清宫术、后穹隆穿刺术、子宫切除术的术前准备及护理。遵医嘱应用抗生素及肝素。应用抗生素时注意抗生素使用的间隔时间，维持血液中有效浓度。应用肝素期间要注意监测凝血功能。严重病例有感染性休克或肾功能衰竭者，应积极配合抢救。

5. 健康教育

加强孕期卫生，临产前两个月避免性生活及盆浴，加强营养，增强体质。及时治疗外阴炎、阴道炎、宫颈炎症等慢性疾病。避免胎膜早破、滞产、产道损伤、产后出血等。消毒产妇用物，接产严格无菌操作，正确掌握手术指征。必要时应用广谱抗生素预防感染。教会产妇自我观察，会阴部要保持清洁干净，及时更换会阴垫；治疗期间不要盆浴，可采用淋浴。指导病人采取半卧位或抬高床头，促进恶露引流，防止感染扩散。产褥期结束返院复查。

二、产后抑郁症

产后抑郁症（postpartum depression，PPD）是指产妇在产褥期出现抑郁症状，是产褥期非精神病性精神综合征中最常见的一种类型。产后抑郁症的发生率有很大差异。流行病学资料显示：西方国家的发生率为7%～40%，亚洲国家发生率为3.5%～63.3%。我国报道的发生率为1.1%～52.1%，平均14.7%，与目前国际上公认的发生率10%～15%基本一致。产后抑郁症不仅影响产妇的生活质量，还影响家庭功能和产妇的亲子行为，影响婴儿认知能力和情感的发展。

（一）护理评估

1. 健康史

询问有无抑郁症、精神病个人史和家族史，有无重大精神创伤史。了解本次妊娠过程及分娩情况是否顺利、有无难产、滞产、手术产以及产时产后的并发症、婴儿健康状况、婚姻家庭关系及社会支持系统等因素并识别诱因。

2. 身心状况

观察产妇的情绪变化、食欲、睡眠、疲劳程度及集中能力。观察产妇的日常活动和行为，如自我照顾能力与照顾婴儿的能力。观察母婴之间接触和交流的情况，了解产妇对婴儿的喜恶程度及对分娩的体验与感受。评估产妇的人际交往能力与社会支持系统，判断病情的

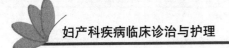

严重程度。

3. 辅助检查

产褥期抑郁症临床诊断困难，产后问卷调查对早期发现和诊断很有帮助。

（1）爱丁堡产后抑郁量表（edinburgh postnatal depression scale，EPDS）：是目前常用的筛选工具，包括 10 项内容，4 级评分。最佳筛查时间在产后 2 ～ 6 周。当产妇总分≥ 13 时需要进一步确诊。

（2）产后抑郁筛查量表（postpartum depression screening scale，PDSS）：包括睡眠/饮食失调、焦虑/担心、情绪不稳定、精神错乱、丢失自我、内疚/羞耻及自杀想法 7 个因素，共 35 个条目，分 5 级评分，一般以总分≥ 60 分作为筛查产后抑郁症的临界值。

（二）常见护理诊断/问题

1. 家庭运作过程失常

与无法承担母亲角色有关。

2. 有对自己实行暴力的危险

与产后严重的心理障碍有关。

（三）护理目标

1. 产妇情绪稳定，能配合护理人员与家人采取有效应对措施。

2. 产妇能进入母亲角色，能关心爱护婴儿。

3. 产妇的生理、心理行为正常。

（四）护理措施

1. 一般护理

提供温暖、舒适的环境。注意休息，入睡前喝热牛奶、洗热水澡等协助产妇入睡，保证足够的睡眠。合理安排饮食，保证产妇的营养摄入。鼓励、协助产妇哺乳，使其有良好的哺乳能力。鼓励产妇白天从事多次短暂的活动，必要时陪伴。

2. 心理护理

心理护理对产后抑郁症非常重要，使产妇感到被支持、尊重、理解，信心增强，加强自我控制，建立与他人良好交流的能力，激发内在动力去应对自身问题。护理人员要具备温和、接受的态度，鼓励产妇宣泄、抒发自身的感受，耐心倾听产妇诉说的心理问题，做好心理疏通工作。同时,让家人给予更多的关心和爱护,减少或避免不良的精神刺激和压力。

3. 协助并促进产妇适应母亲角色

帮助产妇适应角色的转换,指导产妇与婴儿进行交流、接触,并鼓励多参与照顾婴儿,培养产妇的自信心。

4. 防止暴力行为发生

注意安全保护,谨慎地安排产妇生活和居住环境,产后抑郁症产妇的睡眠障碍主要表现为早醒,而自杀、自伤等意外事件就发生在这种时候,应特别注意。

5. 治疗配合

药物治疗是产后抑郁症的重要治疗手段,适用于中重度抑郁症病人和心理治疗无效者。药物治疗应该在专科医生指导下用药,根据以往疗效和个体情况选择药物。护理人员应该遵医嘱指导产妇正确应用抗抑郁症药,并注意观察药物疗效及不良反应。

6. 出院指导

本病预后良好,约70%病人1年内治愈,极少数持续1年以上,再次妊娠复发率20%,其下一代认知能力可能受影响,因此,应该为产妇提供心理咨询机会。

7. 预防

产后抑郁症的发生受社会因素、心理因素及妊娠因素的影响,因此,应该加强对孕产妇的精神关怀,利用孕妇学校等多种途径宣传普及有关妊娠、分娩常识,减轻孕产妇对妊娠、分娩的紧张、恐惧心理,提高自我保健能力。在分娩过程中,运用医学心理学、社会学知识对产妇多加关心和爱护,对产后抑郁症的预防非常重要。产褥期抑郁症早期诊断困难,可以利用心理量表进行筛查。

参考文献

[1] 李佳琳 . 妇产科疾病诊治要点 [M]. 北京：中国纺织出版社，2021.

[2] 郝翠云，申妍，王金平 . 精编妇产科常见疾病诊治 [M]. 青岛：中国海洋大学出版社，2021.

[3] 李莹 . 现代妇产科诊治技术 [M]. 北京：科学技术文献出版社，2021.

[4] 杨弋弋，王淑丽，姚妍怡 . 现代妇产科疾病诊治与技术要点 [M]. 沈阳：辽宁科学技术出版社有限责任公司，2021.

[5] 钟俊平，孔芹，王新悦 . 妇产科临床诊治思维与进展 [M]. 哈尔滨：黑龙江科学技术出版社，2021.

[6] 方家，熊苏力，李俊波 . 现代妇产科疑难重症诊治精编 [M]. 天津：天津科学技术出版社，2021.

[7] 林萍，唐征宇，黄海涛 . 国医名师妇科诊治绝技 [M]. 北京：科学技术文献出版社，2021.12.

[8] 刘巍，王爱芬，吕海霞 . 临床妇产疾病诊治与护理 [M]. 汕头：汕头大学出版社，2021.

[9] 马丽 . 现代妇产科疾病诊治 [M]. 沈阳：沈阳出版社，2020.

[10] 刘红霞 . 妇产科疾病诊治理论与实践 [M]. 昆明：云南科学技术出版社，2020.

[11] 李明梅等 . 临床妇产科疾病诊治与妇女保健 [M]. 汕头：汕头大学出版社，2020.

[12] 张勇华 . 临床妇产科诊治技术 [M]. 天津：天津科学技术出版社，2020.

[13] 吕刚 . 妇产科疾病诊治与进展 [M]. 天津：天津科学技术出版社，2020.

[14] 郑洋洋 . 妇产科疾病临床诊治 [M]. 长春：吉林科学技术出版社，2020.

[15] 赵楠楠 . 临床妇产科疾病综合诊治 [M]. 天津：天津科学技术出版社，2020.

[16] 李潇 . 妇产科疾病诊治及临床实践 [M]. 北京：科学技术文献出版社，2020.

[17] 忽平，王巧伶，陈多多 . 实用妇产科疾病诊治与手术治疗 [M]. 海口：海南出版社，2020.

[18] 白伶俐 . 妇产科常见疾病临床诊治精要 [M]. 西安：西安交通大学出版社，2020.

[19] 徐学娟 . 实用妇产科疾病临床诊治 [M]. 长春：吉林科学技术出版社，2020.

[20] 刘磊 . 妇产科常见疾病现代诊治聚焦 [M]. 长春：吉林科学技术出版社，2020.

[21] 张帅 . 当代妇产科疾病诊治技术 [M]. 北京：科学技术文献出版社，2020.

[22] 初虹 . 妇产科常见疾病诊治实践 [M]. 天津：天津科学技术出版社，2020.

[23] 李境 . 现代妇产科与生殖疾病诊疗 [M]. 开封：河南大学出版社，2020.

[24] 胡相娟 . 妇产科疾病诊断与治疗方案 [M]. 昆明：云南科学技术出版社，2020.

[25] 丁海燕，张力 . 妇产科护理 [M]. 长春：吉林科学技术出版社，2019.

[26] 韩凤红 . 实用妇产科护理 [M]. 长春：吉林科学技术出版社，2019.

[27] 吴欣娟，李莉，赵艳伟 . 妇产科护理教程 [M]. 北京：中华医学电子音像出版社，2019.

[28] 马明娟 . 妇产科护理研究 [M]. 长春：吉林科学技术出版社，2019.

[29] 李玲 . 实用妇产科护理技术 [M]. 汕头：汕头大学出版社，2019.

[30] 韩晓莉 . 实用妇产科护理实践 [M]. 长春：吉林科学技术出版社，2019.

[31] 李凤莲 . 妇产科护理新思维 [M]. 长春：吉林科学技术出版社，2019.

[32] 郑凤凤 . 临床妇产科护理指南 [M]. 长春：吉林科学技术出版社，2019.